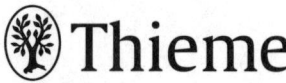

Alles grün ...
... auch im Krankenhaus

Green Hospital – Wege zur effektiven Nachhaltigkeit

Herausgegeben von

Jörg F. Debatin
Mathias Goyen
Alexander Kirstein

Mit Beiträgen von

J. F. Debatin
F. Dzukowski
P. Gocke
M. Goyen
M. Hannig
C. U. Herborn
G. Hohensee
K. Husen

A. Kirstein
C. Kreher
J. Lange
G. Mentges
S. Mildahn
Th. Möller
M. van Loo
M. Waldmann

90 Abbildungen
16 Tabellen

Georg Thieme Verlag
Stuttgart · New York

*Bibliografische Information
der Deutschen Nationalbibliothek*

Die Deutsche Nationalbibliothek verzeichnet diese Publikation in der Deutschen Nationalbibliografie; detaillierte bibliografische Daten sind im Internet über http://dnb.d-nb.de abrufbar.

Aktuelle Informationen finden Sie unter www.thieme.de/detailseiten/9783131612212.html

Wichtiger Hinweis: Wie jede Wissenschaft ist die Medizin ständigen Entwicklungen unterworfen. Forschung und klinische Erfahrung erweitern unsere Erkenntnisse, insbesondere was Behandlung und medikamentöse Therapie anbelangt. Soweit in diesem Werk eine Dosierung oder eine Applikation erwähnt wird, darf der Leser zwar darauf vertrauen, dass Autoren, Herausgeber und Verlag große Sorgfalt darauf verwandt haben, dass diese Angabe **dem Wissensstand bei Fertigstellung des Werkes** entspricht.

Für Angaben über Dosierungsanweisungen und Applikationsformen kann vom Verlag jedoch keine Gewähr übernommen werden. **Jeder Benutzer ist angehalten,** durch sorgfältige Prüfung der Beipackzettel der verwendeten Präparate und gegebenenfalls nach Konsultation eines Spezialisten festzustellen, ob die dort gegebene Empfehlung für Dosierungen oder die Beachtung von Kontraindikationen gegenüber der Angabe in diesem Buch abweicht. Eine solche Prüfung ist besonders wichtig bei selten verwendeten Präparaten oder solchen, die neu auf den Markt gebracht worden sind. **Jede Dosierung oder Applikation erfolgt auf eigene Gefahr des Benutzers.** Autoren und Verlag appellieren an jeden Benutzer, ihm etwa auffallende Ungenauigkeiten dem Verlag mitzuteilen.

© 2011 kma Medien in Georg Thieme Verlag KG
Rüdigerstraße 14
70 469 Stuttgart
Deutschland
Telefon: + 49/(0)711/8931-0
Unsere Homepage: www.thieme.de

Printed in Germany

Umschlaggestaltung: Thieme Verlagsgruppe
Umschlagfoto: fotolia.com
Satz: Ziegler und Müller, Kirchentellinsfurt
gesetzt aus APP/3B2, V. 9 Unicode
Druck: Grafisches Centrum Cuno, Calbe

ISBN 978-3-13-161221-2   1 2 3 4 5 6

Geleitwort

Das Schöne an Volksweisheiten ist die Tatsache, dass sie in der Regel stimmen. So steckt zum Beispiel tatsächlich *der Teufel im Detail*.

Ganz besonders deutlich wird das bei einer der großen gesellschaftlichen Herausforderungen unserer Zeit, dem Klimaschutz. Es mangelt nicht an Zielvorstellungen, Erklärungen, strategischen Visionen. Aber der Teufel kommt ins Spiel, wenn es um das Konkrete geht, um die Umsetzung im Detail. Und dennoch ist natürlich genau das die eigentliche Frage: Wie kommen wir von der Deklaration zur Realität, vom schönen Wort zur effektiven Handlung?

Das vorliegende Buch weist hier den Weg. Oder vielleicht besser: viele Wege. Denn es holt den Begriff des Umweltschutzes herab von der luftigen Rednertribüne hinein in die Alltagswirklichkeit der Arbeitswelt, zeigt die Ideen und Strategien des UKE in seiner Wandlung zum umweltbewussten Klinikum. Die Aktionsfelder sind vielfältig und weit gefasst, vom grünen Management im Krankenhaus über die grüne IT und das grüne Ressourcenmanagement bis zur grünen Projektbewertung.

Hamburg hat sich als Europäische Umwelthauptstadt 2011 das Ziel gesetzt, in der Debatte um den Klimaschutz maßgebliche Impulse zu setzen. Nicht als Ökooberlehrer des Kontinents, sondern als Ideenkraftwerk in einem politisch-technischen Sinn. Vor diesem Hintergrund freue ich mich, dass auch das UKE in seinem Wirkungsbereich, der internationalen Gesundheitswirtschaft, in dieselbe Richtung arbeitet.

Insofern wünsche ich diesem Buch, dass es viele Leser findet. Und allen Lesern wünsche ich eine inspirierende Lektüre – gehen wir den Klimaschutz an, mit Überzeugung und Ideenreichtum, besiegen wir den Teufel im Detail!

Freie und Hansestadt Hamburg

Erster Bürgermeister
Christoph Ahlhaus

Vorwort

Die Freie und Hansestadt Hamburg ist Green Capital 2011! Im Rahmen der inhaltlichen Ausgestaltung wurde auch unser Universitätsklinikum aufgefordert, sich an grünen Projekten zu beteiligen. Wie bei allen eher politisch motivierten Gesellschaftervorgaben war die Begeisterung zunächst verhalten. Das änderte sich mit der intensiveren thematischen Auseinandersetzung. Schließlich geht es in dem in Kanada entwickelten Green-Hospital-Konzept nicht primär um Bäume und Wiesen, sondern um Nachhaltigkeit in Form eines Wachstums ohne steigenden Ressourcenverbrauch und zunehmende Umweltbelastung. Gerade ein Klinikum, in dem sich motivierte Mitarbeiter mit aller Energie und viel Können täglich für die Gesundheit ihrer Patienten einsetzen, verfängt dieser Nachhaltigkeitsgedanke im Interesse einer gesünderen Gesellschaft, die in einer gesünderen Umwelt zu Hause ist.

Somit wurde dieses Buch durch die Auszeichnung Hamburgs als Green Capital 2011 inspiriert. Diesbezüglich danke ich ganz herzlich dem Ersten Bürgermeister der Freien und Hansestadt Hamburg, Herrn Christoph Ahlhaus, der sich auch bereit erklärt hat, das Geleitwort zu diesem Buch zu verfassen.

Wirklich beeindruckt war ich von dem erheblichen Stellenwert, den viele Klinikmitarbeiter diesem Themenkomplex beimessen. So war es nicht schwierig, die ganz überwiegende Anzahl der Autoren aus dem Managementkreis unseres Universitätsklinikums zu rekrutieren. Gemeinsam mit den beiden externen Autoren haben sie mit ihren Ideen, Recherchen und Fleiß dieses Buch ermöglicht. Mit großer Expertise und umfangreicher Erfahrung ist es ihnen gelungen, die verschiedenen Themenfelder des grünen Krankenhauses lebendig und konkret darzustellen. Ihnen allen gelten meine Anerkennung sowie mein ganz besonderer Dank.

Außerordentlich fruchtbar war die Zusammenarbeit mit meinen beiden Mitherausgebern. Das gemeinsame Redigieren sämtlicher Beiträge hat viel zur Homogenität und Stringenz des Buches beigetragen. Dabei haben wir bewusst auf eine spannende Mischung von Theorie und Praxis gesetzt. So folgen auf die Darstellung allgemeiner Herausforderungen und möglicher Lösungsansätze konkrete Umsetzungsbeispiele aus unserem Klinikum. Sie sollen weniger als Vorgabe, sondern vielmehr als Impulsgeber aus einem Experimentierfeld für innovative Ideen verstanden werden. Allen Mitarbeitern, die mit ihrem Engagement und ihren Anregungen die Grundlagen für die erfolgreiche Umsetzung dieser Projekte gelegt haben, sei auf das Herzlichste gedankt.

Prof. Dr. med. Jörg F. Debatin, MBA

Anschriften

Debatin, Jörg F., Prof. Dr. med.
Universitätsklinikum
Hamburg-Eppendorf
Ärztlicher Direktor
Martinistr. 52
20251 Hamburg

Dzukowski, Frank, Dipl.-Ing.
Universitätsklinikum
Hamburg-Eppendorf
Klinik Facility Management
Martinistr. 52
20251 Hamburg

Gocke, Peter, Dr. med.
Universitätsklinikum
Hamburg-Eppendorf
Informationstechnologie
Martinistr. 52
20251 Hamburg

Goyen, Mathias, Prof. Dr. med.
UKE Consult und Management GmbH
Martinistr. 52
20251 Hamburg

Hannig, Manfred
Universitätsklinikum
Hamburg-Eppendorf
Gastronomie Eppendorf
Martinistr. 52
20251 Hamburg

Herborn, Christoph U., Priv.-Doz. Dr. med.,
MBA
Universitätsklinikum
Hamburg-Eppendorf
Onkologisches Zentrum
Martinistr. 52
20251 Hamburg

Hohensee, Günter
Business Development Healthcare
Philips GmbH
Unternehmensbereich Lighting
Lübeckertordamm 5
20099 Hamburg

Husen, Katja
Universitätsklinikum
Hamburg-Eppendorf
Zentrum für Molekulare Neurobiologie
Falkenried 94
20251 Hamburg

Kirstein, Alexander, Dr.
Universitätsklinikum
Hamburg-Eppendorf
Kaufmännischer Direktor
Martinistr. 52
20251 Hamburg

Kreher, Christian, Dr.
Universitätsklinikum
Hamburg-Eppendorf
Unternehmenskommunikation
Martinistr. 52
20251 Hamburg

Lange, Jutta
Universitätsklinikum
Hamburg-Eppendorf
Abteilung Sicherheit
Martinistr. 52
20251 Hamburg

Mentges, Gerhard
Universitätsklinikum
Hamburg-Eppendorf
Projektmanagement
Martinistr. 52
20251 Hamburg

Mildahn, Sven
Universitätsklinikum
Hamburg-Eppendorf
Strategischer/Operativer Einkauf
Martinistr. 52
20251 Hamburg

Möller, Thomas, Dr.
HOCHTIEF Construction AG
Bramfelder Chaussee 45
22177 Hamburg

van Loo, Michael
Universitätsklinikum
Hamburg-Eppendorf
Personal und Organisation
Martinistr. 52
20251 Hamburg

Waldmann, Matthias
Universitätsklinikum
Hamburg-Eppendorf
Controlling
Martinistr. 52
20251 Hamburg

Inhaltsverzeichnis

1 Alles grün, auch im Krankenhaus?

J. F. Debatin, A. Kirstein, M. Goyen

Der Klimawandel ist eine der grundlegenden Herausforderungen in der Menschheitsgeschichte. Klar ist, dass die globale Erwärmung direkt mit dem Kohlendioxid-Ausstoß verbunden ist. Dieser wird im Wesentlichen von 2 Entwicklungen beeinflusst: dem demografischen Wandel und der zunehmenden Urbanisierung. Beide Trends führen zu einem beschleunigten Verbrauch unserer natürlichen Lebensgrundlagen wie Wasser, Nahrung und natürlich auch Energie. Um die globale Erwärmung und die damit verbundene Ressourcenverknappung einzugrenzen, muss sich die Menschheit in ihrem Verhalten verändern.

Das mit der gesellschaftlichen Weiterentwicklung verbundene wirtschaftliche Wachstum muss vom ansteigenden Ressourcenverbrauch und einer damit einhergehenden zunehmenden Umweltbelastung entkoppelt werden. Diese Entkopplung ist die Basis für tatsächlich nachhaltiges, also zukunftsfähiges grünes Wachstum. Grünes Wachstum kommt ohne weitere Verknappung unserer Lebensgrundlagen und ohne weitere Umweltbelastungen aus.

1.1 Grünes Wachstum

Auch eine grüne Welt kommt nicht ohne Wachstum aus. Im Unterschied zu unserer bisherigen ‚klassischen‘ Entwicklung ist grünes Wachstum allerdings auf Nachhaltigkeit ausgerichtet. Entsprechend orientieren sich grüne Unternehmen weniger an kurzfristigen Anlegerwünschen (shareholder), sondern an den langfristigen Interessen aller Beteiligten (stakeholder) und damit eben auch der Gesellschaft als Ganzes. Und der geht es um ein gesünderes Leben in einer weniger belasteten Umwelt.

Beschäftigt mit dem Wohlergehen der Menschen, erscheint die Gesundheitswirtschaft geradezu prädestiniert, diesen Wandel hin zu mehr Nachhaltigkeit mit zu gestalten. Dabei spielen Krankenhäuser schon aufgrund ihrer zentralen Bedeutung im Gesundheitswesen eine Schlüsselrolle. Außerdem stellen Krankenhäuser eine außerordentlich relevante ökologische Belastung dar. Das U. S. Department of Energy hat ermittelt, dass die CO_2-Emissionen von Krankenhäusern 2,5-mal höher als die vergleichbarer Bürogebäude sind. Kontinuierlicher 24-Stunden-Betrieb gepaart mit höchsten technischen Anforderungen im Hinblick auf Klimatisierung, medizintechnische Ausstattung, Sterilisation, Wäsche sowie Speisenzubereitung sorgen für hohen Energiebedarf. Ausreichend Gründe zu fragen: Alles grün auch im Krankenhaus?

1.2   Wirtschaftlichkeit vs. Nachhaltigkeit

Vor dem Hintergrund begrenzter Finanzen im Gesundheitssystem wird auch zukünftig die Wirtschaftlichkeit ganz oben auf der Agenda aller Krankenhausmanager stehen. Das „Grünes-Krankenhaus"-Konzept zielt darauf ab, diese Agenda um ökologische Nachhaltigkeits-Gesichtspunkte zu ergänzen. Bei näherer Betrachtung bestehen überraschenderweise erhebliche Überlappungen zwischen ökonomischen und ökologischen Betrachtungen. So arbeiten viele Krankenhäuser bereits aus wirtschaftlichen Gründen an einer Reduktion des Energie- und Wasserverbrauchs sowie an einer Minimierung der Abfälle. Gleichzeitig sorgt der bestehende Wettbewerb um Patienten vielerorts für Bemühungen, die Qualität der Verpflegung wie auch den Patientenkomfort während des Krankenhausaufenthaltes zu verbessern. Dies ist nur ein kleiner Ausschnitt der zahlreichen bereits bestehenden „grünen Projekte" an deutschen Krankenhäusern. Sie sind meist wirtschaftlich begründet – der inhärente grüne Nebeneffekt ist oftmals gar nicht richtig bewusst.

„Grünes Krankenhaus" rückt den Triggerfokus in Richtung ökologischer Nachhaltigkeit, wobei der wirtschaftliche wie auch der qualitativ-medizinische Blickwinkel voll integriert bleiben. Somit entspricht das in diesem Buch beschriebene „Grünes-Krankenhaus"-Konzept am ehesten einer Managementphilosophie zur Sicherung des langfristigen medizinischen und wirtschaftlichen Erfolgs auf der Grundlage ökologisch ausgerichteten, sich selbst erhaltenden Wachstums.

1.3   Grünes Krankenhaus

Auch in einem grünen Krankenhaus geht es zunächst darum, Patienten entsprechend der höchsten medizinischen, technischen und ethischen Standards möglichst rasch gesund werden zu lassen. In einem grünen Krankenhaus werden diese Zielvorgaben effizienter, mit weniger Abfallproduktion, weniger Wasser- und Energieverbrauch, mit schonenderen Verfahren durch zufriedenere Mitarbeiter und in angenehmerer Atmosphäre verfolgt. Optimierte Arbeitsabläufe mit effizienten Unterstützungswerkzeugen wie einer performanten IT (elektronische Patientenakte) sind daher ebenso Teil eines grünen Krankenhauskonzepts wie energieeffiziente Infrastruktur und bestens ausgebildete Mitarbeiter.

Die Transformation von einem gewöhnlichen zu einem grünen Krankenhaus erfolgt (leider) nicht auf Knopfdruck. Es ist vielmehr ein langer Prozess, der mit einem klaren Bekenntnis der Krankenhausleitung zu einer auf Nachhaltigkeit ausgerichteten Gesamtstrategie beginnt. Ebenso entscheidend ist die aktive Beteiligung der Mitarbeiter an diesem Prozess. Nur mithilfe von Identifikation und Begeisterung wird grünes Denken und Handeln Teil des professionellen medizinischen Handelns aller Mitarbeiter in einem Krankenhaus.

Ein erfolgreicher Veränderungsprozess hin zu einem grünen, auf Nachhaltigkeit ausgerichteten Krankenhaus besteht somit aus zahlreichen Initiativen, Projekten und Anpassungen – manche von ihnen top-down, die meisten aber bottom-up initiiert. Bislang fehlen klare oder gar einheitliche Handlungsvorgaben bezüglich der Umsetzung einer grünen Krankenhausagenda. Alle möglichen Vorgehensweisen sollten neben der Verbesserung der medizinischen und wirtschaftlichen Rahmenbedingungen unbedingt eine oder auch mehrere der folgenden 4 zentralen grünen Zielsetzungen verfolgen:

- weniger Ressourcenverbrauch
- weniger Abfallproduktion
- gesteigerter Patientenkomfort
- gesteigerte Mitarbeiterzufriedenheit

Das grüne Krankenhaus stellt sich diesen Zielsetzungen und gestaltet den Transformationsprozess hin zu einer Institution, in der nicht nur Patienten, sondern auch die Umwelt nachhaltige Heilung erfährt.

1.4 Grüne Handlungsfelder

In den folgenden Kapiteln werden zahlreiche grüne Handlungsfelder in einem Krankenhaus angesprochen. Zunächst geht es um grüne Managementweisheiten, die sich, für den geneigten Leser kaum überraschend, nicht wesentlich von normalem Management unterscheiden. Deutlicher sichtbar werden die Unterschiede zwischen „normal" und „grün" bei der Beschreibung „grüner Krankenhausgebäude". Sie zeichnen sich durch ihre bedarfsgerechte Planung, Flexibilität sowie ein effizientes Flächenmanagement aus. Die funktionsorientierte Architektur (form follows function) ist eine der Grundlagen für grüne Prozesse, die sich nur wenig von „effizienten" Prozessen unterscheiden. Sie bauen u. a. auf kurze Wege und integrierte Unterstützungswerkzeuge (IT follows process). In den Bereichen Energie, Licht und IT schlummern erhebliche grüne Potenziale, die im Detail dargelegt werden. Ähnliches gilt für die Themen Wasserverbrauch und Abfallproduktion, die unter dem Titel „Ressourcenmanagement" zusammengefasst sind. Intelligente Beleuchtungs- und Belüftungskonzepte reduzieren umweltbedingte Stressfaktoren.

Weniger intuitiv, dafür aber umso überzeugender ist der Nachhaltigkeitsbeitrag in den Bereichen Einkauf und Verpflegung. Kreativität führt zu neuen Lösungen, die gleichzeitig Verbesserungen in Qualität, Kostenstruktur und Nachhaltigkeit gewährleisten. Wohl den sichtbarsten Beitrag zu einem grünen Krankenhaus leisten die Bereiche Verkehrslogistik und Umgebung. Durch vorausschauende Planung und den Einsatz intelligenter finanziel-

3

ler Anreizsysteme können motorisierte Verkehrsströme auf ein Minimum reduziert werden. Die Betonung des Naturbezugs durch ein grünes Umfeld trägt zu einem angenehmeren Genesungsumfeld für Patienten, aber auch einem besseren Arbeitsklima für Mitarbeiter bei. Genau diese Mitarbeiter sind die zentrale Ressource jedes Krankenhauses. Es ist deshalb nur konsequent, auch im Bereich der Personalbetreuung Nachhaltigkeitsüberlegungen zu integrieren. Dabei geht es neben Gesundheitsschutz vor allem um eine individualisierte Personalentwicklung.

Abgerundet wird das Buch durch das Thema „grüne Kommunikation". Im Fokus steht dabei zunächst die interne Kommunikation einer grünen Unternehmensphilosophie, die auf gesundes und nachhaltiges Wachstum zielt. Essenziell ist dabei, dass möglichst viele Mitarbeiter diesen Prozess aktiv unterstützen und auch die Möglichkeit erhalten, sich selbst in diesen Veränderungsprozess einzubringen. Wichtig ist dabei auch die Bewertung grüner Projekte. Welche Maßstäbe sind heranzuziehen, wenn verschiedene grüne Ideen bei begrenzten finanziellen Mitteln miteinander konkurrieren? Ein einfaches Bewertungsmodell gibt die Antwort.

Der Aufbau der Kapitel ist im Wesentlichen einheitlich. Nach einer grundsätzlichen Darstellung der jeweiligen Herausforderungen sowie möglicher Lösungsansätze werden konkrete Umsetzungsbeispiele aus dem Universitätsklinikum Hamburg-Eppendorf beschrieben. Sie sollen weniger als Vorgabe, sondern vielmehr als Impulsgeber verstanden werden. Zusammen ergeben sie das Bild eines grünenden Klinikums, dessen Mitarbeiter in dem Bewusstsein leben, dass es noch weit ist bis zur Feststellung: **alles grün ... auch im UKE!**

2 Grünes Management im Krankenhaus

A. Kirstein, M. Waldmann

2.1 Einleitung

In fast allen Krankenhäusern Deutschlands sind mittlerweile einzelne Initiativen zur Umwelt und Nachhaltigkeit gestartet worden. Vielfach handelt es sich bei diesen Projekten allerdings um „Insellösungen" in einzelnen Abteilungen mit geringer Einbindung in die Gesamtorganisation. Zum anderen konzentrieren sich die Projekte in erster Linie auf Umweltschutzthemen und decken damit nicht die gesamte Bandbreite der „Green Agenda" ab. Gerade in so komplexen Organisationen wie einem Krankenhausbetrieb ist eine derartige Vorgehensweise auf längere Sicht nicht Erfolg versprechend. Für eine umfassende und nachhaltige Verankerung der Aspekte eines grünen Krankenhauses sind vielmehr ein strukturiertes Vorgehen und die Integration in die vorhandenen Managementstrukturen und -systeme eines Krankenhauses erforderlich. „Green Management" bedeutet hierbei, dass Umwelt-/Nachhaltigkeitsziele als eine der wesentlichen Zieldimensionen gleichberechtigt in die Unternehmensziele eines Krankenhauses aufgenommen werden. Sie durchlaufen damit die gleichen Planungs-, Maßnahmen- und Controllingzyklen wie dies für andere Zieldimensionen (z.B. Wirtschaftlichkeit, Patientenzufriedenheit, Qualität der medizinischen Versorgung etc.) selbstverständlich sind. Die Verfolgung einer nachhaltigen „Green Agenda" muss Teil des Managementkerngeschäfts innerhalb eines Krankenhauses werden, um nicht nur eine vorübergehende Modeerscheinung zu bleiben. Ein derart bewusstes Vorgehen findet sich zumindest in Deutschland bisher nur in wenigen Kliniken.

Die Vorteile, die sich aus einem integrierten Managementansatz ergeben, sind vielfältig und liegen auf der Hand:
- Klare, verbindliche und verpflichtende Ziele für ein grünes Krankenhaus werden für das ganze Krankenhaus definiert und kommuniziert.
- Alle Mitarbeiter von der Führungsebene bis auf die individuelle Mitarbeiterebene werden berufsgruppen- und abteilungsübergreifend strukturiert in den gesamten Prozess eingebunden.
- Durch die Bereitstellung von transparenten Daten über die Ausgangslage sowie die weitere Entwicklung wird das Bewusstsein für notwendige Anpassungen geschärft.

- Die gewonnenen Daten können genutzt werden, um Vergleiche mit anderen Krankenhäusern oder auch anderen Branchen durchzuführen.
- Die Wirkung einzelner Maßnahmen kann auf ihre ökologischen und sozialen Auswirkungen hin bewertet werden. Daraus können Prioritäten für einzelne Initiativen abgeleitet werden.
- Es entwickelt sich ein kontinuierlicher Veränderungsprozess im Hinblick auf ein auf Nachhaltigkeit ausgerichtetes Krankenhaus.

Im Folgenden werden die einzelnen Elemente eines „Green Managements" weiter erläutert und mit konkreten Beispielen und relevanten Erfolgsfaktoren illustriert.

2.2   „Green Management" in der Übersicht

Auf den ersten Blick sind die einzelnen Bausteine eines „Green Managements" vergleichbar mit anderen unternehmensübergreifenden Managementinitiativen wie beispielsweise Qualitäts- oder Produktivitätssteigerungsinitiativen. Auch hier finden sich die unten näher erläuterten Elemente von der Bestandsaufnahme über Organisation bis zu Audit/Zertifizierung.

Ein wesentlicher Unterschied besteht allerdings: für eine „Green Agenda" ist in der Regel eine hohe Identifikation und Begeisterungsfähigkeit der Krankenhausmitarbeiter vorhanden. Die Themen Umwelt und Nachhaltigkeit genießen einen hohen Sympathiefaktor, und es besteht daher eine hohe inhärente Bereitschaft, sich für dieses Ziel zu engagieren. Darüber hinaus erkennen Mitarbeiter aus der Umsetzung einer „Green Agenda" auch einen direkten Nutzen für ihre persönliche Arbeitssituation. Insbesondere gesundheitliche Aspekte, wie beispielsweise ein gesünderes Arbeitsumfeld, weniger Gefahrenstoffe oder ein gutes Betriebsklima sind unmittelbar erfahrbare Verbesserungen für einzelne Mitarbeiter.

Diesen besonderen Umstand sollte man sich bei der Ausgestaltung einer Green-Management-Initiative zunutze machen und daher sehr bewusst folgende Akzente setzen:
- Mehr „Bottom up" statt „Top down" – das heißt frühzeitig die Bereitschaft zur Mitarbeit an dieser Initiative nutzen und weniger über Vorgaben und Verpflichtungen statt vielmehr über Eigeninitiative und Gewissen eine breite Einbindung aller Gruppen im Krankenhaus erreichen.
  „Top down" ist dennoch wichtig, daher muss sich auch die Leitungsebene zu den „Green-Agenda"-Zielen voll umfänglich bekennen und sich an der Umsetzung des Projekts beteiligen. Es darf nicht der Eindruck einer „nice to have"-Agenda entstehen, die anderen vermeintlich bedeutenderen Unternehmenszielen nachgeordnet ist.
- Gesundheit und Umweltschutz im Vordergrund – das heißt den persönlichen Nutzen für die Mitarbeiter und die positiven Aspekte für Umwelt und Gesundheit in den Vordergrund stellen und weniger von Effizienzpotenzialen und Produktivitätsgewinnen für das Unternehmen sprechen.

- **Investitionen in die Zukunft – anstelle von neuen Auflagen/Einschränkungen/Regeln.** Das heißt einzelne Maßnahmen wie neue Baumaßnahmen/Klimainvestitionen nutzen, um die Identifikation mit der Initiative zu stärken.

Diese allgemeinen Grundsätze sind bei der Ausgestaltung des weiteren Vorgehens zu berücksichtigen.

2.3 Bestandsaufnahme

Als ersten wichtigen Schritt einer jeden Grünes-Krankenhaus-Initiative gilt es, zunächst eine umfassende Bestandsaufnahme vorzunehmen. Aufgrund der Entwicklung des grünen Krankenhauses von einer primär umweltschutzorientierten Initiative ist es erklärbar, dass naturgemäß die Bestandsaufnahme zu ökologischen Aspekten einen besonderen Stellenwert einnimmt. Wie von der „Global Reporting Initiative" zu Nachhaltigkeit empfohlen, ist es von zentraler Bedeutung, dass die Bestandsaufnahme wie auch die gesamte Initiative von Beginn an um soziale und ökonomische Dimensionen der „Green Agenda" erweitert wird. Bereiche wie Mitarbeiterzufriedenheit, Arbeitsbedingungen, aber auch Produktivität und Qualität sind in die Bestandsaufnahme zu integrieren.

2.3.1 Umweltbilanz

Verschiedene methodische Verfahren (Ökobilanz oder Life Cycle Assessment, Energie- und Stoffstromanalyse, CO_2-Bilanz etc.) stehen hier zur Verfügung. Viele dieser Methoden sind mit einem erheblichen analytischen Aufwand verbunden, dem kein vergleichbarer Nutzen gegenübersteht. Daher haben sich aus praktischen Erwägungen für die Bestandsaufnahme von Großbetrieben wie Krankenhäusern betriebliche Umweltbilanzen als geeignetes Instrument durchgesetzt.

Bei der betrieblichen Umweltbilanz wird zunächst unterschieden in direkt und indirekt beeinflussbare Einflussgrößen:
- Indirekte Faktoren beziehen sich in erster Linie auf Lieferanten und Abnehmer sowie Mitarbeiter/Besucher. Die durch diese Gruppen verursachten Ressourcenverbräuche und Emissionen sind naturgemäß für ein Krankenhaus schwerer zu erfassen, da die Daten in der Regel nicht vorhanden oder nur schwer zugänglich sind. Darüber hinaus ist eine Beeinflussung nur mittelbar, z. B. durch Auswahl von ökologisch sehr vorbildlichen Lieferanten/Abnehmern, möglich (s. Abb. 2.1).
- Direkt beeinflussbare Einflussgrößen haben für die Bestandsaufnahme erste Priorität und sollten bei der betrieblichen Umweltbilanz im Detail ermittelt werden. Diese Priorisierung wird mittlerweile auch von führenden Umweltzertifizierungssystemen wie der EMAS (Eco-Management and Audit Scheme) berücksichtigt, indem Kernindikatoren aus den direkt beeinflussbaren Bereichen verbindlich vorgeschrieben werden.

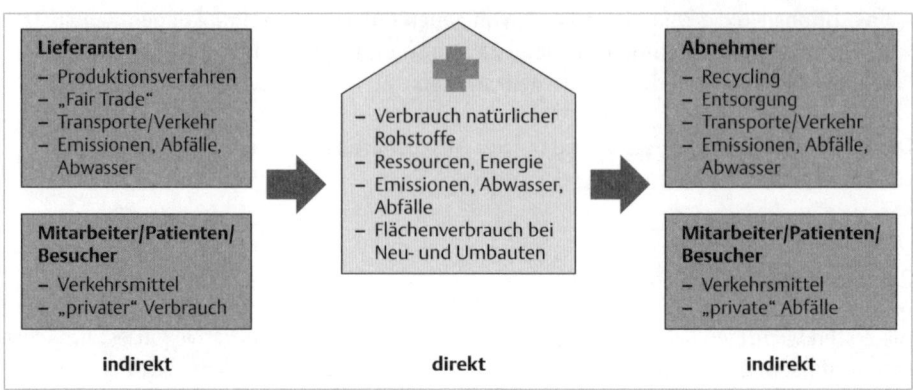

Abb. 2.**1** Betriebliche Umweltbilanz.

Die direkten Faktoren lassen sich in folgende Gruppen unterteilen:

- **Verbräuche von natürlichen Rohstoffen, Ressourcen und Energie:** Bei diesen „inputbezogenen" Größen spielen der Gesamtenergieverbrauch und der Anteil von erneuerbaren Energien, der Wasserverbrauch sowie der Materialverbrauch (Massenstrom) der verschiedensten Einsatzmaterialien die größte Rolle
- **Emissionen, Abwässer, Abfälle:** Bei diesen „outputbezogenen" Größen sind die wichtigsten Faktoren Emissionen von CO_2 und anderen klimarelevanten Gasen (NO, SO_2 etc.), Abfälle, insbesondere auch Sondermüll und Gefahrstoffe, sowie Abwässer
- **Flächenverbrauch:** Flächenverbrauch durch Neubauten, Erweiterungen oder Umbauten im Krankenhausgelände und damit Verlust von Grünflächen, Mutterboden und Sickergebieten.

Im Ergebnis führt eine derartige Bestandsaufnahme zu einer betrieblichen Umweltbilanz mit entsprechenden Input. und Outputdaten. Auf der Inputseite finden sich die Verbräuche der wesentlichen Ressourcen und Materialien, wie beispielsweise Energie, Wasser, Betriebs- und Hilfsstoffe sowie medizinischer Bedarf. Auf der Outputseite finden sich Abfälle, Emissionen und Abwasser des Krankenhauses. Es ist empfehlenswert, die Input- und Outputdaten über einen mehrjährigen Zeitraum darzustellen, um damit auch einen Periodenvergleich vornehmen zu können. Das Beispiel einer betrieblichen Umweltbilanz finden Sie bei den „Praxisbeispielen UKE" dargestellt.

Das Aufstellen einer betrieblichen Umweltbilanz sollte Krankenhäuser in der Regel nicht vor große Probleme stellen. Viele der Informationen werden bereits in einzelnen Abteilungen erhoben und erfasst – es ist jedoch erforderlich, eine einheitliche Systematik und koordinierte Datenzusammenführung zu etablieren.

2.3.2   Ökonomische und soziale Bestandsaufnahme

Neben den ökologischen Aspekten der „Green Agenda" sollten für das Krankenhaus auch relevante ökonomische und soziale Aspekte einer Nachhaltigkeitsagenda integriert werden. Vorrangig vor dem Hintergrund der zunehmenden Verknappung von Fachkräften im Krankenhaus sind hier sicherlich Personal- und arbeitsplatzbezogene Themen. In vielen Häusern werden hierzu Daten wie beispielsweise Fluktuationsraten, Gesundheitsquote oder Investitionen in Aus- und Fortbildung bereits erhoben – auch hier ist die Integration in ein übergreifendes Berichtswesen sinnvoll.

Weitergehende für ein Krankenhaus relevante Aspekte sind derzeit sicherlich Neuland und in den bestehenden allgemeinen Kennzahlen der Global Reporting Initiative noch nicht branchenspezifisch berücksichtigt. Infrage kämen hier beispielsweise „Compliance"-Themen wie Vorteilsannahme in Zusammenarbeit mit Industrie und Zuweisern oder auch ökonomische Themen wie Umfang der Zusammenarbeit mit lokalen Lieferanten. Für diese Bereichen wird es erforderlich sein, relevante Kennzahlensysteme zu entwickeln.

2.4   Grüne Ziele

Grüne Ziele sind auf mehreren Ebenen für das Krankenhaus zu definieren und damit in der Organisation und im Steuerungssystem zu verankern. Dabei lassen sich im Wesentlichen drei Zieldimensionen unterscheiden:

- Ebene des Unternehmensleitbilds/Unternehmenspolitik
- Ebene der relevanten Handlungsfelder
- Ebene der quantitativen Zielgrößen

Eine entsprechende Zieldefinition setzt damit den Rahmen für die weitere Ausgestaltung der Inhalte und Prioritäten der „Green Agenda".

Auf der Ebene des Unternehmensleitbilds sind die Aspekte Umwelt und Nachhaltigkeit in die Zieldimensionen des Krankenhauses aufzunehmen. Krankenhausleitung sowie Träger und Aufsichtsrat haben hier die Aufgabe, diesen Prozess in Gang zu bringen und entsprechende Impulse zu geben. So hat sich beispielsweise die Stadt Hamburg, vertreten durch den Senat, als Träger des UKE zu einer nachhaltigen Wirtschaftspolitik verpflichtet und damit auch entsprechende „grüne" Vorgaben an ihre Konzernunternehmen zur Berücksichtigung weitergeleitet. Das Senatsmotto „Wachsende Metropole Hamburg" der Jahre 2004–2008 wurde durch „Wachsen mit Weitsicht" im Jahr 2009 ersetzt. Letzteres transportiert das Element der „Nachhaltigkeit" und wirbt somit für eine versöhnliche Symbiose zwischen Wirtschaft und Ökologie. Gleichzeitig erhielt Hamburg den Zuschlag der Europäischen Union als „Green Capital" für das Jahr 2011. Mit dieser Auszeichnung werden Nachhaltigkeitsinitiativen auf allen Ebenen gestartet bzw. weiterentwickelt.

Um klar zu dokumentieren, dass ein Krankenhaus es mit Umweltschutz und Nachhaltigkeit „ernst" meint, muss die grüne Agenda auf der Ebene des Unternehmensleitbilds als gleichrangiges Ziel zu den anderen Zieldimensionen des Krankenhauses aufgenommen werden. Mit der Aufnahme in das Unternehmensleitbild verpflichtet sich ein Krankenhaus auch, allgemeine Leitprinzipien und Grundsätze zur Nachhaltigkeit zu erarbeiten und zu beachten. So sind beispielsweise einschlägige, umweltrelevante Vorschriften zu beachten, Mitarbeiter regelmäßig aus- und fortzubilden und der betriebliche Umweltschutz ist kontinuierlich zu verbessern.

Die zweite Ebene der relevanten Zieldefinitionen setzt nun krankenhausindividuelle Schwerpunkte bei der „Green Agenda". Damit werden die für das Krankenhaus priorisierten Handlungsfelder definiert und entsprechende Schwerpunkte gesetzt. Damit erhalten die Ziele ihr auf das jeweilige Unternehmen abgestimmte Profil. Je nach Ausgangslage kann der Schwerpunkt auf einem oder mehreren in den nachfolgenden Kapiteln beschriebenen Themenfeldern liegen.

So kann beispielsweise als ein zentrales Thema die Senkung des Energieverbrauchs und damit auch Reduzierung der CO_2-Emissionen definiert werden. Dies betrifft dann die verschiedensten Bereiche der Betriebstechnik, des Baumanagements bis hin zu den patientennahen Bereichen eines Krankenhauses. Alternativ kann auch das zentrale Thema Sicherheit und Wohlempfinden von Patienten und Mitarbeitern in den Vordergrund gestellt werden. Hier geht es dann vor allem darum, Gefahrstoffe und andere schädliche Umweltstoffe im Krankenhaus zu reduzieren, eine Wohlfühlatmosphäre mit Grünanlagen und hellen Räumlichkeiten zu gestalten, und darüber hinaus die Gesundheitsförderung der Mitarbeiter angereichert mit Elementen eines grünen Lifestyles zu unterstützen.

Da – wie eingangs beschrieben – in der Regel in Krankenhäusern ein großes Interesse der Mitarbeiter besteht, sich für grüne Themen zu engagieren, ist es empfehlenswert, bereits in dieser Phase ein Kernteam zu bilden, Vertreter von unterschiedlichen Berufsgruppen im Krankenhaus zu involvieren und gemeinsam entsprechende Schwerpunkte für die „Green Agenda" zu definieren.

Die dritte Ebene konkretisiert die Umweltziele weiter, indem einzelne Messgrößen definiert werden, anhand derer Fortschritte auf dem Weg zu einem grünen Krankenhaus dokumentiert werden können.

Ähnlich wie für andere Zieldimensionen des Krankenhauses ist es sinnvoll, hier entsprechende Kennziffern oder KPIs (Key Performance Indicators) zu definieren (Tab. 2.1). KPIs bieten den Vorteil, dass nicht nur absolute Mengen/Verbräuche berichtet werden, sondern dass ein entsprechender Bezug zu dem Leistungsgeschehen im Krankenhaus vorgenommen werden kann. Als Bezugsgröße können die Anzahl der Betten, Behandlungsfälle, Pflegetage etc. verwendet werden. Da gerade bei Krankenhäusern der Maximalversorgungsstufe der Ressourceneinsatz pro Patient und Tag aufgrund des speziellen

Tabelle 2.1 Ausgewählte KPIs für das grüne Krankenhaus.

Bereich	Thema	KPI
Umwelt	Energie	% Anteil regenerativer Energien
		% Strom am Energiemix
		Verbrauch (KWh/Pflegetag)
	Wasser	Verbrauch (m³/Pflegetag)
	Abfall	Verbrauch (t/Bett)
	Emissionen	CO_2/Pflegetag
	Abwasser	Verbrauch (m³/Pflegetag)
sozial	Personal	Fluktuationsrate (%)
		Gesundheitsquote (in %)
	Compliance	Schulungen (% Mitarbeiter)
ökonomisch	Lieferanten (Essen)	Lokaler Anteil (in %)

komplexen Behandlungsguts höher ist, ist zu Vergleichszwecken hier auch eine Orientierung am Case-Mix sinnvoll.

Die so ermittelten Kennziffern können zum einen für den hausinternen periodischen Vergleich herangezogen werden und darüber hinaus auch zu externen Benchmarkzahlen in Relation gesetzt werden. So werden beispielsweise von der Organisation ÖKOPROFIT Umweltvergleichszahlen für Krankenhäuser erhoben, die als Anhaltspunkt für interne Zielvorstellungen dienen können.

Zur individuellen Zielfindung kann sich das Krankenhaus neben Benchmarkwerten auch an allgemein anzustrebenden Zielwerten bzgl. Umweltschutz und Nachhaltigkeit orientieren. So definiert der Bund für Umwelt und Naturschutz (BUND) für das Gütesiegel „Energiesparendes Krankenhaus" vergleichsweise anspruchsvolle Ziele: So soll etwa der über den Energieverbrauch ermittelte CO_2-Ausstoß um 25 Prozent reduziert bzw. müssen die Verbrauchswerte für Heizenergie und Strom kontinuierlich verringert werden und unter den Durchschnittswerten vergleichbarer Krankenhäuser liegen.

Eine Orientierung kann auch an den politisch vorgegebenen Klimazielen des Bundes bzw. des jeweiligen Landes erfolgen. So hat sich die Freie und Hansestadt Hamburg vorgenommen, den CO_2-Ausstoß bis 2020 um 40 Prozent zu reduzieren bzw. hat die Bundesregierung erklärt, den Anteil an regenerativen Energien im Strommix auf 30 Prozent zu erhöhen.

Zu Beginn ist es sicherlich sinnvoll, Ziele für einen kürzeren Zeithorizont zu definieren. Entscheidend ist, dass sich Krankenhausleitung und Kernteam überhaupt zu quantitativ überprüfbaren, verbindlichen Zielen verpflichten.

2.5   Für Grün organisieren

Für die Realisierung der „Green Agenda" eines Krankenhauses ist eine entsprechende Aufbauorganisation erforderlich. Ähnlich wie bei großen Umstrukturierungsprozessen (Fusion, strategische Neuausrichtung, Einführung neuer IT-Systeme) erfordert eine erfolgreiche Umsetzung eine Aufbauorganisation, die alle Ebenen eines Krankenhauses mit einbindet und entsprechende Zuständigkeiten und Verantwortlichkeiten klar definiert.

Bewährt hat sich eine „pyramidale" Organisation aus 4 Funktionsebenen, die zu Beginn der Initiative zunächst in Form eines Projektes angelegt ist und dann nach einiger Zeit in eine entsprechende Linienorganisation überführt werden sollte (Abb. 2.2).

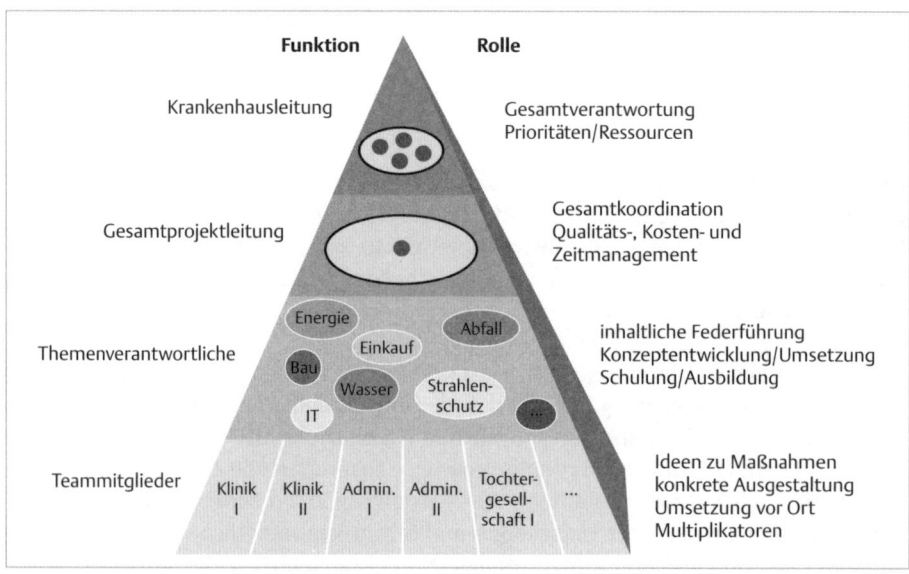

Abb. 2.2   Projektorganisation für Realisierung der „Green Agenda".

Die erste Funktionsebene bildet hierbei die Krankenhausleitung, welcher im gesamten Prozess der Entwicklung und Umsetzung der „Green Agenda" eine Schlüsselrolle zukommt. Sie trägt die Gesamtverantwortung für die Initiative, muss Ziele glaubwürdig verkörpern und kommunizieren, entsprechende Prioritäten setzen und Investitionen und Ressourcen für das Projekt bereitstellen. In Großkonzernen wird auf Vorstandsebene oftmals ein CSO (Chief Sustainability Officer) bestellt – dies ist sicherlich für die meisten Krankenhäuser nicht praktikabel; alternativ ist hier anzustreben, dass der Vorstandsvorsitzende oder Geschäftsführer selber in Personalunion die Funktion des CSO übernimmt. Dies unterstreicht den besonderen Stellenwert der Initiative und verleiht ihr die gewünschte Binnen- und Außenwirkung.

Die zweite Funktionsebene bildet die Projektleitung. Die Projektleitung sollte direkt an der Krankenhausleitung angesiedelt sein und an die gesamte Krankenhausleitung berichten. Die Projektleitung wird dadurch mit entsprechenden Kompetenzen und Entscheidungsbefugnissen ausgestattet, die für eine wirkungsvolle Ausgestaltung der Rolle erforderlich sind. Zu den Aufgaben der Projektleitung gehört es, die einzelnen Initiativen sinnvoll zu strukturieren, geeignete Teammitglieder auszuwählen und einen realistischen Arbeitsplan aufzustellen. Im Laufe des Projekts ist die Projektleitung für den Gesamtprojektfortschritt verantwortlich, das bedeutet, dass entlang aller 3 entscheidenden Zieldimensionen Qualität, Kosten und Zeit auf die Einhaltung der Vorgaben zu achten ist. Je nach Größe des Krankenhauses, Umfang der Projekte und Ehrgeiz der zeitlichen Vorgaben ist zu entscheiden, ob der Projektleiter hauptamtlich oder nebenamtlich zu bestellen ist. Ein hauptamtlicher Gesamtprojektleiter ist sicherlich – wenn möglich – zu bevorzugen.

Die dritte Funktionsebene bilden die Themenverantwortlichen. Sie haben die Aufgabe, die gesteckten, allgemeinen Ziele zu konkretisieren sowie Konzepte und Maßnahmen zu deren Erreichung zu entwickeln und schließlich auch umzusetzen. Zu ihren Aufgaben gehört es auch, entsprechende Schulungs- und Kommunikationskonzepte zu entwickeln und Informationsveranstaltungen selber durchzuführen. Sie haben die inhaltliche Federführung für einzelne Themen und müssen daher eine hohe Fachexpertise aufweisen. Hier bietet es sich an, die schon von Gesetzes wegen in einem Krankenhaus benannten Verantwortlichen für einzelne Themen zu nutzen, wie beispielsweise Abfallbeauftragte, Strahlenschutz- oder Gefahrgutbeauftragte. Daneben sollten je nach Größe des Krankenhauses weitere Experten aus Bereichen wie Energie- und Baumanagement, Arbeitssicherheit, Personalmanagement, Informationstechnologien etc. für einzelne Themenschwerpunkte einbezogen werden.

Entscheidend für den Projekterfolg ist es, dass die 3 beschriebenen Funktionsebenen sehr eng und koordiniert miteinander zusammenarbeiten. Es hat sich bewährt, dass sich die drei Ebenen in Form eines Kernteams organisieren, das sich in regelmäßigen Abständen über den Projektverlauf abstimmt.

Die vierte Funktionsebene bilden „Grünes-Krankenhaus-Beauftragte" bzw. „-Trainer" in den einzelnen Abteilungen eines Krankenhauses. Diese vierte Ebene ist sehr wichtig, da sie die Schnittstelle vom Projekt zu den einzelnen Organisationseinheiten des Krankenhauses darstellt und wichtige Multiplikatoren für das Gesamtprojekt umfasst. Ihre Aufgabe besteht darin, Ideen und konkrete Handlungsvorschläge aus den Abteilungen aufzunehmen, an konkreten Initiativen und Maßnahmen mitzuwirken und die Umsetzung vor Ort sicherzustellen. Aus unserer Erfahrung findet sich eine hohe Bereitschaft vieler Mitarbeiter, sich für die Rolle eines „Grünes-Krankenhaus-Trainers" zu engagieren und die einzelnen Initiativen mit hoher Motivation zu unterstützen. Dies sollte entsprechend genutzt und die Identifikation mit dem Thema durch gemeinsame Veranstaltungen des gesamten Projektteams gestärkt werden.

Nach erfolgreichem Abschluss einzelner Projekte und einer zunehmenden Verankerung der Gesamtinitiative innerhalb des Krankenhauses sollte die Projektorganisation schließlich in eine entsprechende Linienfunktion überführt werden. In diesem Prozess ist über die Einrichtung einer Stabsfunktion „Umwelt-Nachhaltigkeits-Management" mit entsprechender personeller Ausstattung einzurichten sowie gegebenenfalls auch über die eine oder andere Anpassung der Prozesse innerhalb der Ablauforganisation zu entscheiden. Konkrete Ausgestaltungen sind hier krankenhausspezifisch vorzunehmen.

2.6 „Green Agenda" – Haupthebel und Maßnahmen

Die „Green Agenda" hinterlegt die im Vorfeld definierten „top-down"-Ziele mit einem detaillierten Maßnahmenkatalog. Auf diese Weise wird auch ein Abgleich vorgenommen, ob die erwünschten Ziele mit den infrage kommenden Maßnahmen überhaupt erreicht werden können oder ggf. ein „Nachsteuern" erforderlich ist.

Zunächst einmal sind auf Basis der definierten Ziele die relevanten Kernthemen zu identifizieren. Aufgrund der Fülle an Themen und möglichen Einzelmaßnahmen ist eine Fokussierung auf bestimmte Kernthemen unerlässlich und ein wesentlicher Erfolgsfaktor. Je nachdem, welches Hauptziel für das Krankenhaus im Vordergrund steht, ergibt sich eine unterschiedliche Schwerpunktbildung für einzelne Initiativen. So ist es beispielsweise bei der Schwerpunktsetzung „Ökonomie" sinnvoll, insbesondere die Themen Energie, Prozesse, Ressourcenmanagement und IT vorrangig zu bearbeiten. Bei der Schwerpunktsetzung „Arbeit/Soziales" sollten Projekte wie grünes Gebäude, grüne Umgebung, grüner Lifestyle und Verpflegung stärker in den Vordergrund gerückt werden. (Tab. 2.2). Vielfach ergeben sich thematische Überschneidungen, sodass eine derartige „Clusterung" nur eine gewisse Orientierungshilfe darstellen kann.

Für die ausgewählten Initiativen ist es nun Aufgabe der jeweiligen Themenverantwortlichen, zusammen mit ihren Teammitgliedern konkrete Vorschläge und Maßnahmen zu definieren. Wichtig hierbei ist, dass diese Informationen strukturiert erfasst werden und dann auch in einer Datenbank zusammengeführt werden.

Tabelle 2.**2**   Schwerpunktsetzung gemäß Hauptzielen der „Green Agenda".

Initiative	Fokus Ökonomie	Fokus Umwelt	Fokus Arbeit/Soziales
grünes Gebäude	+	+++	+++
grüne Energie	+++	+++	
grüne Prozesse	+++	+++	+
grünes Ressourcen-management	++	+++	++
grüne Umgebung		++	+++
grüne IT	++	++	
grüner Lifestyle/HR		+	+++
grüner Einkauf	+	+++	+
grüne Verpflegung	+	+++	++
grünes Licht	++	++	+
grüne Verkehre	+	+++	+

+++ großer Einfluss, + geringer Einfluss

Pflichtfelder einer solchen Datenbank sind

- Ordnungs-/Sortierungskriterien: Art der Initiative, Unterthema, fortlaufende Nummerierung
- Maßnahme: Kurz- und Langbeschreibung der Maßnahme, Zuordnung zu Krankenhausabteilungen/-bereichen
- Auswirkungen: konkrete, quantitativ zu erwartende Verbesserungen, andere Vorteile
- Zeithorizont: Zeitrahmen bis zur Realisierung
- Verantwortlichkeiten: Projektleiter und -mitarbeiter

Ein solcher Maßnahmenkatalog wird dann durch die Projektleitung zu einem umfassenden Aktionsprogramm zusammengeführt. Aufgabe des Kernteams ist es, daraus eine Gesamtsicht zu entwickeln und Prioritäten im Hinblick auf erforderliche Investitionen und zusätzlichen Personaleinsatz zu setzen. Zu diesem Zeitpunkt sollte erneut ein Abgleich vorgenommen werden, inwieweit die gesetzten Ziele mit dem aufgestellten Maßnahmenprogramm erreichbar sind. Erfahrungsgemäß ist es wichtig, ca. 25 Prozent mehr an

„Potenzialen" zu definieren, da im Laufe des Projektfortschritts einzelne Maßnahmen sich nicht wie gewünscht realisieren lassen. Ist dies nicht erfüllt, so muss nachgesteuert werden – entweder auf der Seite der Zielfindung oder auf der Seite des Maßnahmenkatalogs.

2.7 Berichtswesen

Das Berichtswesen stellt ein entscheidendes Bindeglied zwischen Idee und Umsetzung dar. Folgende Elemente sollten berücksichtigt werden:

- **Verfahrensanweisungen:** Übersicht über alle relevanten Verfahrensanweisungen zu internen Abläufen, gesetzlichen Rahmenbedingungen und Richtlinien. Im Zuge der Umsetzung der „Green Agenda" wird es hier an vielen Stellen Anpassungen in den internen Prozessen und Zuständigkeiten geben, die entsprechend auch dokumentiert werden müssen. Es ist in jedem Fall empfehlenswert, diese Verfahrensanweisungen nicht als ein eigenständiges System aufzubauen, sondern vielmehr diese Themen und Verfahrensabläufe in ein bereits etabliertes Qualitätsmanagement-System zu integrieren. In vielen Krankenhäusern ist das Qualitätsmanagement-Handbuch zudem im Intranet hinterlegt und kann so leicht aktualisiert bzw. auch von jedem PC im Unternehmen eingesehen werden.
- **Betriebliches Vorschlagwesen:** Es ist in jedem Fall anzuraten, die große Motivation vieler Mitarbeiter bei dem Thema „grünes Krankenhaus" zu nutzen und im Rahmen des betrieblichen Vorschlagwesen Sonderaktionen zu diesem Thema durchzuführen. Entsprechend prämierte Vorschläge können auch im Rahmen der regelmäßigen Kommunikation eingesetzt werden, um das Interesse an der „Green Agenda" des Krankenhauses weiter zu erhöhen. Auch Vorschläge von Patienten sollten dabei Berücksichtigung finden.
- **Ziele, Leitlinien, Bestandsaufnahme, Maßnahmenkatalog:** Als Teil des Berichtswesens sollte für alle Mitarbeiter der aktuelle Stand der Umsetzung der einzelnen Themen und Projekte ersichtlich sein. Dies dient insbesondere der Projektleitung und allen Teammitgliedern als wesentliches Arbeitsmittel, um den Projektfortschritt zu dokumentieren. Diese Datenbank sollte aber auch über das Intranet allen interessierten Mitarbeitern zugänglich gemacht werden.
- **Kennzahlen, Unternehmensberichtswesen:** Als weiteres Element des Berichtswesens sind relevante Kennzahlen in die allgemeinen monatlichen Controllingberichte aufzunehmen. Hiermit wird die „Gleichberechtigung" der „Green Agenda"-Nachhaltigkeitskennziffern mit anderen Kennziffern dokumentiert. Alle relevanten Entscheidungsträger erhalten auf diese Weise einen zeitnahen Überblick über den Stand der Umsetzung der „Green Agenda".
- **Umweltberichte, Nachhaltigkeitsberichte:** Zur Dokumentation der Aktivitäten auf dem Sektor Umweltschutz sind jährliche Umweltberichte auch für Krankenhäuser ein geeignetes Medium. Eine Erweiterung hierzu, welche die gesamte Bandbreite der „Green Agenda" abdeckt, stellen sogenannte Nachhaltigkeitsberichte dar. Diese finden insbesondere bei börsennotierten Unternehmen eine zunehmende Verbreitung. So geben

bereits 80 Prozent der Global-Fortune-250- und 90 Prozent der DAX-Konzerne einen jährlichen Nachhaltigkeitsbericht heraus. Dieser ergänzt den allgemeinen Geschäftsbericht und dokumentiert insbesondere alle Initiativen und Ergebnisse zum Thema Nachhaltigkeit und Umwelt. Dieser derzeit noch freiwillige Rechenschaftsbericht richtet sich zum einen an die Mitarbeiter im Unternehmen, schafft dort Transparenz und trägt bei entsprechenden Erfolgen auch zu einer Stärkung der Motivation bei. Darüber hinaus richtet sich der Bericht auch an externe Interessensgruppen und stellt hier einen wichtigen Baustein im Rahmen der Kommunikation zu diesem Thema dar (siehe auch Kapitel „Grüne Kommunikation", S. 192 ff). Es ist davon auszugehen, dass dieses Instrument auch im Krankenhaussektor zunehmend Verbreitung finden wird.

2.8 Audit/Zertifizierung

Gerade grüne Initiativen geraten in der Öffentlichkeit häufig in den Verdacht, primär „Marketinginitiativen" mit nur wenig Substanz zu sein. Die Glaubwürdigkeit und Verlässlichkeit der Berichtsangaben werden in diesem Zusammenhang häufig infrage gestellt. Nicht zuletzt deshalb ist es sinnvoll, durch ein externes Audit-/Zertifizierungsverfahren die Aktivitäten und Ergebnisse durch unabhängige Dritte sorgfältig überprüfen zu lassen. Das zertifizierte Unternehmen erhält zudem Hinweise, wie die Prozesse und die damit verbundene Dokumentation und Berichterstattung weiter verbessert werden können.

Für primäre umweltschutzorientierte Initiativen wird von einigen Aufsichtsbehörden eine Zertifizierung entsprechend den EMAS-(Eco-Management and Audit Scheme-) Standards empfohlen. Im Vergleich zu anderen Prüfsystemen wie ISO 14001 oder QuB (Qualitätsverbund umweltbewusster Betriebe) werden hier die höchsten Bewertungsmaßstäbe angelegt. Nach erfolgreicher Überprüfung ist der Betrieb dann berechtigt, auch das EMAS-Logo zu tragen und mit diesem Logo öffentlich zu werben.

Alternativ kann auch ein Wirtschaftsprüfungsunternehmen mit einer externen Auditierung beauftragt werden. Der Fokus ist hierbei weniger die Überprüfung des gesamten Managementsystems im Sinne einer Zertifizierung, sondern vielmehr der Plausibilität und Verlässlichkeit der gemachten Berichtsangaben.

Gerade für ganzheitlich ausgerichtete Nachhaltigkeitsinitiativen werden von börsennotierten Unternehmen zunehmend Wirtschaftsprüfungsgesellschaften mit der Auditierung beauftragt. Während in Deutschland derartige Überprüfungen freiwillig sind, wird in anderen Ländern wie Italien und Spanien dies bereits gesetzlich geregelt. Es ist davon auszugehen, dass diese Entwicklungen auch den Krankenhausbereich in den nächsten Jahren erreichen.

2.9 Praxisbeispiele UKE

Kerndarstellung im Sinne von grünes Krankenhaus ist die Input-Output-Bilanz. Die Grundidee einer Input-Output-Bilanz ist es, die Umweltwirkungen wirtschaftlicher Aktivitäten zu beschreiben und zu bewerten. In einer solchen Bilanz werden somit einerseits alle eingegangenen umweltrelevanten Stoffe (Verbrauchsprodukte, Hilfs- und Betriebsstoffe sowie Energieträger) und andererseits die daraus entstehenden Produkte, Abfälle und Emissionen dargestellt. Ein Krankenhaus erzeugt dabei naturgemäß keine Produkte im eigentlichen Sinne; Hauptprodukte sind vielmehr die medizinischen und pflegerischen Dienstleistungen am Patienten.

Damit zielgerichtete Maßnahmen aus einer solchen Bilanz abgeleitet werden können, müssen folgende Anforderungen erfüllt sein:
- **Vollständigkeit**: Abbildung aller umweltrelevanten Wirkungen wirtschaftlicher Aktivität
- **Vergleichbarkeit im Zeitablauf**: Stetiges Gliederungsprinzip und zeitlich stabile Erfassungssystematik von In- und Output
- **Transparenz**: Klare Kommunikation der Vorgehensweise zur Erstellung der Bilanz

Um ein sinnvolles ökologisches Controlling im Sinne einer ökologischen Planung, Durchführung, Überprüfung, und Anpassung betreiben zu können, muss der Wirkungszusammenhang zwischen Input und Output eindeutig dargestellt werden. Es muss erkennbar sein, durch welche Parameter wirtschaftlicher Aktivität auf Input und Output wie eingewirkt werden kann.

Dieses Kriterium ist für Input-Output-Bilanzen in Krankenhäusern nur schwer zu erfüllen, insbesondere für Krankenhäuser der Maximalversorgung. Der Hauptgrund hierfür liegt in der hohen Heterogenität der Krankenhausleistungen sowie in den immer wieder durch Notfallzuführungen verursachten Störungen optimaler Prozessabläufe. Im Bereich einer auf wenige Eingriffe spezialisierten Fachklinik erscheint dies deutlich einfacher.

Gleichwohl erhält die Unternehmensleitung durch das Erstellen einer solchen Bilanz ein gutes Steuerungsinstrument für die Definition ökologischer Ziele, ihrer Steuerung sowie ihrer Kontrolle.

Eine verkürzte Form einer Input-Output-Bilanz für das UKE zeigt Tab. 2.3.

Die absoluten Zahlen einer Input-Output-Bilanz hängen von verschiedenen Faktoren, insbesondere von der hergestellten Produktmenge oder dem Beschaffungszyklus ab. Um eine Vergleichbarkeit im Jahresverlauf herstellen zu können, ist eine Gewichtung anhand einer passenden Kennzahl notwendig. Als Bezugsgröße erscheint der Case-Mix am besten geeignet. Dieses Vorgehen hat den Vorteil, dass hochkomplexe Fälle, die naturgemäß mit einem höheren Ressourceneinsatz einhergehen, eine adäquate Berücksichtigung finden.

Tabelle 2.3 Verkürzte Input-Output-Bilanz für das UKE.

Input	2006	2007	2008	2009
Energie				
Strom (kWh)	37997082	42421553	45986720	53583207
Wasser (m³)	304942	275289	324624	327047
Gas (MWh)	25129	21102	23940	26069
Wärme (MWh)	51498	48254	54161	62316
medizinischer Bedarf (Einmalprodukte) in €				
OP-Handschuhe	196972	212392	476020	311298
OP-Einmalkittel	201608	215534	480900	274859
OP-Hauben	66711	66345	155601	92993
OP-Abdecktücher	62251	74090	164204	109647
Roh-, Hilfs- und Betriebsstoffe				
Toilettenpapier (Rollen)	175534	186303	210240	245939
Benzin, Diesel (Liter)	k.A.	k.A.	78580	71958
Heizöl (Liter)	42423	28856	24329	17051
Reinigungschemikalien (Liter)	82805	98934	83991	98394
Output				
CO_2 in t				
CO_2 durch Fernwärme	8240	7721	8666	9971
CO_2 durch Heizöl	122	83	70	49
CO_2 durch Gas	5101	4284	4860	5292
CO_2 durch Strom	19530	21805	23637	27542
Abfälle in t				
nicht gefährliche Abfälle	1294	1282	1262	1632
Papier und Pappe	458	372	344	469
Glas	93	108	110	122
Speisereste	420	276	267	42
Tierstreu	61	190	232	225
Leichtverpackungen	4	16	30	70
Sperrmüll	196	247	216	523
Schrottmetall	62	73	63	180
gefährliche Abfälle	354	347	410,7	433,33
infektiöse Abfälle	48	78	97	101
Körperteile und Organabfälle	34	25	20	8
Zytostatika	9	9	9	8
Chemikalien	55	38	59	64
Fettabscheider	143	138	134	130
Altöl	4	3	8	3
Elektronikschrott	61	56	84	119
Leistungszahlen				
Belegungstage	391168	397421	404093	434419
Fallzahlen stationär	49212	50560	52703	55482
Case-Mix-Punkte	68234	75294	84795	92038

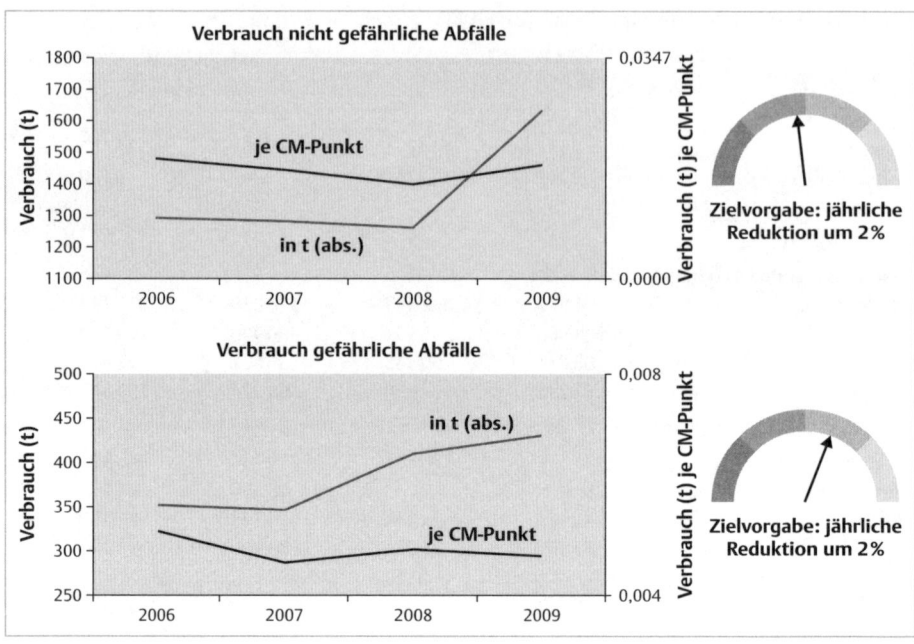

Abb. 2.3   Verbräuche von Abfällen.

Andere Bezugsgrößen wie beispielsweise Umsatz oder Pflegetage sind auch sinnvoll. Idealerweise sind die Grunddaten so aufgebaut, dass ohne große Schwierigkeiten auch Vergleiche mit anderen Krankenhäusern möglich sind.

2.10   Fazit und Ausblick

Zusammengefasst bietet ein derart aufgebautes grünes Management zahlreiche Chancen:

- Durch den vorgestellten integrierten Ansatz steigt die Erfolgswahrscheinlichkeit und insbesondere auch die Nachhaltigkeit der eingeleiteten Initiativen.
- Die Einbeziehung aller Bereiche und Berufsgruppen im Krankenhaus schafft ein starkes „Wirgefühl" und eine hohe Identifikation mit den Unternehmenszielen.
- Durch die installierten Controlling- und Auditsysteme lassen sich messbare Ergebnisse und Vorteile eines „Grünes-Krankenhaus"-Ansatzes quantifizieren und nachweisen.

Barrieren ergeben sich insbesondere durch wirtschaftliche Zwänge der Krankenhäuser. Die Spielräume für Anfangsinvestitionen sind in vielen Häusern gering und werden durch die fehlenden verlässlichen Perspektiven in der Krankenhausfinanzierung von Jahr zu Jahr geringer. Neben diesen externen Barrieren fehlt bei einigen Häusern bisher

das Bewusstsein und die Bereitschaft seitens der Gesellschafter oder der Krankenhausleitung, konsequent das Krankenhaus auf die neuen Herausforderungen auszurichten.

Die 5 wichtigsten Empfehlungen aus unserer Erfahrung lauten:
- grüne Ziele als „Kerngeschäft" betrachten
- hohe Akzeptanz, Identifikation für Mobilisierung der Mitarbeiter nutzen
- straffes Projektmanagement mit intensiver Begleitung durch die Krankenhausleitung
- klare Profilbildung und Fokussierung bei grünen Themen
- externe Auditierung/Zertifizierung der grünen Initiativen

Bei Berücksichtigung dieser Grundsätze sind wesentliche Voraussetzungen für das Gelin-
gen der Initiative gelegt.

Weiterführende Literatur

Bayerisches Staatsministerium für Landesentwicklung und Umweltfragen. Umweltschutz und Umweltmanagement im Krankenhaus. München: Bayerisches Staatsministerium für Landesentwicklung und Umweltfragen, 2002

Bund für Umwelt- und Naturschutz in Deutschland (BUND). Kriterien für das Gütesiegel
„Energie sparendes Krankenhaus". Berlin: BUND, 2010. Im Internet: http://www.
energiesparendes-krankenhaus.de/

Eco-Management and Audit Scheme (EMAS). Das glaubwürdige Umweltmanagement-
system. EMAS, 2010. Im Internet: http://www.emas.de/service/pdf-downloads/

Fischer S, Lenz P. KPMG Handbuch zur Nachhaltigkeitsberichterstattung 2008/2009.
Frankfurt: KPMG, 2009

Global Reporting Initiative (GRI). Core Performance Indicators. Amsterdam: GRI, 2007.
Im Internet: http://www.brown-forman.com/_down/GRI_Core_Performance_Indica-
tors.pdf

Karolides A, Archambault T. Design for Health: Summit for Massachusetts Health Care
Decision Makers. Boulder: Rocky Mountain Institute, 2005. Im Internet: http://www.
rmi.org/rmi/Library/D05-11_DesignForHealthMassachusetts

Müller U. Umweltorientiertes Krankenhausmanagement: Konzeption eines Umweltmanagements und eines ökologisch erweiterten Rechnungswesens. Berlin: Mensch-
und-Buch-Verlag, 2001

Nöthe M. Öko-Audit im Krankenhaus: Leitfaden zur Einführung eines Umweltmanagements. Kulmbach: Baumann Fachverlag; 2001

Schebek L, Bräutigam KR. Von der Wiege bis zur Bahre: Eine Einführung in den Schwerpunkt „Lebenszyklusanalysen in der Nachhaltigkeitsbewertung". Technikfolgenab-
schätzung – Theorie und Praxis 2007; 3: 4–9

Siemens AG. Nachhaltigkeitsbericht 2009. München: Siemens AG, 2009. Im Internet:
http://www.siemens.com/sustainability/report/09/de/

3 Grünes Gebäude

Th. Möller

3.1 Begriffsbestimmung und Grundlagen

„Grüne Gebäude", auch in der deutschsprachigen Literatur oft als „Green Buildings" bezeichnet, sind Gebäude, deren Planung, Herstellung und Nutzung einem umfassenden Nachhaltigkeitsanspruch folgen. Dieser Nachhaltigkeitsansatz geht weit über die bloße Umweltfreundlichkeit des Bauwerks hinaus und bedient sich eines umfassenden Qualitätskonzeptes, das die Einsatzeffizienz der Ressourcen Energie, Wasser und Material genauso berücksichtigt wie die Behaglichkeit und Gesundheit der Gebäudenutzer. Darüber hinaus fügen sich nachhaltige Immobilien auch gut in ihr soziokulturelles Umfeld ein, haben einen hohen Anspruch an deren wirtschaftliche Effizienz und stellen einen langfristigen Wert dar. Grüne Gebäude sind mithin die bau- und immobilienwirtschaftliche Antwort auf die Frage nach mehr Klimaschutz und knapper werdenden Ressourcen, indem sie die Schadwirkung auf die Umwelt reduzieren und gleichzeitig Ressourcen sparsamer verbrauchen.

Im jährlichen deutschen Energiefluss tragen grüne Gebäude sowohl zur Senkung des Energiebedarfs als auch zur Erhöhung des Wirkungsgrads bei der Energieumwandlung bei. Die Bedeutung dieses doppelten Hebels wird bei differenzierter Betrachtung des jährlichen Energieflusses in Deutschland deutlich:

Die Primärenergie wird zu 70 Prozent in Endenergie umgewandelt (23 Prozent Verluste und 7 Prozent nicht energetischer Verbrauch). Die Endenergie wird wiederum zu 50 Prozent in Nutzenergie und zu 50 Prozent in Verluste umgewandelt, in dieser Summenbetrachtung wird also ein Wirkungsgrad von 50 Prozent erreicht. Die Energienutzung erfolgt in den Sektoren mit folgender Verteilung und jeweiligem Wirkungsgrad (Tab. 3.1).

Im Sektor Prozesswärme ist die Industrie mit 75 Prozent Hauptenergienutzer, bei der Raumwärme sind Gewerbe, Handel, Dienstleistungen und Haushalte mit zusammen 91 Prozent Hauptenergienutzer, und im Sektor mechanische Energie ist der Verkehr mit 47 Prozent Hauptenergienutzer.

Tabelle 3.1   Energienutzung.

Sektor	Anteil Nutzenergie	Wirkungsgrad
Prozesswärme	29%	55%
Raumwärme	49%	72%
mechanische Energie	21%	28%
Beleuchtung u. a.	1%	div.

Die Herstellung und der Betrieb grüner Gebäude wirken auf genau diese Hauptenergienutzer optimierend. Im Sektor Prozesswärme/Industrie werden die Produktion der Baustoffe sowie die Verwendung der Baumaschinen optimiert. Im Sektor Raumwärme werden durch passive Dämmungsverbesserung der Verbrauch verringert und durch aktive Maßnahmen an den technischen Anlagen zur Raumtemperaturbehandlung der Wirkungsgrad erhöht. Im Sektor mechanische Energie/Verkehr wirken grüne Gebäude durch ihre logistische Einbindung in die Gesamtverkehrssituation ebenfalls optimierend. Dabei wird der gesamte Lebenszyklus der Bauwerke zum Ansatz gebracht.

Diese Betrachtung belegt die große Einwirkungsmöglichkeit auf die Energieumwandlung und -nutzung in Deutschland durch die Bau- und Immobilienwirtschaft, deren Instrument das grüne Gebäude ist. Gebäudeerrichtung und -nutzung können einen besonders hohen Beitrag zum effizienten Energiesparen und zum nachhaltigen Wirtschaften leisten. Damit kommen diese in ihrer „grünen" Form der „Mega-Watt-Philosophie" von Amory Lowins nahe.

Die historische Entwicklung grüner Gebäude setzte in der Bundesrepublik Deutschland zu Beginn der 1970er-Jahre ein, als der erste Ölpreisschock die Verteuerung der bis dahin sehr preisgünstigen Energie einläutete. Am Beispiel der Energieeffizienz als ein Kriterium für heutige grüne Gebäude sei dies mit Abbildung Abb. 3.1 aufgezeigt.

Hier wird Energieverbrauch auf der Zeitachse den jeweiligen gesetzlichen Mindestanforderungen, dem jeweiligen Stand der Forschung und den jeweils tatsächlich errichteten Gebäuden gegenübergestellt. Zwischen dem Druck der Vorschriftenlage und dem Sog des Forschungsfortschritts spielt sich die Praxis der errichteten Gebäude in Deutschland ab. Während die Wärmeschutzverordnung in ihren jeweiligen Fassungen bis Ende der 1990er-Jahre überwiegend passive Dämmungsmaßnahmen vorschrieb, gelang mit der Energieeinsparverordnung der Sprung zur intelligenten Energieeffizienzsteigerung, indem die technischen Anlagen zur Energieumwandlung besser untereinander und in ihrem Zusammenwirken mit den passiven Isolierungsmaßnahmen kombiniert werden. Mit dem grünen Gebäude wird diese Entwicklung fortgesetzt und neben der Energie-

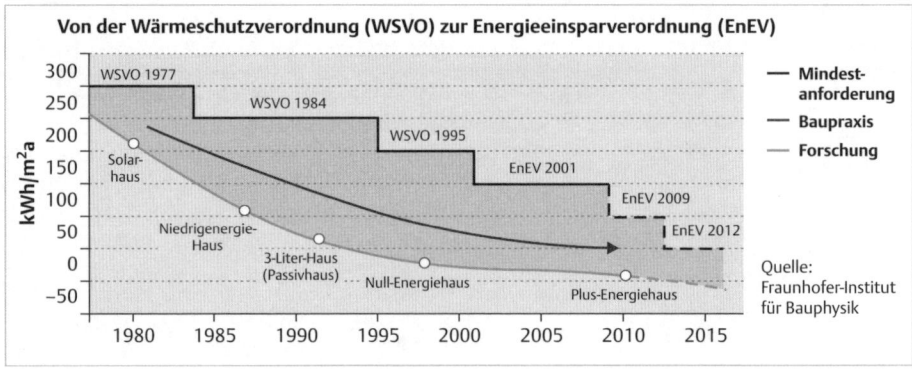

Abb. 3.1 Die Entwicklung energieeffizienten Bauens in Deutschland.

effizienz um weitere Kriterien ergänzt. Damit ist die Bau- und Immobilienwirtschaft den Schritt von der Energieeffizienz zur Nachhaltigkeit gegangen.

3.2 Nachhaltigkeitskriterien

Die Bewertung der Nachhaltigkeit von Gebäuden erfordert einen Maßstab, der neben physikalisch messbaren Größen wie etwa dem Wärmeverbrauch pro Quadratmeter und Jahr auch Größen bewertbar macht, die auf anderem Wege als dem physikalischen messbar sind. Hierzu wurden auf nationaler Ebene eine Vielzahl von Bewertungssystemen für nachhaltiges Bauen und nachhaltige Gebäude eingeführt. Die bekanntesten sind das vom US Green Building Council (USGBC) eingeführte „Leadership in Energy and Environmental Design (LEED)"-Bewertungssystem oder die in Großbritannien bereits 1990 entwickelte „Building Research Establishment Environmental Assessment Method" (BREEAM). In Deutschland hat die Deutsche Gesellschaft für Nachhaltiges Bauen e.V. (DGNB) das „Deutsche Gütesiegel Nachhaltiges Bauen" (kurz: DGNB-Gütesiegel) 2008 als Ratingsystem für nachhaltiges Bauen entwickelt.

Allen Bewertungssystemen ist gleich, dass sie Gebäude nach definierten Nachhaltigkeitskriterien bewerten, Punkte in den einzelnen Kriterien vergeben und als Summenbetrachtung auf eine Gesamtbewertung kommen. Diese Gesamtbewertung mündet in ein Zertifikat, das unterschiedliche Qualitätsstufen der Nachhaltigkeit ausdrückt. Der hier vorliegende Beitrag folgt der DGNB-Systematik.

Für das DGNB-Gütesiegel wurden in 6 Themenfeldern 49 relevante Kriterien für nachhaltiges Bauen entwickelt, die sich auf Planung, Errichtung und Nutzung/Umnutzung beziehen und damit den gesamten Lebenszyklus des Gebäudes abdecken. Das DGNB-Gütesiegel kann in den Qualitäten „Gold", „Silber" und „Bronze" vergeben werden (Abb. 3.2).

Themenfelder

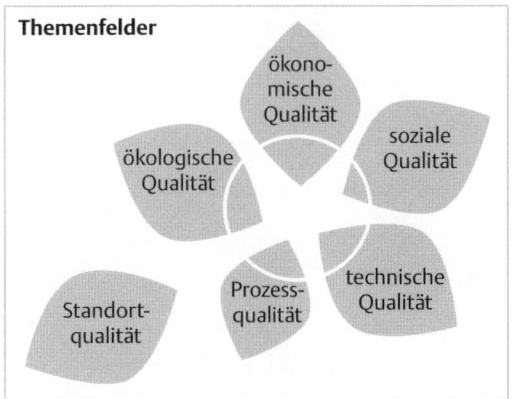

Abb. 3.**2** Themenfelder
des DGNB-Gütesiegels.

Das Themenfeld „Standortqualität" geht nicht in die Objektbewertung ein und wird gesondert ausgewiesen. Die den Themenfeldern jeweils zugeordneten Bewertungskriterien vermitteln den Überblick über die Reichweite des DGNB-Gütesiegels im Speziellen und des Nachhaltigkeitsansatzes am Bau im Allgemeinen:

I
Ökologische Qualität
01   Treibhauspotenzial
02   Ozonschichtabbaupotenzial
03   Ozonbildungspotenzial
04   Versauerungspotenzial
05   Überdüngungspotenzial
06   Risiken für die lokale Umwelt
08   Sonstige Wirkungen auf die globale Umwelt
09   Mikroklima
10   Nicht erneuerbarer Primärenergiebedarf
11   Gesamtprimärenergiebedarf und Anteil erneuerbarer Primärenergie
14   Trinkwasserbedarf und Abwasseraufkommen
15   Flächeninanspruchnahme

II
Ökonomische Qualität
16   Gebäudebezogene Kosten im Lebenszyklus
17   Wertstabilität

III
Soziokulturelle und funktionale Qualität
18   Thermischer Komfort im Winter
19   Thermischer Komfort im Sommer

Dieser Kriterienkatalog wurde von der DGNB zunächst für den Bauwerkstypus Büro- und Verwaltungsgebäude zur Verfügung gestellt. Zurzeit wird dieses Bewertungssystem Schritt für Schritt unter Einbeziehung der Fachwelt auf weitere Bauwerkstypen erweitert. Die durch die Themenfelder vorgenommene Clusterung der Einzelkriterien eignet sich schon jetzt für eine grundsätzliche Übertragung auf weitere Bauwerkstypen.

3.3   Übertragung auf Gesundheitsimmobilien

Mit der bisherigen Herleitung wird klar, dass grüne bzw. nachhaltige Gebäude nicht nur umweltfreundlich und ressourcensparend, sondern für ihre Nutzer behaglich und gesund sind. Damit stellt sich eine Kongruenz zwischen dem Nachhaltigkeitsanspruch des grünen Gebäudes und dem Funktionsanspruch der Gesundheitsimmobilie als Bauwerkstyp her. Insbesondere einem Klinikbauwerk als Untertyp der Gesundheitsimmobilie ist es daher immanent, Nachhaltigkeitskriterien zu erfüllen.

Für den Bauwerkstyp Klinik wurde durch die DGNB bisher noch kein eigenes Gütesiegel entwickelt. Der in Kapitel 3.2 vorgestellte Kriterienkatalog ist jedoch in dem Sinne übertragbar, dass dessen Grundsätze für Kliniken ebenfalls gelten und bei der Beurteilung der Nachhaltigkeit des Ende 2008 fertiggestellten Neuen Klinikums des Universitätsklinikums Hamburg-Eppendorf herangezogen werden können.

Das US Green Building Council hat sein LEED-Ratingsystem bereits auf den Bauwerkstypus Health Care übertragen. Bei Klinikneubauten in den USA liegt die LEED-Registrierungsrate bereits zwischen 40 und 50 Prozent. Die Übertragung des deutschen DGNB-Zertifizierungssystems auf Kliniken wird zeitnah folgen.

3.4   Das Neue Klinikum des UKE Hamburg – Prototyp des „grünen Krankenhauses"

Der Entwurf des Neuen UKE-Klinikums, der Anfang 2004 den Architektenwettbewerb durchlief und in den Jahren 2004/2005 geplant wurde, antizipiert den in Kapitel 3.2 vorgestellten Kriterienkatalog ex ante mit einem hohen Erfüllungsgrad. Zum einen hatte die Leitung des UKE mit der Auslobung des Architektenwettbewerbs wesentliche Nachhaltigkeitskriterien, abgeleitet aus der Funktionalität des Gebäudes, in die Vorgaben aufgenommen. Zum anderen hat der Entwurfsansatz des Wettbewerbssiegers Nickl und Partner aus München die Nachhaltigkeitskriterien in einem besonders hohen Maß umgesetzt.

Dieses Zusammenspiel von Bauherrn und Architekten hat das neue UKE-Klinikum zu einem frühen grünen Klinikum werden lassen. Die Beeinflussbarkeit der Nachhaltigkeitskriterien ist in den Planungsphasen der Grundlagenermittlung, des Vorentwurfs und des Entwurfs besonders hoch und nimmt mit Fortschritt des Projektverlaufs ab,

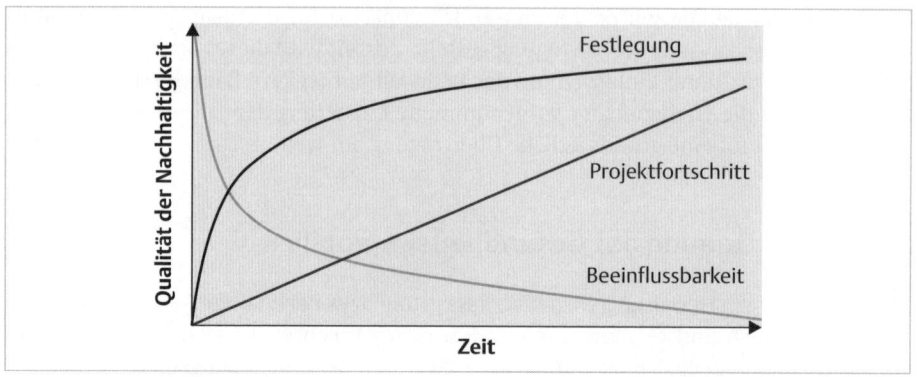

Abb. 3.3 Zusammenhang von Beeinflussbarkeit der Nachhaltigkeitsqualität und Projektfortschritt.

wie dies qualitativ in Abb. 3.3 gezeigt wird. Dabei haben frühe Festlegungen in der Planung eine große Wirkung auf das spätere Bauwerk.

In der Planungsphase 5 (Ausführungsplanung) wurde bereits der bauausführende Generalunternehmer, die HOCHTIEF Construction AG, hinzugenommen. Deren ausgeprägte Expertise half, die Nachhaltigkeitskriterien mit Bezug auf die Gebäudeherstellung und den Baustellenbetrieb frühzeitig in die Planung zu integrieren. So war eine Projektstruktur gegeben, die ein interdisziplinäres Team, bestehend aus Bauherrn (Nutzer), Architekten und Baubetrieb, ganzheitliche Lösungen für die gestellten Funktionsanforderungen unter Berücksichtigung von Nachhaltigkeitskriterien entwickeln ließ. Als ein priorisiertes Nachhaltigkeitskriterium aus Nutzersicht galt die Optimierung der Gebäudenutzung sowohl aus Patienten- als auch aus Klinikpersonalsicht.

Anhand der 6 Themenfelder der DGNB-Zertifizierung wird der Nachhaltigkeitserfolg bei Planung und Bau des neuen UKE-Klinikums jeweils mit einem Beispiel gezeigt.

3.4.1 Ökologische Qualität
Im Themenfeld ökologische Qualität wird das Kriterium 15 – Flächeninanspruchnahme – betrachtet. In diesem Zusammenhang besteht der Nachhaltigkeitshebel darin, die Zunahme an Verkehrs- und Siedlungsflächen zu reduzieren.

Mit dem neuen UKE-Klinikum wird nicht nur die Zunahme an Verkehrs- und Siedlungsflächen reduziert, sondern diese werden infolge der Verdichtung klinischer Funktionen in einem neuen Zentralgebäude sogar tatsächlich reduziert. Hierzu trägt die überirdisch realisierte Geschossfläche (80 000 m² für Erdgeschoss und 5 Obergeschosse) genauso bei wie die Tiefgarage unter dem Klinikbau mit 4 Untergeschossen und ca. 1000 Stellplätzen. Der Neubau wirkt damit funktionszusammenfassend und verkehrsminimierend. Die Verkehrsminimierung erfasst neben der Reduzierung der Logistikverkehre für Ver- und Entsorgung auch die Reduzierung der Personenverkehre.

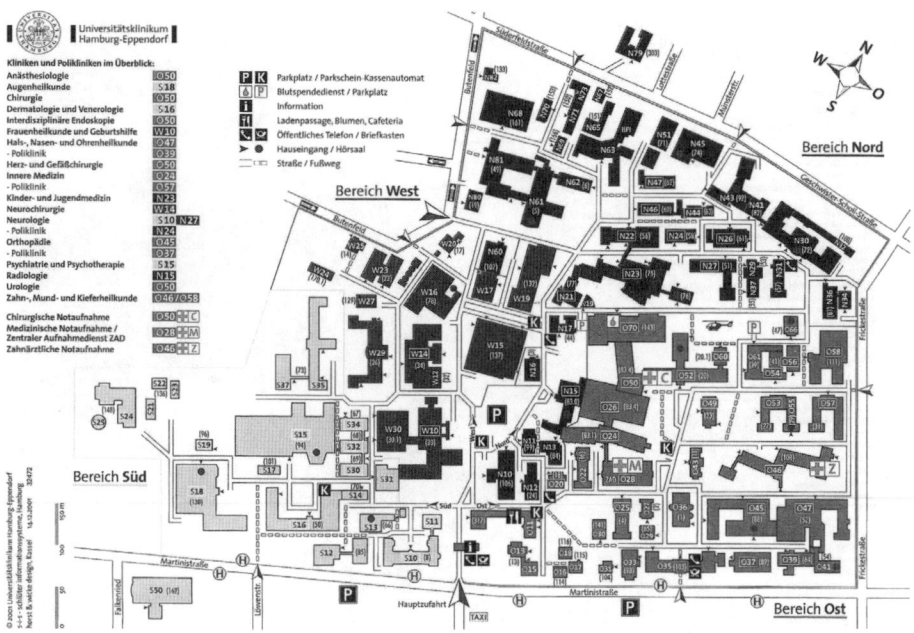

Abb. 3.4a   UKE-Campus 2001.

Die historische Anlage des UKE als Parkkrankenhaus mit separaten Pavillons, deren Abstand und Größe sich aus den Gesundheits- und Hygieneanforderungen des ausgehenden 19. Jahrhunderts ergeben hatten, und die als Grundstruktur bis zur Fertigstellung des neuen UKE-Klinikums erkennbar blieb, wurde durch den neuen Zentralbau und die Weiterentwicklung zu einem Gesundheitscampus abgelöst. Der Vergleich der Abb. 3.4a und b zeigt diesen Unterschied zwischen 2001, vor Projektbeginn, und 2010. Damit wird die Reduzierung der Flächeninanspruchnahme verdeutlicht.

3.4.2   Ökonomische Qualität

Im Themenfeld ökonomische Qualität wird das Kriterium 16 – Gebäudebezogene Kosten im Lebenszyklus – betrachtet. In diesem Zusammenhang besteht der Nachhaltigkeitshebel in der Minimierung der Lebenszykluskosten. Beim Universitätsklinikum Hamburg-Eppendorf wurden aus diesem Grund neben der Fokussierung auf die Minimierung der Herstellungskosten des Gebäudes bereits in der Auslobungsphase des Architektenwettbewerbs und in der Ausschreibungsphase für Generalunternehmer folgende Kriterien zusätzlich aufgenommen:

- technischer Wert
- Gestaltung
- Betriebs- und Folgekosten

29

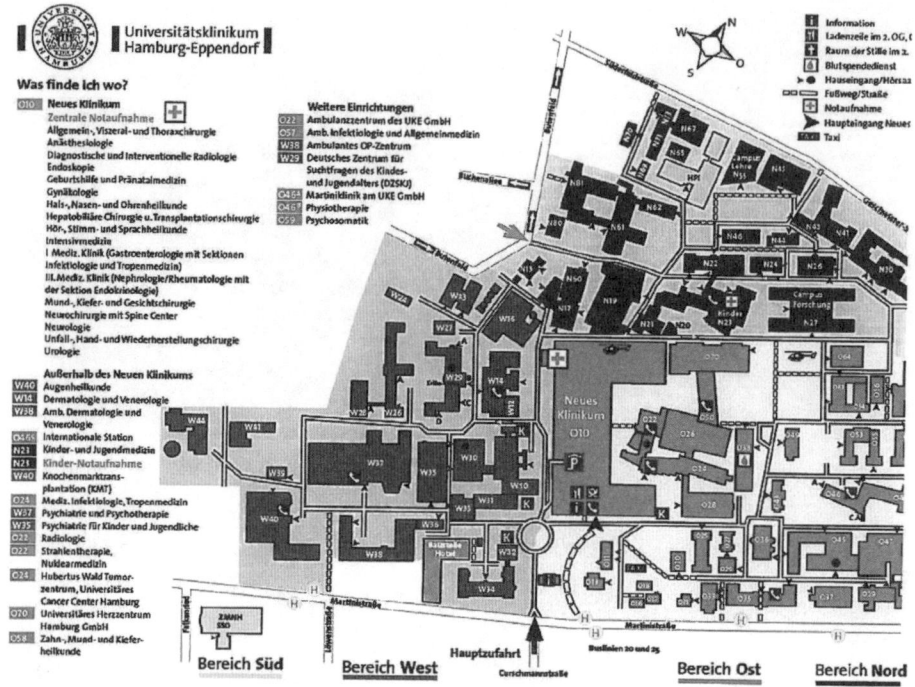

Abb. 3.**4b** UKE-Campus 2010.

Dies hat dazu geführt, die Lebenszykluskosten des Gebäudes vor die alleinige Betrachtung der Herstellungskosten zu stellen. Dadurch wurden erhöhte Investitionskosten in die Herstellung der Gebäudeleittechnik und der Mess-, Steuerungs- und Regeltechnik (MSR) sowie energieeffizienterer Anlagenteile mit überdurchschnittlichem Wirkungsgrad durch die geringeren Betriebs- und Folgekosten überdrückt. Bei der Auswahl der Baustoffe und der Anordnung der Bauteile konnte dem Kriterium möglichst geringer Rückbau- und Entsorgungskosten genügt werden. Der Vergleich der prozessorientierten Betriebs- und Folgekosten zwischen der Nutzung der Bestandsklinik vor 2005 und der Nutzung des Zentralklinikgebäudes seit 2008 liefert bei der Erfüllung mindestens gleicher Funktionen eine monatliche Ersparnis in Höhe von 1,8 Mio. Euro.

3.4.3 Soziokulturelle und funktionale Qualität

Im Themenfeld der soziokulturellen und funktionalen Qualität wird das Kriterium 22 – Visueller Komfort – betrachtet. In diesem Zusammenhang besteht der Nachhaltigkeitshebel im Erreichen einer ausgewogenen Beleuchtung ohne Blendstörungen, eines ausreichenden Beleuchtungsniveaus für die jeweils vorgesehene Raumnutzung sowie einer nutzerspezifisch individuellen Anpassbarkeit der Beleuchtungsverhältnisse (Lichtverteilung und Lichtfarbe). Die Anforderungen des Kriteriums – Visueller Komfort – gelten sowohl für das Tageslicht als auch für die künstliche Beleuchtung.

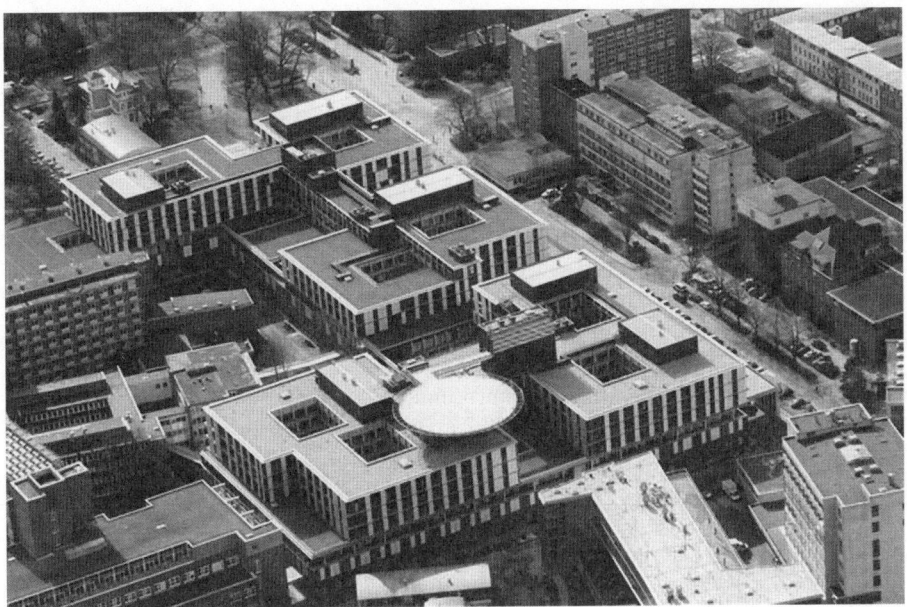

Abb. 3.**5**   Luftbild des UKE.

Der Entwurf des neuen UKE-Klinikums schaffte die Balance zwischen dem visuellen Komfort des historischen Parkkrankenhauses und den Notwendigkeiten eines hochverdichteten Zentralklinikums, indem dessen große Baumasse in „Pavillons im Reißverschlussverfahren" aufgelöst wurde. Die „Pavillons", die die Bettenstationen in den Obergeschossen 3, 4 und 5 aufnehmen, sind so über den Basement-Geschossen bis zum 2. Obergeschoss angeordnet, dass jedes Patientenzimmer, aber auch alle Arbeitsbereiche mit natürlichem Tageslicht versorgt werden. Die architektonische Baukörperanordnung dieser „Pavillons" ergibt im Wechsel mit den Lichthöfen den „Reißverschluss". Die Fassadengestaltung berücksichtigt besonders tiefe Fenster und liefert in Verbindung mit der Zimmertiefe dem Patienten den Ausblick ins Freie, auch im Falle der Bettgebundenheit. Damit können sich Patienten über Tageszeit, Ort, Wetterbedingungen usw. selbst orientieren. Die weiten Deckenauskragungen in Verbindung mit außen liegenden Sonnen- und Blendschutzeinrichtungen wirken den störenden Einflüssen direkter Sonneneinstrahlung gezielt entgegen und sind individuell einstellbar. Die Umsetzung der visuellen Behaglichkeit im Falle der künstlichen Beleuchtung wurde durch die Auswahl des Beleuchtungssystems, der Lichtintensitäten und Lichtfarben kongruent zum vorgenannten Ziel der Tageslichtbeleuchtung gestaltet. In den Funktionsbereichen des Klinikgebäudes im Erdgeschoss und den Geschossen 1 und 2 wurde mit funktions- und arbeitsplatzadäquater Beleuchtung reagiert.

Im Ergebnis führt der Entwurf der Münchener Architekten Nickl und Partner zu einer sehr hohen Tageslichtverfügbarkeit für Patienten und ständige Arbeitsplätze. Es werden viele Sichtbeziehungen nach außen angeboten, und die Gebäudekonzeption in Verbindung mit technischen Einbauten sorgt für Blendfreiheit.

3.4.4 Technische Qualität

Im Themenfeld Technische Qualität wird das Kriterium 35 – Energetische und feuchteschutztechnische Qualität der Gebäudehülle – betrachtet. In diesem Zusammenhang besteht der Nachhaltigkeitshebel darin, den Energiebedarf für die Raumkonditionierung zu minimieren, die thermische Behaglichkeit für den Nutzer zu erhöhen und das Risiko von Bauschäden infolge Feuchte zu reduzieren.

Die Gebäudehülle, bestehend aus Dächern und Fassaden, wurde unter Einhaltung der Entwurfsvorgaben so ausgeführt, dass die zum Zeitpunkt der Erteilung der Baugenehmigung verbindlichen Vorgaben der Energieeinsparverordnung (EnEV) um bis zu 30 Prozent unterschritten, d. h. verbessert, wurden. Der mittlere Wärmedurchgangskoeffizient wurde durch entsprechende Dämm- und Isolierungsmaßnahmen gedrückt, und die Konstruktion ließ geringe Wärmebrückenzuschläge zu.

In Bezug auf die Abdichtungsmaßnahmen an der Gebäudehülle gegen Feuchtigkeit und Wasser wurden die Ausführungsdetails gegenüber den anerkannten Regeln der Technik verbessert und erweitert. Um dies zu erreichen, wurden in der Phase der Ausführungsplanung Spezialisten hinzugezogen.

Die Wirkungen dieser Maßnahmen sind eine Reduzierung der Energiekosten für die Erzeugung der Raumwärme sowie eine Reduzierung der Wartungs- und Erneuerungskosten für bauwerksabdichtende Bauteile.

3.4.5 Prozessqualität

Im Themenfeld Prozessqualität wird das Kriterium 48 – Baustelle, Bauprozess – betrachtet. In diesem Zusammenhang besteht der Nachhaltigkeitshebel darin, die Auswirkungen des Bauwerksherstellungsprozesses auf die Umwelt zu minimieren und gleichzeitig die Gesundheit aller an der Bauproduktion beteiligten Mitarbeiter zu schützen. Mit diesem Kriterium wird die Anforderung an den Baubetrieb verbunden, nicht nur ein grünes Gebäude zu bauen, sondern auch „grün" zu bauen.

Die diesbezüglichen Maßnahmen auf der Baustelle des neuen UKE-Klinikums wurden durch die konsequente Einrichtung einer „nachhaltigen Fabrik auf Zeit" erreicht und betreffen die folgenden Punkte:

- Abfallminimierung durch Erhöhung der Vorfertigung außerhalb der Baustelle (z. B. Fertignasszellen in den Patientenzimmern) und ressourcensparende Vorortproduktion (z. B. Vorkonfektionierung aller Mauerwerks-Passsteine mit vorsortierter Anlieferung). Die Restabfälle wurden fraktioniert und dadurch umweltverträglich und kostensparend beseitigt. Die Abfallminimierung war Bestandteil des Baustellen-Logistikkonzepts.

- Baulärmminimierung durch den Einsatz lärmarmer Bauverfahren (z.B. Verbauträger rütteln statt rammen), lärmarme Baumaschinen (z.B. frequenzgeregelte Elektroantriebe für Hebezeuge) und besondere Lärmschutzmaßnahmen (z.B. Einhausung der Tischkreissägen). Neben dem Anspruch an die Prozessqualität war die Minimierung der Baulärmimmission notwendig, um den Klinikbetrieb rund um die Baustelle zu ermöglichen. Betriebsausfälle infolge Baulärms sind während der 39-monatigen Bauzeit in keinem der unmittelbar angrenzenden Klinikbetriebe aufgetreten.
- Staubminimierung durch konsequente Vermeidung von Staubquellen infolge des Bauprozesses.
- Schutz von Luft, Grundwasser und Boden vor Kontamination durch Bau- oder Bauhilfsstoffe (z.B. sichere Lagerung und Handhabung von Schalöl und Diesel).

Für Sicherheit und Gesundheitsschutz auf der Baustelle wurde neben der Einhaltung aller gesetzlichen, behördlichen und berufsgenossenschaftlichen Vorgaben die Stelle eines Sicherheitsingenieurs geschaffen, der unabhängig von der örtlichen Bauleitung und Bauüberwachung den Sicherheitsstandard erhöht hat. Im Ergebnis hat die Baustelle eine überdurchschnittlich gute Unfallstatistik vorzuweisen: Bei ca. 2 Mio. verfahrenen gewerblichen Arbeitsstunden sind kein tödlich verletzter Mitarbeiter, ein schwer verletzter Mitarbeiter, der allerdings nach einem Krankenhausaufenthalt wieder genesen ist, und acht leichte, meldepflichtige Arbeitsunfälle zu beklagen (Abb. 3.**6**).

Der durch den Generalunternehmer HOCHTIEF Construction AG hervorragend organisierte Bauprozess hat sicherlich auch maßgeblich dazu beigetragen, dass das Klinikum selber mit 85 000 m² Bruttogeschossfläche innerhalb des gesetzten Kostenrahmens von 188 Mio € und knapp vor Zeitplan fertiggestellt werden konnte.

3.4.6   Standortqualität

Im Themenfeld Standortqualität wird das Kriterium 60 – Nähe zu nutzungsspezifischen Einrichtungen – betrachtet. In diesem Zusammenhang besteht der Nachhaltigkeitshebel darin, durch die Standortwahl die Lebensqualität der Gebäudenutzer und -besucher zu erhöhen. In die Bewertung dieses Kriteriums gehen erforderliche und wünschenswerte komplementäre Nutzungsangebote für die Nutzer und Besucher des zu bewertenden Gebäudes ein, sofern diese einen unmittelbaren Lagebezug haben.

Das neue UKE-Klinikum ist Bestandteil des Masterplans für den gesamten UKE-Campus, der zurzeit zum Gesundheitscampus weiterentwickelt wird. Auf dem Campus werden damit alle Komplementärnutzungen für Forschung, Lehre und Krankenversorgung bereitgestellt (Abb. 3.**7 b**).

Durch die Einbettung des Klinikgebäudes in die Struktur des Gesundheitscampus wird die Gesundungsqualität der Patienten, die Arbeitsqualität des medizinischen Personals und die Lebensqualität der Besucher verbessert. Es werden kurze Wege für Weiterbe-

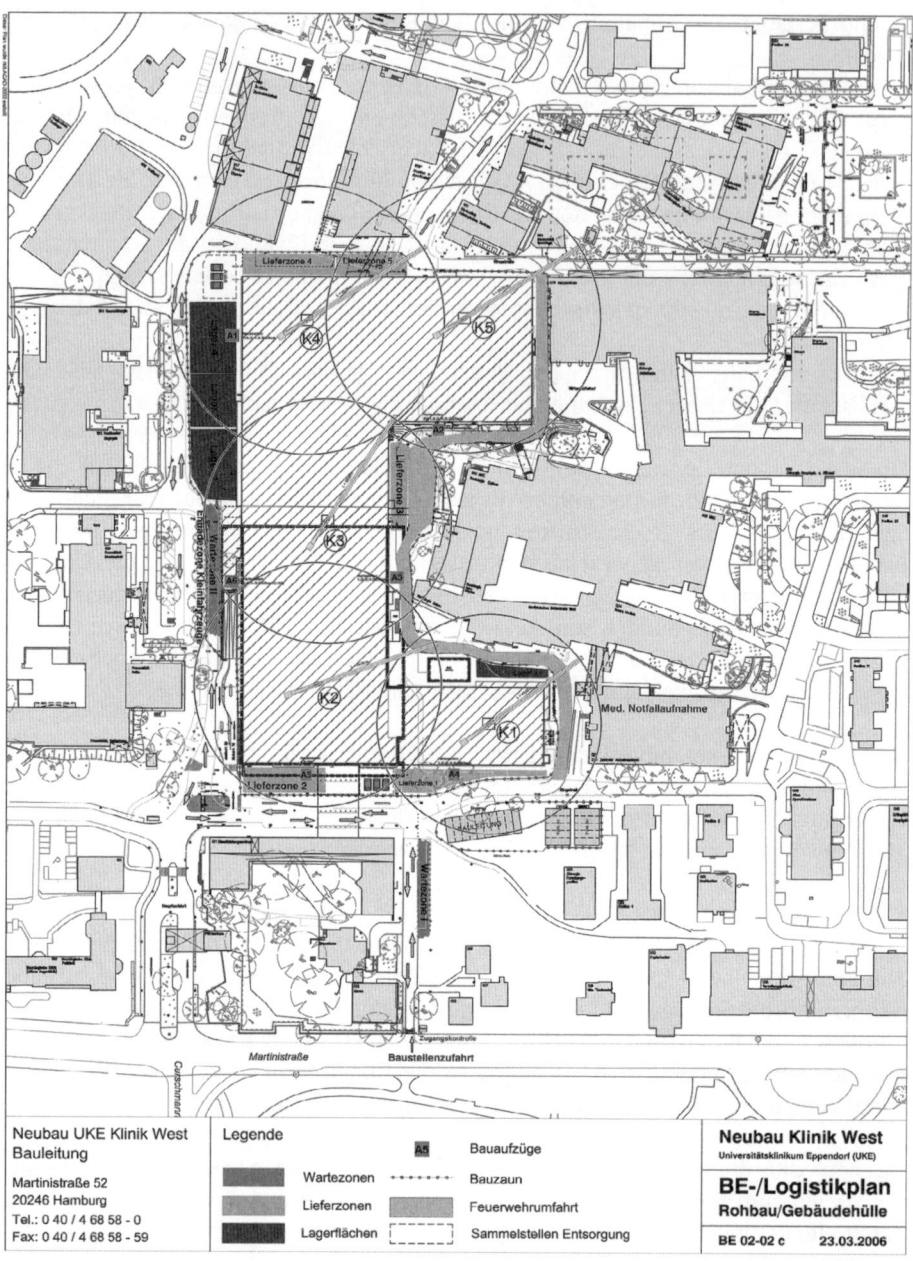

Abb. 3.**6** Baustelleneinrichtungsplan.

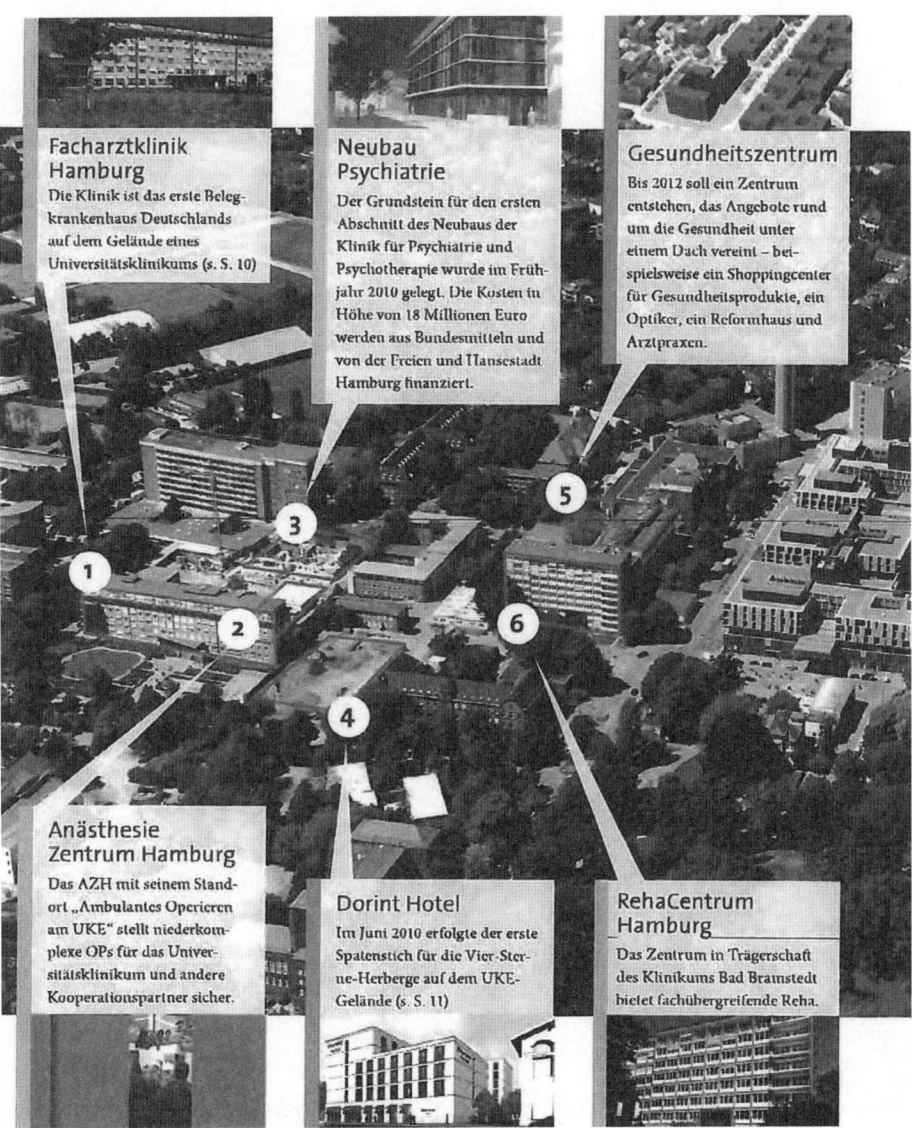

Abb. 3.**7 a, b** Gesundheitscampus UKE.

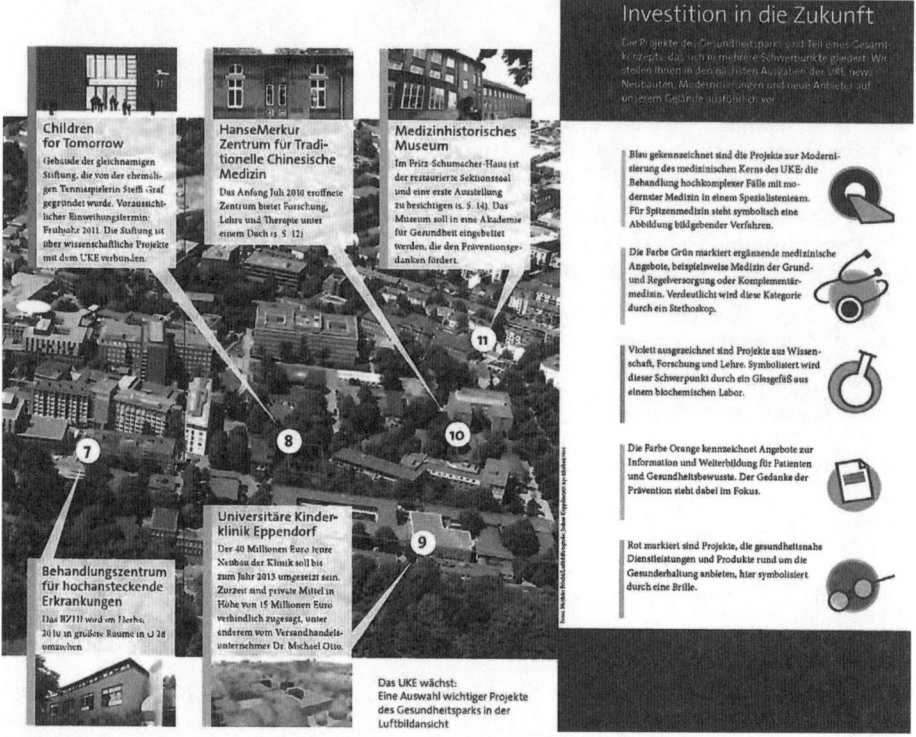

Abb. 3.7b

handlung, Rehabilitation, Erholung, Versorgung, Freizeitgestaltung und Bildung zur Verfügung gestellt, sodass die Nutzer die Potenziale des nahen Umfelds zur Steigerung ihrer Zeitsouveränität verwenden können.

3.5 Fazit und Ausblick

Planung, Errichtung und Betrieb nachhaltiger, grüner Bauwerke sind eine notwendige Konsequenz und ein wirkungsvolles Handlungsfeld für klima- und ressourcensparendes Leben. Legt man die aktuellen Kriterien für Nachhaltigkeit von Gebäuden auf das Ende 2008 fertiggestellte Neue Klinikum im UKE an, so zeigt sich, dass dieses Objekt ein Prototyp für grüne Kliniken ist. Die gewählten Beispiele verdeutlichen dies. Das neue UKE-Klinikum hat darüber hinaus sowohl als Projekt wie auch als Objekt gezeigt, dass Investitionen in nachhaltige Gebäude eine positive Kosten-Nutzen-Relation aufweisen und sich zügig amortisieren. Mit seiner Funktionalität und Nachhaltigkeit ist das neue UKE-Klinikum ein Symbol für eine lebenswerte Zukunft in Wohlbefinden und Wohlstand.

Weiterführende Literatur

Bockhorst M. ABC Energie. Norderstedt: Books on Demand GmbH; 2002

Debatin JF, Eggert F, Glocke P, Herborn CU, Hrsg. ... und fertig ist das Klinikum. Wegscheid: Wikom GmbH; 2009

Deutsche Gesellschaft für Nachhaltiges Bauen e. V. Das Deutsche Gütesiegel Nachhaltiges Bauen. www.dgnb.de

Engineering News-Record. The Top 100 Green Contractors. 13.9.2010

Hennicke P, Müller M. Weltmacht Energie. 2. Aufl. Stuttgart: S. Hirzel; 2006

Henzelmann T, Büchele R, Engel M. Nachhaltigkeit im Immobilienmanagement. Kurzfassung einer Roland Berger-Studie. April 2010. www.rolandberger.com

Rat für Nachhaltige Entwicklung. Studie: Zusatzkosten für „grüne" Gebäude amortisieren sich in fünf Jahren. Im Internet: http://www.nachhaltigkeitsrat.de/news-nachhaltigkeit/2008/2008-12-04/studie-zusatzkosten; 5.10.2010

World Business Council for Sustainable Development (WBCSD). Report "Energy Efficiency in Buildings: Business Realities and Opportunities". www.wbesd.org

4 Grüne Prozesse

Zum effizienten Betriebskonzept im Krankenhaus

C. U. Herborn

4.1 Einleitung

Nachhaltiger Erfolg im Krankenhaus wird in Zukunft nur möglich sein, wenn es gelingt, ökonomische, ökologische und qualitative Ziele in Einklang zu bringen. Dafür müssen unter anderem Arbeitsabläufe optimiert und Serviceprozesse angepasst werden. Funktionierende Prozesse im klinischen Alltag haben bekannterweise einen starken Einfluss auf die Wirtschaftlichkeit eines Krankenhauses. Die Optimierung von Arbeitsabläufen durch ein sinnvolles Prozessmanagement trägt dazu bei, die Geräte- und Personalauslastung zu steigern und den Flächenbedarf zu reduzieren, um insgesamt Kosten und Energie einzusparen. Diesbezüglich sind effiziente Prozesse auch grüne Prozesse. Oftmals fehlt in der Betrachtung allerdings noch eine Nachhaltigkeitsbetrachtung.

Die meisten Krankenhäuser verfügen bereits über verschiedene Ansätze zur Förderung nachhaltiger Entwicklung. Dazu gehören die Förderung der Gesundheitsvorsorge ebenso wie Patientenorientierung sowie Qualitäts- und Umweltmanagement. Sie werden jedoch meist isoliert betrachtet. Ein umfassendes klinisches Prozessmanagement integriert diese Ansätze in ein nachhaltiges Betriebskonzept für ein Krankenhaus, das auch seinen ökologischen, also ‚grünen' Ansprüchen gerecht wird.

Wesentliche Merkmale sind die Standardisierung von Abläufen für die verschiedenen Prozesskomponenten – von der Einbestellung bis zur Entlassung. Es geht um einen an die ambulante bzw. stationäre Versorgungssituation angepassten Geräte- und Personaleinsatz. Effiziente Prozesse verkürzen die stationäre Aufenthaltsdauer, beschleunigen den Patientenbesuch in der Ambulanz und steigern somit insgesamt die Produktivität des Krankenhauses. Ein ökologisch ausgewogenes Prozessmanagement optimiert darüber hinaus die Nutzung der technischen Infrastruktur, was im Umkehrschluss den Energieverbrauch reduziert und auch den CO_2-Ausstoß eines Krankenhauses verringert.

Für diese Ziele ist es sinnvoll, die Abläufe im Krankenhaus in einem Betriebskonzept zusammenzufassen. Das Betriebskonzept stellt eine dezidierte Zusammenstellung aller

Prozessbeschreibungen der in einem Krankenhaus anfallenden administrativen, medizinischen, und logistischen Aufgaben dar. Der Erfolg eines Krankenhauses hängt vornehmlich von der Organisation dieser Prozesse, dem Prozessmanagement, ab. Harmonische Prozesse vereinen Qualität, Wirtschaftlichkeit und Nachhaltigkeit. Sie sind entscheidend für zufriedene Patienten und motivierte Mitarbeiter. Schlecht geplante oder schlicht tradierte Prozesse entfalten die gegenteilige Wirkung. Daher empfiehlt sich Sorgfalt bei der Erstellung eines Betriebskonzepts.

Anhand einiger Beispiele aus dem Universitätsklinikum Hamburg-Eppendorf (UKE) sollen nachfolgend wesentliche Prozesse exemplarisch dargestellt werden, die in ihrer ökologischen Relevanz für den Betrieb im Krankenhaus eine nachhaltige Wirkung entfalten.

4.2   Grüne Prozesse am UKE

Am UKE wurde im Januar 2009 das Neue Klinikum in Betrieb genommen. Nach nur 39 Monaten Bauzeit war das 85 000 m² Bruttogeschossfläche umfassende Klinikgebäude Mitte Dezember 2008 – und damit bereits wenige Tage vor dem ursprünglich geplanten Fertigstellungstermin – vom Generalunternehmer HOCHTIEF Construction AG an das UKE übergeben worden. In den über 3500 Räumen des Gebäudes sind 16 Klinikabteilungen mit den dazugehörigen Stationen, Ambulanzen, OP-Sälen und Funktionsbereichen untergebracht. Im Neuen Klinikum sind 730 Betten, davon 102 Intensivbetten, 16 OP-Säle, zahlreiche Funktionseinheiten und eine große, interdisziplinär ausgerichtete Notfallaufnahme untergebracht.

Die Inbetriebnahme des Neuen Klinikums war Anlass, alle zugrunde liegenden Prozesse innerhalb des UKE infrage zu stellen und bei Bedarf anzupassen. Aus den damit verbundenen Diskussionen mit zahlreichen Vertretern aller Berufsgruppen innerhalb des Klinikums ist ein umfassendes Betriebskonzept hervorgegangen, das sämtliche Gesichtspunkte von Qualität, Ökonomie und Ökologie in optimaler Weise in sich vereint. Im Folgenden werden einige dieser Prozesse vorgestellt. Dabei wird die Nachhaltigkeitskomponente in besonderer Weise herausgearbeitet.

4.2.1   Patientenadministration
In den sehr dezentral angeordneten baulichen Strukturen des alten UKE wurde die Einbestellung von Patienten für Sprechstunden in die Ambulanzen bzw. die Terminierung stationärer Aufenthalte dezentral durch die Kliniken vorgenommen. Jede Klinik organisierte diesen Prozess in eigener Verantwortung, mit eigenen Mitteln und vor allem nach eigenen Vorstellungen. Es ergab sich ein ausgesprochen heterogenes Bild beim Patientenmanagement, charakterisiert durch umständliche Prozesse, schlechte Abstimmung nicht zuletzt aufgrund besetzter Telefonleitungen, lange Wartezeiten für Patienten vor Ort und einer sehr unausgeglichenen Ausnutzung von Geräte-, OP- und Sprechstundenzeiten. Auch bei der dezentralen Registrierung der Patientenstammdaten, dem Einzug von Gebühren und Selbstbeteiligungen, Patientenentlassung sowie der Planung der post-

stationären Versorgung kam es häufig zu Schnittstellenproblemen. Daher wurde ein zentrales Patientenmanagement eingeführt, welches die Disposition der benötigten Ressourcen von der Belegung der Ambulanzen und Stationen bis zur Personalverfügbarkeit regelt. Übergeordnete Strukturen, die Zugriff auf alle administrativen Bereiche des Patientenmanagements haben, erlauben die Vermeidung von Redundanzen und eine gezielte Steuerung von Abläufen in den einzelnen Bereichen.

Telefonzentrale

Der erste Kontakt zwischen Patient und Krankenhaus erfolgt meistens telefonisch. Da dieser erste Kontakt das weitere Verhältnis prägt, ist eine professionelle Organisation der Telefonzentrale seitens des Krankenhauses von erheblicher Bedeutung. Unbotmäßige Wartezeiten in Endlosschleifen mit sich wiederholenden Ansagen schrecken genauso ab wie dauerhaft belegte Leitungen oder inkompetent erscheinende Mitarbeiter. Eine Telefonzentrale sollte rund um die Uhr erreichbar und mit speziell ausgebildeten Mitarbeitern besetzt sein. Diese sind in der Lage, Fragen kompetent zu beantworten bzw. den Anrufer an einen passenden Gesprächspartner weiterzuleiten.

Auch die Terminvergabe für ambulante Besuche sollte zentral über die Telefonzentrale erfolgen. Termine werden entsprechend der Vorgaben in den Sprechstundenzeiten der spezialisierten Ärzte vergeben. In den Ambulanzen der Klinik führt die Zentralisierung der Anrufe zu einer erheblichen Entlastung. Weniger telefonische Störungen homogenisieren die Arbeitsabläufe und entlasten die dort tätigen Pflegekräfte und Ärzte. Außerdem erlaubt die zentrale Organisation des Call Centers eine Erhöhung der Kommunikationsdichte sowie eine Verkürzung der Wartezeiten. Nicht erreichbare Einzelanschlüsse (dauerbelegt oder nicht besetzt) in einzelnen Sprechstundenbereichen gehören der Vergangenheit an.

Patientenaufnahme

Die Registrierung von Patienten bei der Aufnahme im Krankenhaus beinhaltet die Erfassung bzw. die Verifizierung persönlicher Stammdaten sowie die Überprüfung des Versichertenstatus. Außerdem erfolgen der Einzug von Gebühren, die Unterzeichnung von Wahlleistungsverträgen sowie die Überprüfung mitgebrachter klinischer Dokumente und gegebenenfalls deren Zusammenführung mit einer bereits vorhandenen elektronischen Patientenakte. Diese Leistungen müssen schnell und effektiv in den Patientenweg eingebunden werden. Durch das Einscannen und Digitalisieren von auswärtigen Dokumenten wird die Verfügbarkeit wichtiger externer Dokumente über die elektronische Patientenakte sichergestellt. Dieses Vorgehen, bei dem Originale dem Patienten überlassen werden und auch mitgebrachte Befunde nicht kopiert bzw. in einer Handakte abgeheftet werden, reduziert auch den Papierbedarf für Fotokopien. Gleichzeitig wird der Verlust von wichtigen Unterlagen gänzlich ausgeschlossen.

Für die administrative Aufnahme elektiver Patienten stehen Mitarbeiter in separaten Kabinen zur Verfügung. Dort erfolgt im Rahmen eines persönlichen Gesprächs die elektronische Datenerfassung. Die Kabinen sind so dimensioniert, dass auch Rollstuhlpatienten Platz finden. Notfallpatienten sowie bettlägerige und liegend transportierte Patienten mit einem Termin für eine ambulante oder stationäre Vorstellung werden über die Notfallaufnahme in das Klinikum aufgenommen. Dort werden die relevanten administrativen und medizinischen Daten mithilfe mobiler Aufnahmearbeitsplätze aufgenommen.

Die durchgehend elektronische Datenerfassung sichert eine 100-prozentige Verfügbarkeit aller medizinischen Daten, wo immer sie innerhalb des Klinikums gebraucht werden. Ein zugrunde liegendes Datenschutzkonzept stellt sicher, dass Mitarbeiter nur Zugang zu Daten haben, die sie für die medizinische Betreuung der Patienten in Diagnostik und Therapie auch benötigen. Wichtig an der im UKE in einer in Deutschland einmaligen Integrationstiefe implementierten elektronischen Patientenakte ist aus Sicht des Patienten, dass wichtige medizinische Befunde nicht mehr verloren gehen. Dies ist ein erheblicher Beitrag zu einer tatsächlich „nachhaltigen" Medizin.

4.2.2   Versorgung ambulanter Patienten

In der alten Infrastruktur am UKE gab es bei den Abläufen im ambulanten Sektor nahezu keine fachübergreifenden Interaktionen. Vor dem Hintergrund einer absehbaren Zunahme ambulanter medizinischer Leistungen im Krankenhaus wurde im Neuen Klinikum eine ausreichend groß dimensionierte Infrastruktur für die ambulante Medizin integriert. So wurden viele Räumlichkeiten der ambulanten Versorgung so gestaltet, dass sie interdisziplinär genutzt werden können. Dies ermöglicht die Nutzung von personellen und räumlichen Ressourcen über Fachgrenzen hinweg. Entsprechend wurden Ambulanzmodule für mehrere Fachgruppen (z. B. ein Modul für Neurologie/Neurochirurgie/Schmerztherapie) gebildet. Die Diensträume im jeweiligen Ambulanzmodul werden nicht personen-, sondern ausschließlich fachbezogen genutzt. Jedes Ambulanzmodul verfügt über eine gemeinsame Anmeldung sowie einen gemeinsamen Wartebereich. Nur dort, wo die fachlichen und medizintechnischen Bedürfnisse eine besondere Ausstattung zwingend erfordern (z. B. gynäkologischer Untersuchungsstuhl), werden Räume einzelnen Fachbereichen fest zugeordnet. Eine solche Zuordnung verhindert den teuren Leerstand von Räumlichkeiten und reduziert somit den Aufwand nicht nur bei Reinigung und Instandhaltung, sondern auch bei Heizkosten, elektrischem Licht und nicht genutzten IT-Terminals.

4.2.3   Stationslogistik

Modulversorgung

Im Neuen Klinikum erfolgt die Versorgung der Stationen mit Verbrauchsmaterial über die sogenannte Modulversorgung. Die Modulversorgung ist ein System zur Steuerung des Materialnachschubs nach dem Bedarfsprinzip mit dem Ziel niedriger Vor-Ort-Bestände. Es erfolgt eine Meldung des Materialbedarfs durch die Verbrauchsstelle an die Zulieferstelle bei Erreichen eines definierten Mindestbestands. Ziel ist es, die Materialbestände in der Peripherie auf den Stationen so niedrig wie möglich zu halten, um die Kapitalbindung zu verringern. Am UKE betreut die Modulversorgung mit 38 Mitarbeitern über 180 Kostenstellen mit 2200 Schränken und 25000 Artikeln. Die Mitarbeiter der Modulversorgung erfassen die Bedarfe der Stationen elektronisch mit Handscannern und generieren dadurch automatisch eine Bestellung im Einkauf oder Zentrallager. Nach der Anlieferung der Ware verteilen die Mitarbeiter die Ware auf den jeweiligen Stationen in die richtigen Schränke. Dabei wird eine Kontrolle der Mindesthaltbarkeitsdaten durchgeführt und darauf geachtet, dass das „First-In-First-Out"-Prinzip durchgängig eingehalten wird. Zusätzlich wird regelmäßig eine Modulrevision durchgeführt. Neben der Bestellung und Verteilung der Ware steht die Modulversorgung den Stationen in allen Fragen der Materialversorgung zur Verfügung.

Der Aufbau und Betrieb einer EDV-gesteuerten Modulversorgung ist komplex. Die Vorteile einer Modulversorgung schlagen sich in verschiedenen Bereichen nieder. Das Pflegepersonal wird weitgehend von pflegefremden Tätigkeiten befreit und kann sich auf zeitnahe Belieferung und Bestandssicherheit verlassen. Eine optimal auf die Arbeitsabläufe für die jeweiligen Stationen und Bereiche und damit auf das Warensortiment ausgelegte Schrank- und Modulsystemplanung rundet das System ab.

Die Warenbereitstellung in der Apotheke und im Zentrallager wird durch optimierte Kommissionierlisten und eindeutig definierte Bestellungen rationalisiert. Bestandsveränderungen werden durch Schnittstellenanbindungen automatisch an das Warenwirtschaftssystem weitergeleitet. So gelingt u. a. eine kontinuierliche Anpassung des Warensortiments und der Warenbestände.

Die Modulversorgung im stationären Bereich erforderte beim Bau des Neuen Klinikums die Berücksichtigung und Planung einer definierten Möbel- und Modulsystemausstattung sowie die der Transportmittelplanung, die am UKE mit einem automischen fahrerlosen Transportsystem sichergestellt wird (s. dort). Des Weiteren wurden die Versorgungsabläufe im Vorfeld definiert und die Software in das Krankenhausinformationssystem eingebunden (s. dort).

Wesentliches Element der Modulversorgung im stationären Bereich ist die Nutzung eines Wendeetikettensystems, welches aus beidseitig nutzbaren Etikettenträgern und Etikettenhaltern besteht, die direkt vor dem Produkt am Modul oder Modulkorb befestigt werden. Bei Verwendung dieses Systems wird für das Entnahmefach und das Reservefach nur eine Wendeetiketten-Systemeinheit benötigt. Einzelne Etiketten zeigen sowohl die Verfügbarkeit als auch den Bedarf des Produkts an und werden entsprechend an der Innenseite der Modulschränke positioniert. So erkennt der Versorgungsassistent sofort nach dem Öffnen der Schranktür, welche Artikel nachbestellt werden müssen. Die Bestellung wird mit einem Barcodescanner erfasst, nach anschließender Lieferung wird das Etikett wieder an den Warenkorb geheftet, und der Bestellvorgang ist abgeschlossen (Abb. 4.1).

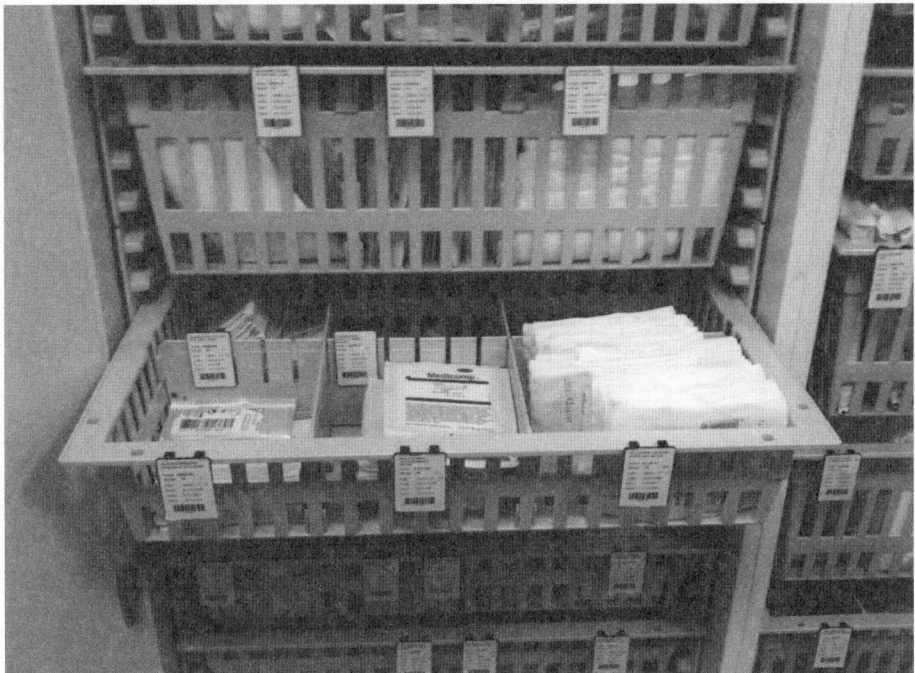

Abb. 4.**1** Beispiel Modulversorgungseinheit.

Mit der Modulversorgung und der angegliederten Software können die Warenbestellungen der einzelnen Stationen papierlos und mit eindeutiger Zuordnung für das Lager und den Einkauf ausgeführt werden, und es gelingt eine abgestimmte und eine auf die individuellen Bedarfe definierte Belieferung mit Produkten.

Unit dose
Mit der Inbetriebnahme des Neuen Klinikums am UKE wurde der Medikationsprozess umgestellt. In der Vergangenheit wurden in den unterschiedlichen Fachabteilungen dezentral Medikamente vorgehalten und gelagert. Nach Anordnung durch die Ärzte wurden diese in der Regel von den Pflegekräften aus einer Klinikpackung für die individuelle Therapie zusammengestellt und in Plastikbehältern an die Patienten verteilt. So kam es zu teuren Doppelvorhaltungen, fehlender Nutzung von Ressourcen und nicht zuletzt auch zu Verlusten durch die begrenzte Haltbarkeit vieler Medikamente. Auch die Lagerung bestimmter Produkte im Kühlschrank war aufwendig und verbrauchte Energie.

Das neue Vorgehen entspricht einer deutlich besser abgestimmten Versorgung mit passender Dosierung (unit dose – safe medication in time). Heute erfolgt die Anordnung einer Medikation durch den Ärztlichen Dienst in der elektronischen Patientenakte und wird sofort an die Apotheke übermittelt. In der Apotheke wird die Verschreibung durch klinische Pharmazeuten überprüft und die Bestellung bearbeitet. Wenn der Artikel vorrätig ist, wird er durch einen Automaten kommissioniert und nach erneuter Kontrolle durch einen Apotheker bzw. die pharmazeutisch-technische Assistenz an die anfordernde Stelle entweder per automatischem Warentransport (s. dort) oder mit der Rohrpostanlage (s. dort) transportiert. Die Medikamente werden hierfür in biologisch abbaubare Transportsäckchen gepackt, die mit Patientendaten gekennzeichnet sind. Auf der Station werden die individuell verpackten Medikamente gegebenenfalls aufbereitet und schließlich durch den Pflegedienst verabreicht. Dies wird in der elektronischen Patientenakte dokumentiert (Abb. 4.2). Auch auf der Intensivstation wird entsprechend vorgegangen, wobei hier in Abhängigkeit von der Schwerpunktsetzung einzelner Bereiche bestimmte Medikamente auch peripher dauerhaft vorgehalten werden, insbesondere Infusionen und Notfallsets (Abb. 4.3).

Die Apotheke sorgt außerdem in Absprache mit den einzelnen Ambulanzen und der Zentralen Notaufnahme (ZNA) auch für die Versorgung mit standardisierten Medikamenten und Medikalprodukten sowie Notfallpräparaten, die vor Ort in den Schränken vorgehalten werden.

Durch dieses neue Vorgehen am UKE entfallen die eingangs erwähnten Probleme der Lagerung und Doppelvorhaltung von Präparaten an verschiedenen Stellen zugunsten einer gezielten und abgestimmten Medikation. Darüber hinaus ist der gesamte Medikationsprozess sicherer und deutlich weniger anfällig für Risiken wie Verwechslungen oder falsche Dosierung.

4.2.4 Perioperative Prozesse

In der ersten Etage des Neuen Klinikums befindet sich der Zentral-OP. Hier sind neben den Umkleidekabinen sowie den für die Sterilgutversorgung notwendigen Räumlichkeiten insgesamt 16 OP-Säle untergebracht. Diese Säle sind in 4 Gruppen zu jeweils 4 Sälen in unmittelbarer Nachbarschaft zueinander angeordnet. Durch diese Struktur wird eine gemeinsame Nutzung von räumlichen und materiellen Ressourcen ermöglicht, die zu Zeiten einer komplett dezentralen OP-Organisation nicht denkbar war. Räume für die Lagerung von großen Instrumenten wie Mikroskopen oder Endoskopen können so durch unterschiedliche Fachrichtungen interdisziplinär genutzt werden. Außerdem können OP-Säle nacheinander von fachlich verschiedenen Disziplinen belegt werden, auch gemeinsames Operieren von Vertretern aus Fachgebieten mit hoher Überschneidung (Unfallchirurgie und Wirbelsäulenchirurgie) wird besser ermöglicht.

Der Dreh- und Angelpunkt für den operativen Betrieb im Zentral-OP ist die „Perianesthetic Care Unit" (PACU), welche die anästhesiologische Vor- und Nachsorge der Patienten koordiniert. Hier arbeiten Ärzte und Pflegekräfte gemeinsam an insgesamt 35 Bettplätzen daran, Patienten vor dem Eingriff mit notwendigen Monitoring-Instrumenten und Zugängen zu versorgen. Nach der Operation werden die Patienten in der PACU überwacht und für eine Verlegung auf die Intensiv- bzw. Normalstation stabilisiert.

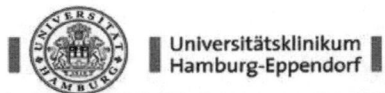

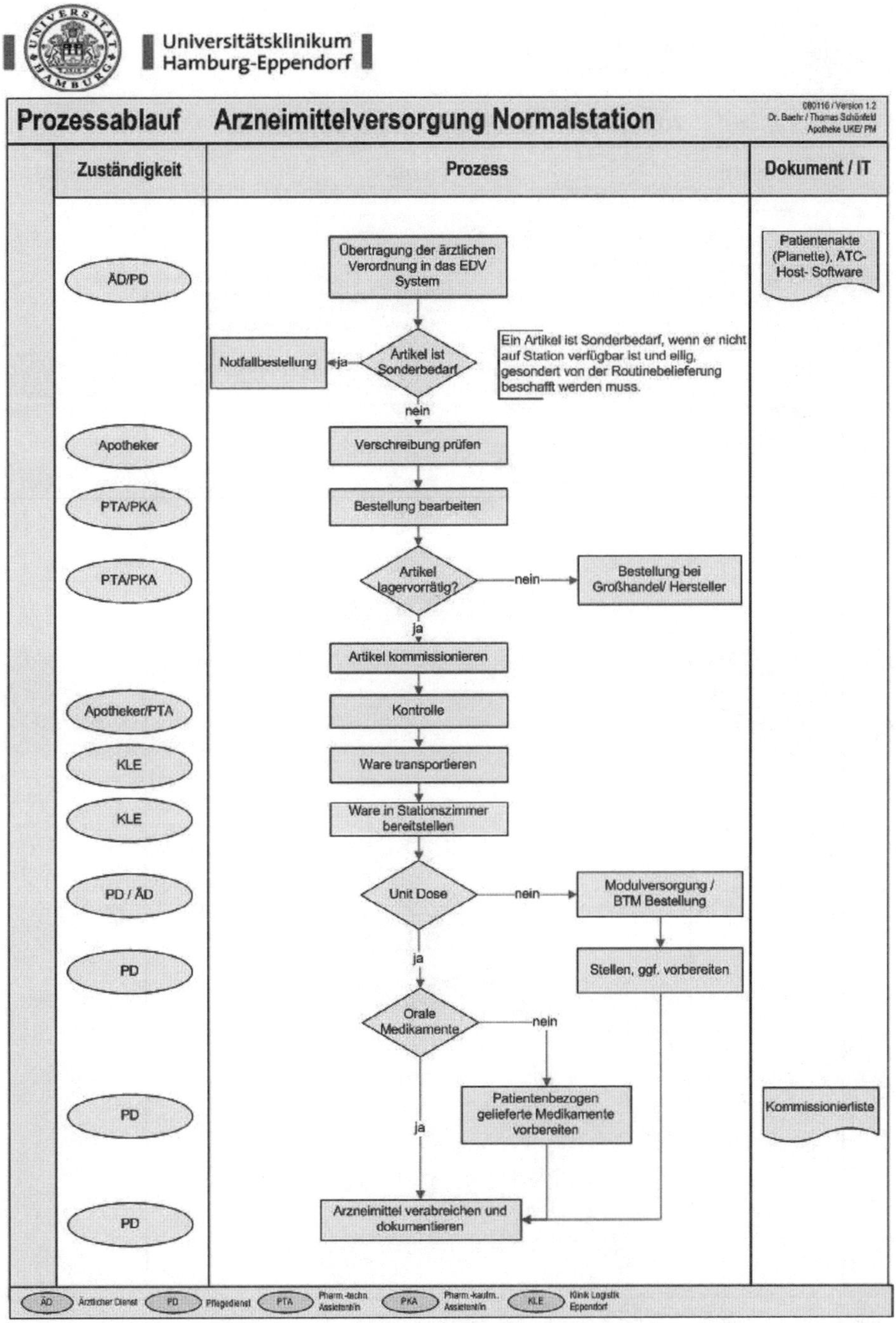
Universitätsklinikum
Hamburg-Eppendorf
Prozessablauf Arzneimittelversorgung Normalstation
080116 / Version 1.2
Dr. Baehr / Thomas Schönfeld
Apotheke UKE/ PM
Zuständigkeit
Prozess
Dokument / IT
ÄD/PD
Übertragung der ärztlichen Verordnung in das EDV System
Patientenakte (Planette), ATC-Host- Software
Notfallbestellung
ja
Artikel ist Sonderbedarf
Ein Artikel ist Sonderbedarf, wenn er nicht auf Station verfügbar ist und eilig, gesondert von der Routinebelieferung beschafft werden muss.
nein
Apotheker
Verschreibung prüfen
PTA/PKA
Bestellung bearbeiten
PTA/PKA
Artikel lagervorrätig?
nein
Bestellung bei Großhandel/ Hersteller
ja
Artikel kommissionieren
Apotheker/PTA
Kontrolle
KLE
Ware transportieren
KLE
Ware in Stationszimmer bereitstellen
PD / ÄD
Unit Dose
nein
Modulversorgung / BTM Bestellung
ja
PD
Stellen, ggf. vorbereiten
Orale Medikamente
nein
PD
Patientenbezogen gelieferte Medikamente vorbereiten
ja
Kommissionierliste
PD
Arzneimittel verabreichen und dokumentieren
ÄD Ärztlicher Dienst
PD Pflegedienst
PTA Pharm.-techn. Assistent/in
PKA Pharm.-kaufm. Assistent/in
KLE Klinik Logistik Eppendorf

Abb. 4.**2** Prozessablauf Arzeimittelversorgung Normalstation.

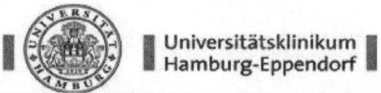

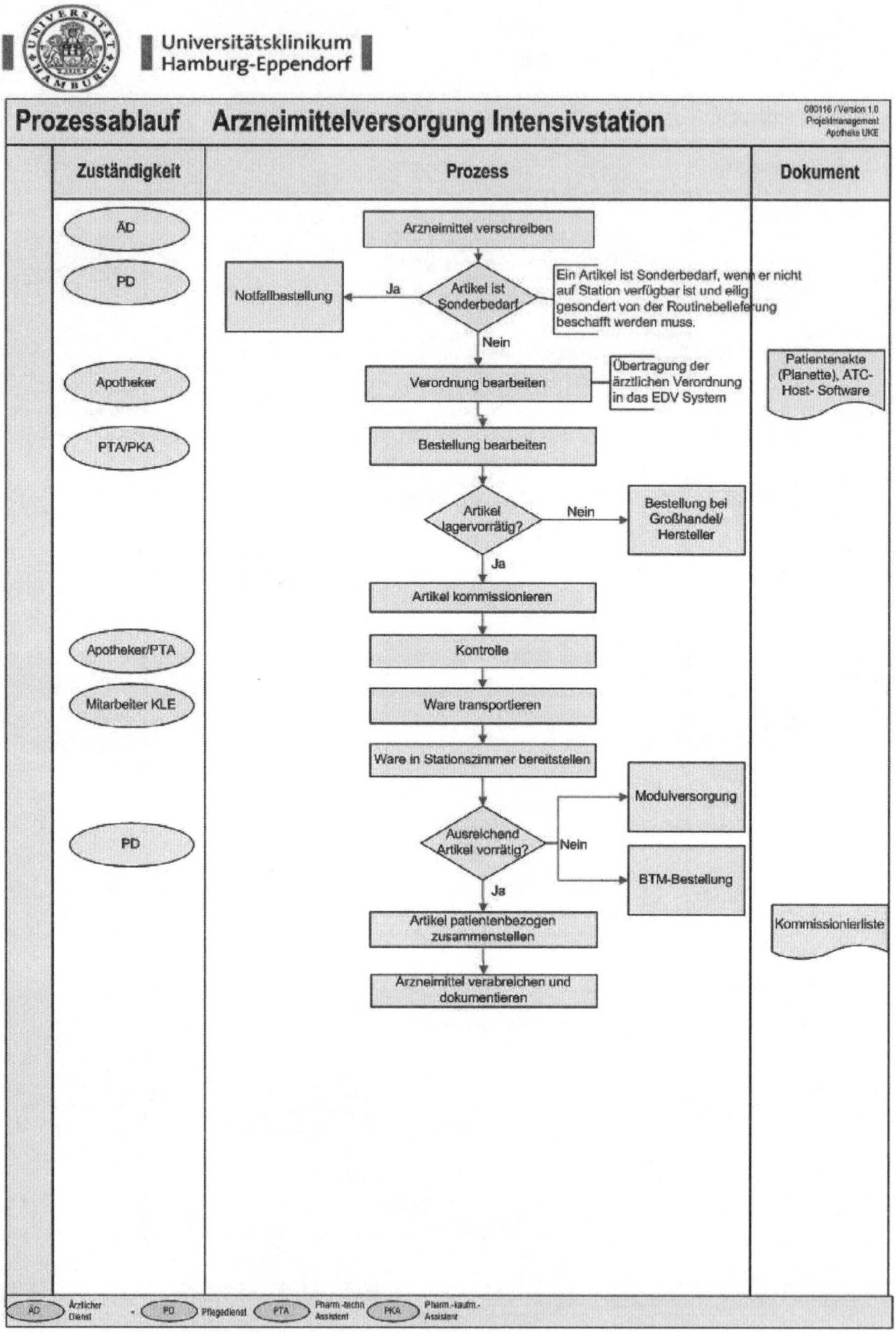

Universitätsklinikum Hamburg-Eppendorf

Prozessablaut   Arzneimittelversorgung Intensivstation

080116 / Version 1.0
Projektmanagement
Apotheke UKE

Zuständigkeit	Prozess	Dokument

ÄD

Arzneimittel verschreiben

PD

Notfallbestellung ← Ja ← Artikel ist Sonderbedarf

Ein Artikel ist Sonderbedarf, wenn er nicht auf Station verfügbar ist und eilig gesondert von der Routinebelieferung beschafft werden muss.

Nein

Apotheker

Verordnung bearbeiten → Übertragung der ärztlichen Verordnung in das EDV System

Patientenakte (Planette), ATC-Host- Software

PTA/PKA

Bestellung bearbeiten

Artikel lagervorrätig? → Nein → Bestellung bei Großhandel/ Hersteller

Ja

Artikel kommissionieren

Apotheker/PTA

Kontrolle

Mitarbeiter KLE

Ware transportieren

Ware in Stationszimmer bereitstellen

→ Modulversorgung

PD

Ausreichend Artikel vorrätig? → Nein

→ BTM-Bestellung

Ja

Artikel patientenbezogen zusammenstellen

Kommissionierliste

Arzneimittel verabreichen und dokumentieren

ÄD Ärztlicher Dienst · PD Pflegedienst PTA Pharm.-techn. Assistent PKA Pharm.-kaufm.- Assistent

Abb. 4.**3**   Prozessablauf Arzneimittelversorgung Intensivstation.

Die OP-Koordination der zentralen OP-Organisation bestellt die für den jeweiligen Tag zuerst geplanten Patienten morgens in den OP. Grundsätzlich werden Patienten mit komplexer anästhesiologischer Einleitung zuerst bestellt, um rechtzeitig vorbereitet zu werden. Die Patienten für den OP werden in der Schleuse vom Team der perioperativen Bereichseinheit von der Außenschiene auf den bereitstehenden OP-Tisch umgelagert und in den Einleitungsraum gefahren. Ein Einleitungssaal steht für jede der 4 Gruppen zur Verfügung. Dort erfolgt die anästhesiologische Vorbereitung mit Intubation und Monitoring und schließlich der Transport in den OP-Saal.

Ein verantwortlicher Operateur ist spätestens zur Freigabe der Anästhesie im OP-Saal anwesend, um bei Lagerung, Abwaschen und Abdecken zu helfen und die Operation zu beginnen. Die Mitarbeiter der OP-Pflege assistieren bei diesen Tätigkeiten und während des Eingriffs und überwachen die chirurgischen Instrumente.

Parallel zum Eingriff in OP-Saal richtet das Wechselteam die sterilen Tische für den folgenden Eingriff im Rüstraum der Sterilversorgung. Zeitgleich werden im Einleitungsraum bereits die Vorbereitungen für den nächsten Patienten getroffen.

Das Ende einer Operation wird rechtzeitig aus dem jeweiligen Saal mitgeteilt, damit ein Bett im Aufwachraum bzw. der Klinik für Intensivmedizin bereitgestellt werden kann.

Nach der Operation erfolgt die Extubation i.d.R. im OP-Saal, falls die Patienten nicht intubiert in die Klinik für Intensivmedizin verlegt werden. Kann ein Patient am Ende der OP nicht im Saal extubiert werden, erfolgt die Ausleitung in der Einleitungszone vor dem Saal oder – nach Rücksprache – in der PACU. Nach Extubation erfolgt die Umlagerung in das bereitgestellte Patientenbett.

Während der Verlegung des Patienten aus dem Operationssaal erfolgen die Saalreinigung nach Hygienerichtlinien sowie die Einbringung des vom anästhesiologischen Wechselteam vorbereiteten nächsten Patienten.

Die Patienten werden postoperativ in der PACU überwacht. Der zuständige Arzt bestimmt den Rücktransport zur Station bzw. in die Klinik für Intensivmedizin nach vorheriger Rücksprache mit den jeweiligen Kollegen der betroffenen Abteilung. Sämtliche Protokolle und ein Verlegungsbericht werden in der elektronischen Patientenakte dokumentiert und stehen somit den weiterbehandelnden Kollegen zur Verfügung.

Durch die Zentralisierung in der PACU und die Bündelung von anästhesiologischer Kapazität in Einleitungsräumen jeweils für eine 4er-Gruppe OP-Säle konnten die Wechselzeiten im Zentral-OP im Vergleich zu den vormaligen dezentralen OP-Einrichtungen am UKE deutlich verkürzt werden. Zusätzlich ist die Auslastung der OP-Säle durch die räumliche Nähe der verschiedenen Fachabteilungen und die interdisziplinäre Nutzbarkeit sämtlicher OP-Säle verbessert worden. Der damit verbundene optimierte Materialverbrauch, die reduzierte Vorhaltung teurer Ressourcen und die gezieltere Verwendung

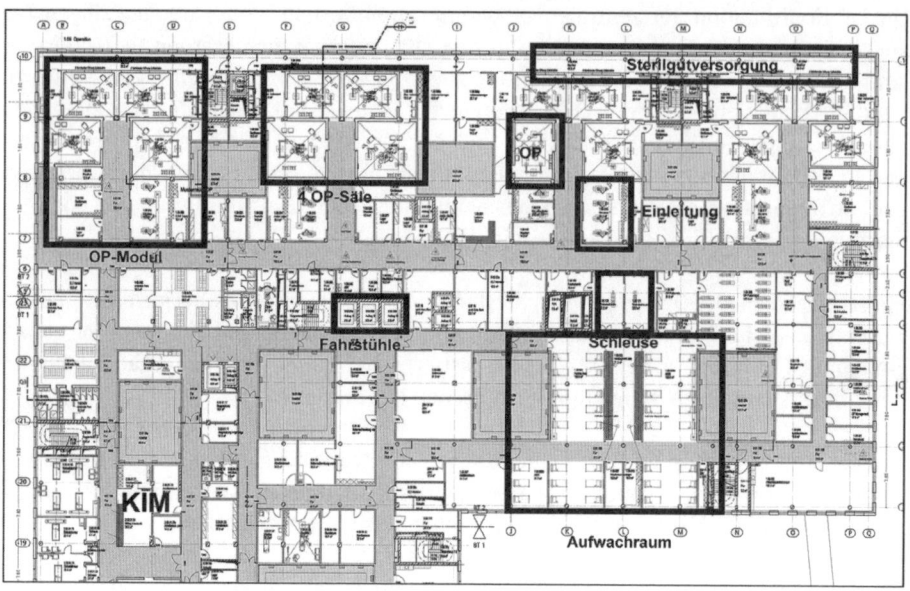

Abb. 4.**4**   Lageplan OP-Cluster.

von Sterilgut bedeuten für die aufgezeigten perioperativen Abläufe einen wesentlichen Schritt in Richtung einer nachhaltigen und ökologisch ausgewogenen Wirkung bei einer der wichtigsten Schnittstellen im Krankenhaus (Abb. 4.**4**).

Die Operationssäle und der Aufwachraum befinden sich im Nordturm des Neuen Klinikums in der ersten Etage. Insgesamt gibt es 16 Operationssäle, die in Modulen mit jeweils vier unterschiedlich großen Sälen angeordnet sind. Jeweils ein Modul hat einen Vorbereitungsraum für die anästhesiologische Einleitung mit Intubation der Patienten (KIM = Klinik für Intensivmedizin).

4.2.5   Versorgung von Notfallpatienten in der zentralen Notaufnahme

In der alten Struktur des UKE gab es räumlich getrennte Notfallaufnahmen für konservative und chirurgische Notfälle mit eigenen Mitarbeitern. Mitunter wurden Notfälle auch im Tagesgeschäft in den Ambulanzen der Einzelkliniken, z.B. in der Frauenheilkunde oder der HNO, behandelt. Insbesondere letzteres Vorgehen führte häufig zu Verzögerungen bei Terminen für elektiv einbestellte Patienten. Diese mussten wegen der Behandlung unvorhergesehener Notfälle lange warten oder sogar verschoben werden.

Im Neuen Klinikum am UKE gibt es heute eine zentrale Notaufnahme (ZNA), die baulich so dimensioniert ist, dass sämtliche Patienten, die ohne Termin oder direkte Einweisung vorstellig werden, hier behandelt werden können. Ausnahme bleiben pädiatrische Notfälle, die weiterhin in der Kinderklinik versorgt werden. Am Aufnahmetresen im Foyer der ZNA findet eine Sichtung der Patienten zur Beurteilung der Dringlichkeit der medizinischen Versorgung statt. Außerdem gehört zum Erstkontakt die Abklärung der Fachrichtung, die zur Behandlung hinzuzuziehen ist. Mitarbeiter des Case Managements in einem Büro direkt hinter dem Aufnahmetresen kümmern sich um die Datenerhebung und Registrierung aller ZNA-Patienten.

Die Pflegekräfte am Aufnahmetresen leiten die Patienten in den Wartebereich, das Ersteinschätzungszimmer oder direkt in ein Untersuchungs- und Behandlungszimmer (U/B-Zimmer) weiter. Im Falle eines angemeldeten oder unangemeldeten Patienten für den Schockraum erfolgt die sofortige Information des Schockraumteams vom Anmeldetresen.

Der Notfallkoordinator der ZNA sorgt für eine personell gesicherte und zeitnahe Versorgung sämtlicher Patienten der ZNA. Der Ärztliche Dienst der ZNA führt eine körperliche Untersuchung der Patienten im Sinne einer Triage durch und wird dabei ggf. durch den Pflegedienst unterstützt. Bei Bedarf veranlasst er weitere Untersuchungen in der ZNA bzw. in Funktionsabteilungen. Hierfür sind die Schockräume mit einer eigenen Röntgen- und Anästhesieanlage ausgerüstet. Eine weitere Röntgeneinrichtung mit Wandstativ, Bucky-Tisch und Mehrzeilen-Computertomografie ist zentral in der ZNA untergebracht. So können Patienten der ZNA zeitnah und ohne lange Transportwege unmittelbar einer radiologischen Diagnostik zugeführt werden. Die Blutentnahmen werden aus der ZNA mit der Rohrpost verschickt. Nach Festlegung einer Arbeitsdiagnose und Einleitung der Therapie folgt die Entscheidung zur Entlassung bzw. einer stationären Weiterbehandlung, ggf. mit Operation.

Die Patienten bzw. deren Angehörige (bei Schockraumpatienten) werden durch den behandelnden Arzt über die jeweilige Diagnose informiert. Ggf. erfolgt der Verweis an eine Ambulanz-Sprechstunde am UKE und die Empfehlung zur fachärztlichen Wiedervorstellung. Jeder Patient wird mit einem Arztbrief für den weiterbehandelnden Arzt aus der ZNA entlassen.

Der Ärztliche Dienst der ZNA entscheidet auch über die konservative oder operative stationäre Behandlung. Der ZNA-Pflegedienst informiert anschließend den ambulanten Anmeldebereich der weiterbehandelnden Abteilung und ggf. den Bettenkoordinator bzw. den OP-Koordinator bei dringlicher OP-Indikation. Schockraumpatienten werden nach Versorgung in der ZNA in den Zentral-OP bzw. die Klink für Intensivmedizin im Stockwerk direkt über der ZNA verlegt. Während der Pflegedienst den Transport aus der ZNA organisiert, erstellt der ZNA-Arzt den Verlegungsbericht für die Station. Zwischen 21.00 und 7.00 Uhr erfolgt die stationäre Aufnahme für Patienten der Normalstation ausschließlich in der Betteneinheit der ZNA. Diese Betten sind im Bettenplan des UKE der ZNA fest zugeordnet. Am Folgetag nach einer möglichen Aufnahme werden Patienten durch den Notfallkoordinator/Bettenmanager aus der Aufnahmeeinheit verlegt. Ein Zimmer für potenziell hoch infektiöse Patienten, das sowohl direkt von außen als auch vom Flur innerhalb des Gebäudes zugänglich ist, wird ebenfalls vorgehalten. Die Aufnahmestation der ZNA bedeutet für die Stationen außerhalb der Regeldienstzeit eine große Erleichterung sowie eine sinnvolle Ergänzung in der ZNA. So werden pflegerische wie ärztliche Mitarbeiter im Nachtdienst von pflegerischen Maßnahmen sowie aufwendigen Aufnahmeuntersuchungen im Nachtdienst befreit. Es besteht eine zentrale interdisziplinäre Unterbringung für Patienten, die stationär behandelt werden müssen.

Die Struktur der ZNA im Neuen Klinikum des UKE mit ihrem breiten Spektrum an Versorgungsmöglichkeiten entspricht durch ihre räumlich komplexe Infrastruktur und die definierten Prozesse den Anforderungen der dort tätigen Fachbereiche. Die dadurch möglich gewordene berufs- und fachgruppenübergreifende Interaktion erlaubt eine bessere Versorgung, Diagnostik und Therapie von Notfallpatienten. Aufwendige Wege zwischen Abteilungen für Konsiluntersuchungen, überhastete Verlegungen auf Station und ein damit verbundener Mehraufwand an Personal, Material und Energie wird unterbunden (Prozess: Abb. **4.5 – 4.7**).

4.3   Fazit und Ausblick

Durch eine detaillierte und sinnvolle Restrukturierung von personellen und räumlichen Ressourcen kommt es zu einer nachhaltigen Verbesserung der Abläufe im Krankenhaus. Dadurch entsteht eine verbesserte Versorgung von Patienten, v. a. durch eine neu zu etablierende interdisziplinäre Vernetzung zwischen Fach- und Berufsgruppen im ambulanten wie stationären Sektor. Die gezielte Interaktion führt hierbei im Sinne der Patienten zu einer ökologisch ausgewogenen Nutzung medizintechnischer Geräte, einem individuell angepassten Verbrauch von Medikamenten und verringertem Abfall. Dies gelingt nur durch eine holistische Sicht der Abläufe im medizinisch-pflegerisch-administrativen Sektor.

Allerdings gibt es auf dem Weg dorthin zahlreiche Barrieren, die überwunden werden müssen. Insbesondere im Krankenhauswesen bestehen gemeinhin große Widerstände, alte Strukturen zu hinterfragen und Neues auszuprobieren. Dinge, die in der Vergangenheit als richtig angesehen wurden, gelten oftmals als unumstößlich. Es fehlt gerade auf der Leitungsebene an der Bereitschaft, auf individuelle Vorteile zugunsten der Gemeinschaft zu verzichten. Auch der Blick über den fachlichen und beruflichen Horizont hinaus fehlt häufig, sodass Ideen zu einer interdisziplinären zentralen Notaufnahme mit eigener Führung oder einer fachübergreifenden Nutzung von Ambulanzräumen eher skeptisch begegnet werden.

Daher empfiehlt sich bei der Restrukturierung von Prozessen im Krankenhaus die frühe Einbindung von Prozessverantwortlichen aus den betroffenen Bereichen. Begleitet von vielfältigen kommunikativen Maßnahmen wie dem Aufruf, am Veränderungsmanagement aktiv teilzunehmen, müssen die neuen Prozesse transparent entworfen und entwickelt werden. Dabei ist darauf zu achten, dass Prozesse nicht in bauliche Strukturen

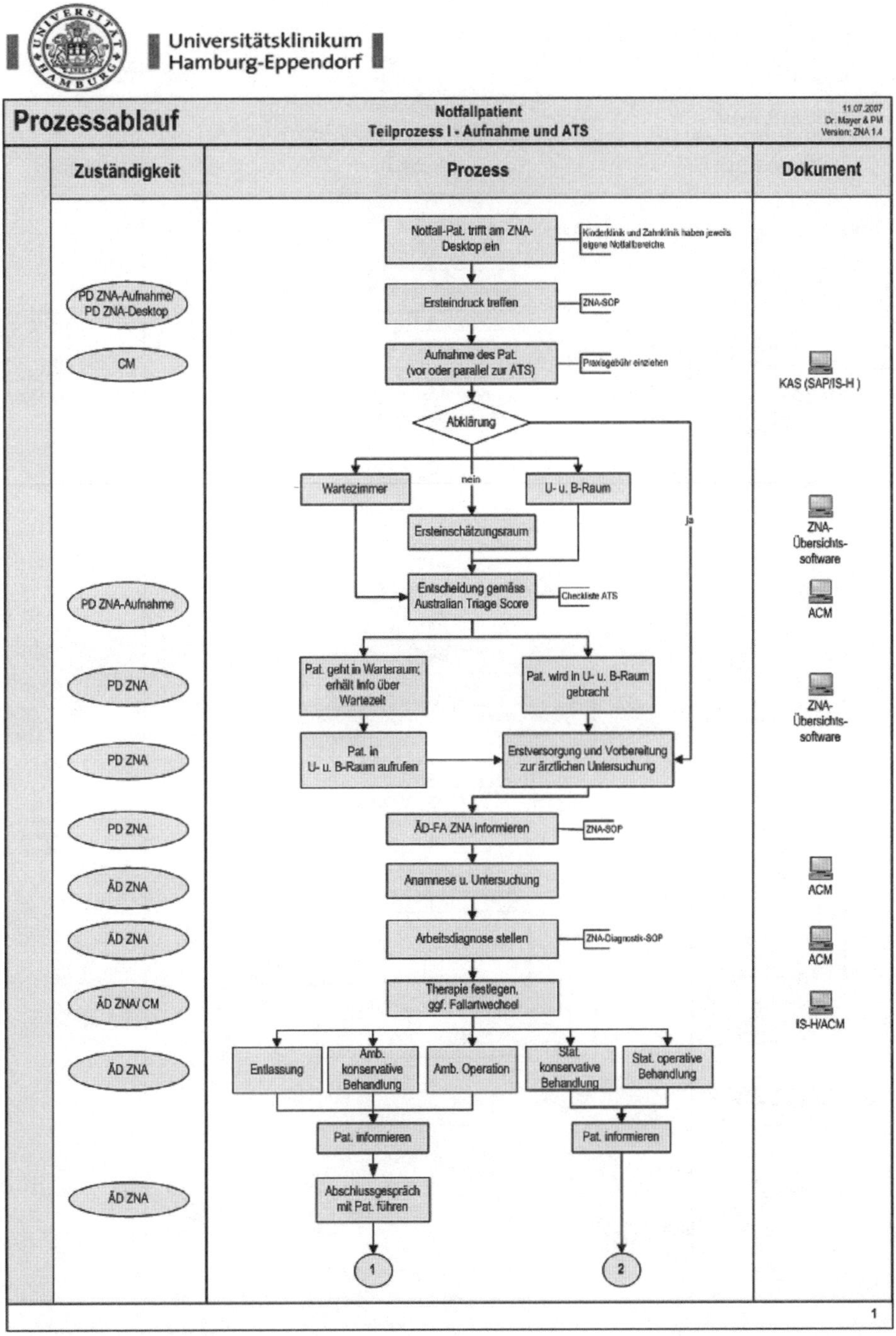

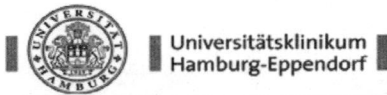

Abb. 4.5 Prozesse Notfallpatient Teil I.

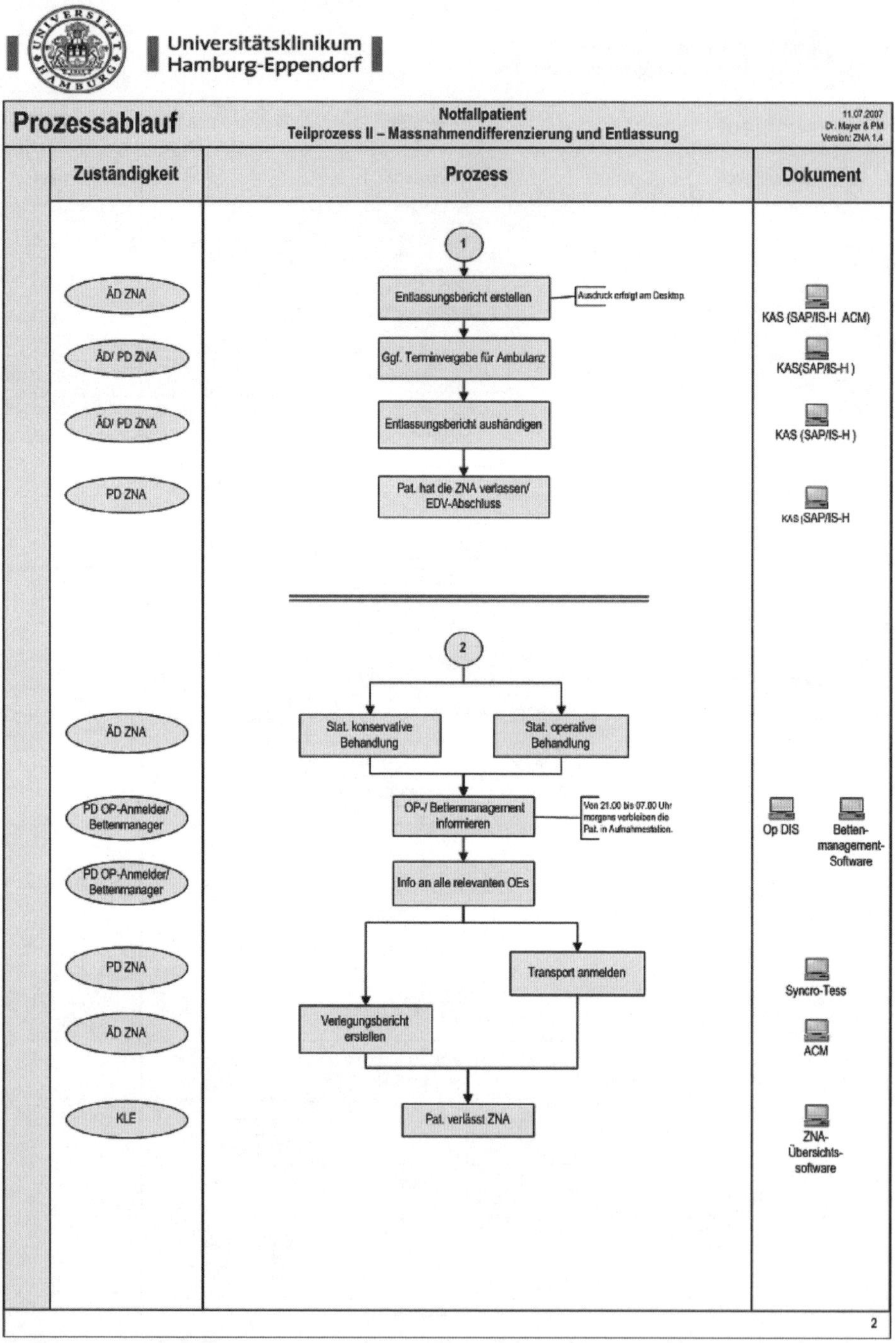

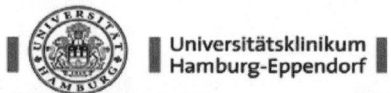

		11.07.2007
Prozessablauf	**Notfallpatient** **Teilprozess II – Massnahmendifferenzierung und Entlassung**	Dr. Mayer & PM Version: ZNA 1.4

Zuständigkeit	Prozess	Dokument
	①	
ÄD ZNA	Entlassungsbericht erstellen — Ausdruck erfolgt am Desktop.	KAS (SAP/IS-H ACM)
ÄD/ PD ZNA	Ggf. Terminvergabe für Ambulanz	KAS(SAP/IS-H)
ÄD/ PD ZNA	Entlassungsbericht aushändigen	KAS (SAP/IS-H)
PD ZNA	Pat. hat die ZNA verlassen/ EDV-Abschluss	KAS (SAP/IS-H
	②	
ÄD ZNA	Stat. konservative Behandlung Stat. operative Behandlung	
PD OP-Anmelder/ Bettenmanager	OP-/ Bettenmanagement informieren — Von 21.00 bis 07.00 Uhr morgens verbleiben die Pat. in Aufnahmestation.	Op DIS Betten-management-Software
PD OP-Anmelder/ Bettenmanager	Info an alle relevanten OEs	
PD ZNA	Transport anmelden	Syncro-Tess
ÄD ZNA	Verlegungsbericht erstellen	ACM
KLE	Pat. verlässt ZNA	ZNA-Übersichts-software

2

Abb. 4.**6**   Prozesse Notfallpatient Teil II.

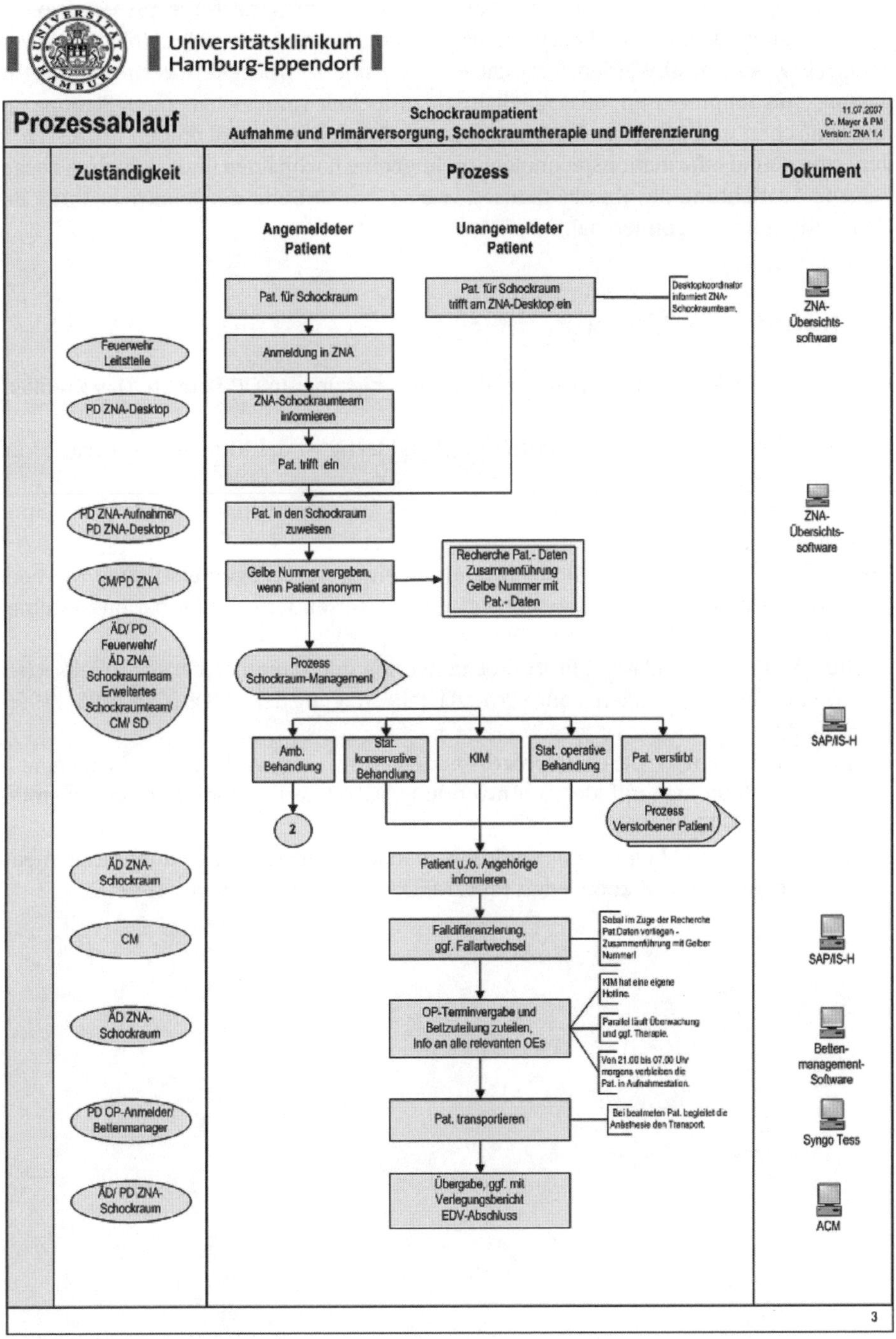

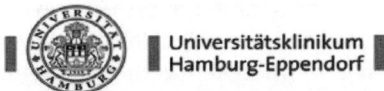

Universitätsklinikum Hamburg-Eppendorf

Prozessablauf	Schockraumpatient Aufnahme und Primärversorgung, Schockraumtherapie und Differenzierung	11.07.2007 Dr. Mayer & PM Version: ZNA 1.4
Zuständigkeit	**Prozess**	**Dokument**

Angemeldeter Patient / **Unangemeldeter Patient**

- Feuerwehr Leitstelle
- PD ZNA-Desktop
- PD ZNA-Aufnahme/ PD ZNA-Desktop
- CM/PD ZNA
- ÄD/ PD Feuerwehr/ ÄD ZNA Schockraumteam Erweitertes Schockraumteam/ CM/ SD
- ÄD ZNA-Schockraum
- CM
- ÄD ZNA-Schockraum
- PD OP-Anmelder/ Bettenmanager
- ÄD/ PD ZNA-Schockraum

Prozessschritte:
- Pat. für Schockraum
- Pat. für Schockraum trifft am ZNA-Desktop ein — Desktopkoordinator informiert ZNA-Schockraumteam.
- Anmeldung in ZNA
- ZNA-Schockraumteam informieren
- Pat. trifft ein
- Pat. in den Schockraum zuweisen
- Gelbe Nummer vergeben, wenn Patient anonym → Recherche Pat.-Daten Zusammenführung Gelbe Nummer mit Pat.-Daten
- Prozess Schockraum-Management
- Amb. Behandlung
- Stat. konservative Behandlung
- KIM
- Stat. operative Behandlung
- Pat. verstirbt → Prozess Verstorbener Patient
- (2)
- Patient u./o. Angehörige informieren
- Falldifferenzierung, ggf. Fallartwechsel
- OP-Terminvergabe und Bettzuteilung zuteilen, Info an alle relevanten OEs
- Pat. transportieren
- Übergabe, ggf. mit Verlegungsbericht EDV-Abschluss

Anmerkungen:
- Sobald im Zuge der Recherche Pat.Daten vorliegen - Zusammenführung mit Gelber Nummer!
- KIM hat eine eigene Hotline.
- Parallel läuft Überwachung und ggf. Therapie.
- Von 21.00 bis 07.00 Uhr morgens verbleiben die Pat. in Aufnahmestation.
- Bei beatmeten Pat. begleitet die Anästhesie den Transport.

Dokument-Spalte:
- ZNA-Übersichts-software
- ZNA-Übersichts-software
- SAP/IS-H
- SAP/IS-H
- Betten-management-Software
- Syngo Tess
- ACM

3

Abb. **4.7** Prozesse Schockraumpatient.

gepresst werden, sondern bestenfalls bauliche Anpassungen nach Prozessdefinition zu erfolgen haben. Dennoch sind auch Prozesse dynamisch und müssen sich bei Bedarf verändern bzw. angepasst werden. Statische Prozesse sind zum Scheitern verurteilt, die Anpassung von Sollprozessen muss möglich sein. Mit einer vorausschauenden Planung der medizinischen und pflegerischen Kernprozesse sowie den assistierenden Prozessen in der Logistik und Informationstechnologie gelingt eine nachhaltige und ökologisch ausgewogene Ausrichtung des Krankenhauses, wie sie am UKE mit der Inbetriebnahme des Neuen Klinikums begonnen hat.

Weiterführende Literatur

Bähr K, Ellinger K. Qualitätszirkel zur Ablaufoptimierung im OP-Bereich. Das Krankenhaus 1999; 91 (11): 707–716

Debatin JF, Eggert F, Gocke P, Herborn CU. ... und fertig ist das Klinikum. Stuttgart: kma Thieme; 2010

Masson J. Workflow-Management im Krankenhaus. Schaffhausen: IMAG Information Management AG; 2000

Penger O–S. Zur Entwicklung und Anwendung einer werkzeugunterstützten Methode für die Gestaltung von Prozessen und vorgangsorientierten Informationssystemen im Krankenhaus. Herzogenrath: Shaker-Verlag; 1997

Reichert M, Kuhn K, Dadam, P. Prozeßreengineering und -automatisierung in klinischen Anwendungsumgebungen. Bonn: Proc. 41. Jahrestagung der GMDS (GMDS'96); 1996: 219–223

Reichert M, Dadam P. Geschäftsprozessmodellierung und Workflow-Management – Konzepte, Systeme und deren Anwendung. GITO-Verlag, Industrie Management 2000; 16: 23–27

Stefanelli M et al. Building patient workflow management systems by integrating medical and organizational knowledge. Proc. MEDINFO'98, Seoul, August 1998: 28–32

5 Grünes Energiemanagement

F. Dzukowski

5.1 Einleitung

Das Energiemanagement steht zu Recht im Zentrum jeder grünen Agenda. Die Energie-Wertschöpfungskette beginnt bei der Gewinnung der Rohstoffe für die Energieerzeugung, beinhaltet die Prozesse für deren Umwandlung in Nutzenergie, umfasst die Verteilung und Steuerung der Energieströme durch die Energienetze und endet beim Verbrauch der Energie an der Abnahmestelle. Zentrale Aufgabe des Energiemanagements im Krankenhausbetrieb ist zunächst die Sicherstellung der Energieversorgung. Auch in einem Krankenhaus auftretende technische Anlagenstörungen dürfen im OP oder auf den Intensivstationen zu keinen Betriebs- oder Geräteausfällen führen. Entsprechend umfangreich sind zum Schutz der Patienten die gesetzlichen Bestimmungen und Normen, um die Energieversorgung mit redundanten Systemen zu jeder Zeit in einem Krankenhaus aufrechtzuerhalten.

Eine zweite zentrale Aufgabe des Energiemanagements ist die Verbrauchsreduktion. Jedes Krankenhaus mit einem 365-Tage-/24-Stunden-Betrieb und hochgradig technisierten Bereichen wie OP, Intensivstation und Laboren verbraucht viel Energie. So liegt der Energieverbrauch eines Krankenhauses etwa 2–3-mal höher als der in einem Bürogebäude vergleichbarer Größe. Entsprechend hoch ist das jährliche Energiebudget eines Krankenhauses. Es beträgt 2–3 Prozent des Gesamtumsatzes. Diese Zahl unterstreicht, dass es starke wirtschaftliche Gründe dafür gibt, dem Energiemanagement innerhalb eines Krankenhauses die Bedeutung zuzumessen, die es verdient.

5.2 Grünes Energiemanagement

Inwiefern unterscheidet sich nun „grünes" Energiemanagement von normalem Energiemanagement? Neben der grundlegenden Aufgabe, ein Klinikum bei höchster Versorgungssicherheit kostengünstig mit Energie zu versorgen, ist als zusätzliche Anforderung die Betrachtung der Nachhaltigkeit von entscheidender Bedeutung. Jede Entscheidung, die sich mit der Energieversorgung befasst, wird bezüglich ihrer Auswirkungen auf die Verwendung fossiler Brennstoffe und der Möglichkeit, Alternativen zu nutzen, hinterfragt. Um die dafür notwendigen Prozesse zu standardisieren, empfiehlt es sich, das Energiemanagement zur Nachhaltigkeit in Form eines Qualitätsmanagementsystems auf Basis der DIN ISO 16001 sicherzustellen. Das Krankenhaus ist ein Gesundheitsdienstleister. Zur Gesundheit gehört auch eine gesunde Umwelt. Es liegt deshalb nahe, dass eine konsequente Umweltorientierung auch bei der Energieversorgung eines Krankenhauses umgesetzt werden sollte. Im Energiemanagement laufen sämtliche Aktivitäten zur systemischen Betrachtung der Energieversorgung zusammen. Nur bei einer professionellen normkonformen Bündelung der Kompetenzen können die Ziele einer sicheren, effizienten und ökologisch orientierten Energieversorgung miteinander erreicht werden.

Es gilt, Energie kosten- und umweltorientiert zu beschaffen, in Nutzenergie umzuwandeln und an die Verbrauchsstellen zu verteilen. Die Erreichung dieses Zieles wird durch Umsetzung technischer Maßnahmen gewährleistet. Das Spektrum dieser Maßnahmen reicht von der einfachen Rohrisolierung bis zur vollständigen Planung zum Ersatz technischer Großanlagen wie Dampfkessel oder Blockheizkraftwerke.

Wesentliche Themen im grünen Energiemanagement sind:
- „Carbon Footprint" im Krankenhaus
- Energiemix – Reduktion des CO_2-Ausstoßes durch regenerative und CO_2-günstige Energien
- Flächeninanspruchnahme – Grundlagen zur effizienten Nutzung der Gebäude
- technischer Ausstattungsgrad – Maßnahmen zur Reduktion pro Anlagenart
- Anlagensteuerung/Gebäudeleittechnik (GLT) – Energieverbrauchsreduktion durch zentrale Optimierung der technischen Anlagen
- Verbrauchssteuerung – ökologisches Nutzerverhalten durch Information erreichen
- Energieeffizienz – gute Energieausnutzung

5.2.1 „Carbon Footprint" im Krankenhaus

Der zentrale Parameter zur Bewertung des grünen Energiemanagements ist der CO_2-Ausstoß. Im produzierenden Gewerbe ermittelt das Energiemanagement den „Carbon-Footprint", also den mit der Herstellung eines Produkts verbundenen CO_2-Ausstoß, um dessen ökologische Wirkung zu beurteilen. Ein Krankenhaus produziert Gesundheit. Hier werden Leistungen in Case-Mix-Punkten gemessen. Um eine Vergleichbarkeit zu ermöglichen, sollte die Betrachtung des „Carbon Footprint" auf einen Case-Mix-Punkt normiert werden. Dadurch wird eine Normierung bezogen auf Leistungszahlen wie Patienten-/Behandlungszahlen erreicht. Zur genaueren Beurteilung des CO_2-Ausstoßes im Zeitstrahl sind darüber hinaus Abweichungen vom Normjahr und der sogenannten Gradtagzahl bei den jährlichen Witterungsverhältnissen, die Flächenentwicklung sowie die Umsetzungsnotwendigkeit neuer gesetzlicher Vorschriften und Regulierungen zu berücksichtigen. So ist es aufgrund der in einem Neubau notwendig werdenden Umsetzung neuer Richtlinien – wie z. B. Normen mit Festlegungen für höhere Beleuchtungsstärken oder Klimatisierung – durchaus möglich, dass bei gleicher medizinischer Leistung, geringerer Flächen und besserer Energiebilanz der tatsächliche Energieverbrauch in einem Neubau höher als in alten Gebäuden ausfällt.

5.2.2 Energiemix

Jedes Energieversorgungsunternehmen (EVU), das Strom liefert, ist verpflichtet, den Energiemix – also die Zusammensetzung der gelieferten Energie samt Anteil der regenerativen Energiearten auszuweisen. Der Anteil der regenerativen Energie im verwendeten Strom ist durch Gestaltung der Lieferverträge beeinflussbar. Durch Auswahl eines EVU mit hohem Ökostromanteil wird die CO_2-Bilanz des Krankenhauses direkt verbessert. Bislang ist die Energieerzeugung aus regenerativen Energien mit Ausnahme der Wasserkraft deutlich teurer als die Energieerzeugung aus fossilen Brennstoffen (Tab. 5.1).

Die Gesamtenergieeffizienz eines Unternehmens wird durch die Energiebilanz der bei der Primärenergiegewinnung verwendeten Energieformen aufgrund unterschiedlicher CO_2-Ausstoßwerte direkt beeinflusst. Durch Umwandlungsverluste ist der CO_2-Ausstoß pro kWh Strom immer deutlich höher als bei allen anderen Energiearten. Dennoch lohnt ein Vergleich der verschiedenen Stromversorgungsunternehmen. Jeder Stromversorger weist ein anderes CO_2-Äquivalent für die Lieferung seines Stromes aus. Der Grund hierfür liegt im unterschiedlichen Energiemix der für die Stromerzeugung verwendeten Grundenergieformen – Gas, Kohle, Solarenergie, Wasserkraft, Windkraft, Atomenergie.

Nach interner oder externer Projektierung und Finanzierung können in einem Krankenhaus auch eigene Energieerzeugungsanlagen betrieben werden. Regelmäßig werden bereits Fotovoltaikanlagen zur Einspeisung von Solarstrom installiert. Trotz Subventionen liegt die Amortisationszeit allerdings immer noch bei deutlich über 10 Jahren.

Tabelle 5.1 Übersicht CO_2-Ausstoß verschiedener Energiearten (CO_2-Äquivalent in g/kWh).

Strom	514
Heizöl	266
Erdgas	203
Fernwärme	160
Brennholz	64
alternative Stromquellen	
BHKW	279
Solarenergie	69
Windkraft	12
Wasserkraft	5

Solarthermische Anlagen zur Erzeugung von heißem Wasser unterstützen die Heizungs- und/oder Brauchwarmwasserbereitung. Durch die CO_2-neutrale Nutzung der Sonnen- energie zum Heizen des Wassers reduziert sich der relative CO_2-Ausstoß der Klinik. Diese Anlagen haben deutlich kürzere Amortisationszeiten von lediglich 4–8 Jahren.

Ein nachwachsender Brennstoff, der auch in Kliniken an Bedeutung gewinnt, ist Holz in Form von Hackschnetzeln für Heizkraftanlagen. In diesen Heizanlagen werden die Holz- schnetzel über eine automatische Förderanlage dem Brenner zugeführt. Das geringe CO_2- Äquivalent von Holz (s. Tab. 5.1) im Vergleich zu fossilen Brennstoffen wie Gas und Kohle kann ebenfalls zu einer Verbesserung der CO_2-Bilanz des Krankenhauses beitragen.

Anlagen zur Gewinnung von Strom aus Windkraftanlagen werden aufgrund nicht aus- reichender Flächen im Krankenhaus die Ausnahme bleiben. Eine Alternative bietet die Beteiligung am Betrieb von Windkraftanlagen mit regionalen oder überregionalen Anla- genbetreibern oder der Strombezug von Windkraft-Energieversorgern, um auch hier die CO_2-Bilanz zu verbessern. Für Strom aus Wasserkraftanlagen gilt die gleiche Bewertung wie für den Windstrom – eigene Anlagen können nur bei entsprechender Lage realisiert werden, Beteiligungen an solchen Anlagen oder der Strombezug von Wasserkraftwerk- betreibern hingegen sind natürlich möglich.

Seitdem im Jahr 2008 der Gaspreis insbesondere in Relation zum Strompreis, aber auch im Vergleich zu den anderen Energieträgern deutlich kostengünstiger wurde, erleben Er- richtung und Betrieb gasbetriebener Blockheizkraftwerke (BHKW) eine Renaissance. In einem BHKW wird sowohl Wärme als auch elektrischer Strom erzeugt. Aufgrund des 24-Stunden-Betriebs wird die erzeugte elektrische Energie permanent abgenommen und die Anlage effizient ausgenutzt. Insbesondere Krankenhäuser, die durch den Betrieb von Bäderanlagen, Wäschereien oder Sterilisationsbereichen auch im Sommer einen Be- darf an Wärme haben, bieten hier ein gutes Einsatzfeld für BHKW zur Reduktion des CO_2-Ausstoßes über den neuen Energiemix.

5.2.3 Flächennutzung

Ein gutes Flächenmanagement steuert die optimale Flächennutzung und sichert höhere Energieeffizienz, weil weniger Fläche – und damit auch weniger Energie für Heizung, Lüftung und Beleuchtung – benötigt wird. Weitere Fixkosten wie z.B. für die Reinigung werden gleichzeitig reduziert. Jedes Bauvorhaben und jeder Umbau sollte daher durch eine betriebsorganisatorische Bewertung samt prozessorientierter Analyse der räum- lichen Bedarfe begleitet werden.

Ein professionelles Liegenschaftsmanagement kann erfolgreich dazu beitragen, dass vor- handene Flächen optimal genutzt werden. Insbesondere durch anlassbezogene Neube- wertungen der tatsächlichen Flächenbedarfe und die Suche nach Synergien mit anderen Bereichen kann die Flächennutzung erheblich effizienter gestaltet werden. In diesem Zusammenhang haben sich auch ökonomische Anreizsysteme bewährt. So führt bereits eine Verrechnung von Flächenbewirtschaftungskosten dazu, dass Abteilungen ihr inhärentes flächentechnisches Expansionsbestreben zugunsten eines Flächensparens aufgeben.

5.2.4 Technische Ausstattung

Der Energieverbrauch eines Gebäudes wird wesentlich durch dessen technischen Ausstattungsgrad bestimmt. Sämtliche technischen Einrichtungen verbrauchen Strom. Je mehr technische Gebäudeausstattung (TGA) existiert, umso höher ist prinzipiell der Verbrauch pro Quadratmeter. Daraus folgt, dass für die Steigerung der Energieeffizienz eines Gebäudes der technische Ausstattungsgrad auf das notwendige Minimum beschränkt werden sollte. Im Klinikbetrieb ist jedoch der Wunsch, den Energieverbrauch durch einen geringen technischen Ausstattungsgrad niedrig zu halten, nur eingeschränkt umsetzbar. Die Einhaltung technischer Normen und von Hygienevorschriften schreibt die Installation aufwendiger Klimatisierung in Sicherheitslaboren, OPs und Intensivstationen abhängig von der jeweiligen medizinischen Nutzung vor.

Auch die steigenden Komforterwartungen der Patienten laufen allen Bemühungen einer Reduktion des technischen Ausstattungsgrads zuwider. Ähnlich wie bei der zunehmend mit Klimaanlage ausgestatteten Zahl der PKWs wächst die Erwartung an die Krankenhäuser, auch im Hochsommer gekühlte Zimmer zu erleben.

In der folgenden Abb. 5.1 werden Gebäude mit hohem technischen Ausstattungsgrad in Bezug auf ihren spezifischen Energieverbrauch dargestellt.

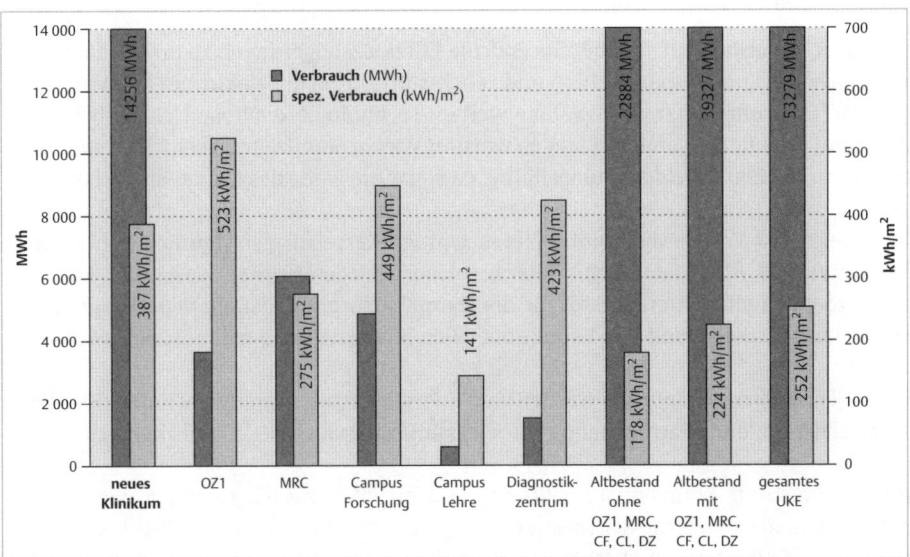

Abb. 5.1 Stromverbräuche UKE-Gebäude im Vergleich zur gesamten Liegenschaft.

Entscheidend für eine effiziente technische und damit auch energietechnische Ausstattung ist die eindeutige Spezifizierung der medizinischen Nutzung bereits in der frühesten Planungsphase. Wird in jedem Eingriffsraum die technische Möglichkeit für die invasivsten Eingriffe etabliert, so wird sowohl die lüftungstechnische als auch die elektrotechnische Ausstattung zu Verbrauch auf höchstem Niveau führen. Eine funktionsbezogene Zuweisung von Räumen hat zur Folge, dass die TGA-Ausstattung in angepasster Dimensionierung installiert wird. Eine solche Planung wird den Verbrauch – allerdings zulasten der Flexibilität – senken.

Für die OPs, für die eine maximale Variabilität bei der Nutzung der Räume erreicht werden soll, besteht die Möglichkeit, multifunktionale Bedientableaus zu installieren. Über diese Tableaus werden programmierte Betriebsszenarien abgerufen und Luftwechselraten und Raumtemperaturen der jeweiligen Nutzung angepasst. An dieser Stelle muss das OP-Personal ausreichend geschult und bereit sein, das Wissen zugunsten energieoptimierter Betriebsprogramme auch einzusetzen.

Bei der Beauftragung von TGA-Planungsleistungen sollte prinzipiell eine klare vertragliche Verpflichtung zur Berücksichtigung des Ressourcenschutzes vereinbart werden.

Jede technische Anlage muss mit dem Ziel ausgelegt werden, dass die geringstmögliche Energie zur Erreichung der geforderten Raumbedingungen verwendet wird. Aufgrund der Anforderungen aus der Energieeinsparverordnung (EnEV) ist jeder TGA-Planer gefordert, die Anlagen diesbezüglich zu optimieren. So kommen bei Klimaanlagen mittlerweile regelmäßig hocheffiziente Wärmerückgewinnungssysteme zum Einsatz, die je nach Jahreszeit Wärme- oder Kühlenergie aus der Abluft an die Zuluft übertragen.

Im Beleuchtungsbereich sind bereits enorme Effizienzsteigerungen zu erreichen, indem ausschließlich Energiesparleuchten und Leuchtstoffröhren mit elektronischen Vorschaltgeräten (EVG) eingesetzt werden. Eine weitere Technologie, die hohe Lichtausbeute mit geringem Energieaufwand und langen wartungsfreien Standzeiten verspricht, sind LED-Leuchten. Die Einsatzfelder sind vielfältig, da sogar die Farbe des Lichtes steuerbar ist.

Im Bereich der Wärmeversorgung bieten heutige Kesselanlagen deutlich höhere Wirkungsgrade als Altanlagen. Beim Tausch solcher Anlagen werden wesentlich kleinere, aber erheblich effizientere Kessel für die Dampfversorgung installiert und regelmäßig Energieeinsparungen und CO_2-Reduktionen von 20 Prozent und mehr erreicht (Abb. 5.**2**).

Für die Fernwärmeversorgung werden vom Energieversorgungsunternehmen (EVU) Anschlussleistung und Wärmeenergie (Arbeit) zur Verfügung gestellt und abgerechnet.

Jedes so versorgte Krankenhaus sollte die gelieferte Wärmeenergie so gut wie möglich nutzen, also die gelieferte Wärmeenergie bestmöglich abnehmen. Das EVU liefert Heizwasser mit Temperaturen oberhalb des Siedepunkts und erhält im Rücklauf abgekühltes Wasser zurück. Ziel des wärmenutzenden Krankenhauses ist es, über effiziente Wärme-

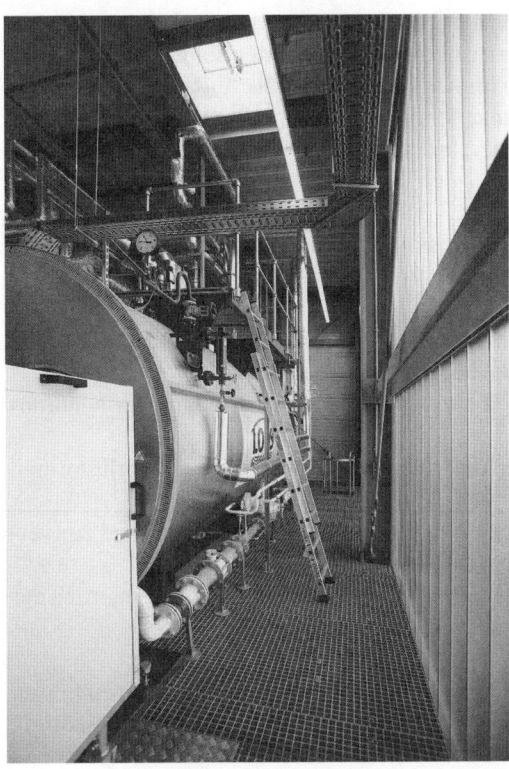

Abb. 5.2 Dampfkessel UKE.

tauscher eine größtmögliche Temperaturdifferenz und eine kleinstmögliche Heißwassermenge abzunehmen. Wenn dies gelingt, ist die Wärmeversorgung ressourcenschonend und kostengünstig.

Die Energieeffizienz von Klimaanlagen muss in sämtlichen Anlagenteilen sichergestellt werden. Um die Temperatur in einem Raum zu reduzieren, wird über eine Klimaanlage gekühlte und gefilterte Luft geblasen. Jeder Anlagenteil verbraucht Energie in Form von elektrischem Strom. Je weniger Energie in jedem Anlagenteil verwendet wird, desto energieeffizienter ist die Gesamtanlage.

Zunächst ist darauf zu achten, dass die Anlage mit optimierten Betriebsparametern (Temperatur und Laufzeit) gefahren wird. Der Optimierung sind allerdings Grenzen gesetzt, wenn Rahmenbedingungen nicht anzupassen sind. Je weiter in großen Gebäuden der Ort, an dem die gekühlte Luft erzeugt wird (Lüftungszentrale – meist im Keller oder auf dem Dach), vom Ort des Verbrauchs (OP) entfernt ist, umso höher sind die Verluste und umso geringer ist die Effizienz der Anlage. Dieser Zusammenhang sollte bei der Planung neuer Krankenhäuser unbedingt berücksichtigt werden.

Die Effizienz einer Klimaanlage wird weiter gesteigert, wenn die Energien aus Zuluft oder Abluft gewonnen werden. Im Sommerbetrieb wird daher der Abluft, die trotz Temperaturanstieg durch die Nutzung noch immer kühler ist als die Außenluft, über einen Wärmetauscher Kühlenergie entzogen und der Zuluft zugeführt. Im Winterbetrieb wird der Prozess umgekehrt und die Wärmeenergie der Abluft zur Vorwärmung der Zuluft genutzt.

Zur Optimierung der Nachkühlung empfiehlt sich eine wasserbasierte Befeuchtung der Rückkühler.

Weitere Einsparungen sind durch den Einsatz moderner Anlagen realisierbar. Allerdings entstehen bei der Beschaffung erst einmal höhere Investitionskosten für
- Leichtlaufventilatoren ohne Keilriemen zur reibungsarmen Verteilung der konditionierten Luft,
- hocheffiziente mehrstufige Verdichter mit aufwendiger Steuerung zur verlustarmen Wandlung von Strom in Kälte,
- hocheffiziente Wärmetauschersysteme mit wenig Luftströmungswiderstand zur verlustarmen Übertragung der Wärme- bzw. Kälteenergie,
- Isolation der Kanäle und hohe Rohrdichtigkeit bei der Verteilung zur Minimierung der Leckraten und Reduktion der Temperaturveränderung

im Vergleich zu Standardinstallationen. Die substanziellen Energieeinsparungen führen allerdings bereits in kurzer Zeit zu einer Amortisation der höheren Anschaffungskosten.

Um eine Kreditaufnahme für hohe Investitionskosten für große technische Einrichtungen in der Energieversorgungskette (BHKW, Heiz-/Dampfkessel etc.) zu umgehen, gibt es zur Umsetzung der Energiesparmaßnahme Contracting-Modelle, bei denen die Energieeinsparungen unter Beteiligung eines Contracting-Partners für die Finanzierung genutzt werden. Je höher der Effizienzunterschied zwischen Alt- und Neuanlage, umso schneller ist die Investition abbezahlt.

5.2.5 Anlagensteuerung – Gebäudeleittechnik (GLT)

In großen Gebäuden und Liegenschaften werden technische Anlagen nicht nur durch Bedienelemente, die sich direkt an der Anlage befinden, sondern vor allem zentral über das digitale Netz der Gebäudeleittechnik (GLT) gesteuert. Die hier wirkenden Steuerungsprogramme stellen durch entsprechende Einstellungen gute Raumbedingungen her. Diese zentralen Steuerungsanlagen ermöglichen zusätzlich das frühe Erkennen von Störungen, indem das Überschreiten eingestellter Grenzwerte zur Alarmierung führt. In der Folge werden entweder Einstellungen geändert, fehlerhafte Anlagenteile per Fernzugriff ausgeschaltet und/oder Techniker zur Behebung der Ursache zur Anlage geschickt.

Die zentrale Steuerung von großen technischen Anlagen über die Gebäudeleittechnik bietet auch die Möglichkeit zur Reduktion des Energiebedarfs durch Änderung der Betriebsparameter. Gute Einflussmöglichkeiten existieren durch Absenkung von Heizungstemperaturen im Nachtbetrieb, Begrenzung der Betriebszeiten sowie die permanente Justierung von Vor- und Rücklauftemperaturen der zentralen Wärme- und Kälteversorgungsnetze. Weitere Einsparungen werden durch intelligente Steuerung der Anpassung von Raumtemperaturen an Außentemperaturschwankungen erreicht.

Die Vermeidung von elektrischen Lastspitzen durch gleichzeitigen Betrieb elektrischer Geräte am frühen Morgen und mittags kann ebenfalls durch die GLT gesteuert werden, indem größere Stromverbraucher zeitweise abgeschaltet werden. Die gleichmäßigere Verteilung der Stromabnahme führt zu besseren Konditionen bei den EVU, da der Leistungsanteil (entspricht der höchsten elektrischen Last[spitze]) abgerechnet wird.

5.2.6 Verbrauchssteuerung

Gutes Energiemanagement zeichnet sich durch ein permanentes Controlling des Verbrauchs aller Energiearten gepaart mit einer Analyse der Verbrauchsänderungen aus. Um die Reduktion des CO_2-Ausstoßes zu maximieren, müssen Tageslastgänge optimiert und die Energieverteilung an jahreszeitenbezogene Energieanforderungen angepasst werden. Ganz entscheidend für eine gezielte Verbrauchssteuerung ist der Aufbau einer detaillierten Sensorik. Der Energieverbrauch wird nicht nur zentral, sondern auch in der Peripherie auf Basis eines Mess- und Zählkonzepts über Verbrauchszähler an allen wesentlichen Abnahmestellen erfasst und über die GLT zentral administriert. Durch die automatische Alarmierung nach Überschreitung von Grenzwerten ist sichergestellt, dass Fehlsteuerungen rasch identifiziert werden und zeitnah Gegenmaßnahmen ergriffen werden können.

Ein weiterer wesentlicher Baustein zur Verbesserung der Energiebilanz ist die Verbrauchssteuerung durch Änderung des Nutzerverhaltens. Um Ressourcen zu schonen, muss jeder Mitarbeiter des Klinikums in diese Bemühungen einbezogen werden. Die Energieeffizienz steigt durch die Identifizierung und anschließende Vermeidung unnötigen Verbrauchs, also der Energieverschwendung. Diese entsteht zum Beispiel beim Beleuchten ungenutzter Räume. Sobald jeder Mitarbeiter in seinem Wirkungsbereich Energieverschwendung reduziert, wird der Gesamtverbrauch erheblich reduziert.

Die Motivation der Mitarbeiter zur Beteiligung an den Energiesparmaßnahmen gelingt, indem Analogien zum energieverbrauchsorientierten Verhalten in den eigenen vier Wänden gezogen werden – denn zu Hause funktioniert das Energiesparen meistens schon sehr gut!

Energiesparendes Verhalten bedeutet:
- Licht wird beim Verlassen des Raumes ausgeschaltet.
- Im Winter wird wie zu Hause nur stoßgelüftet, während das Thermostatventil ausgeschaltet ist.
- Aufzugsfahrten werden vermieden, indem die Treppenhäuser genutzt werden.
- Geräte werden zum Feierabend über eine schaltbare Steckerleiste ausgeschaltet.

Die Aufforderung zum Energiesparen erfolgt über Newsletter, Aktionstage und Faltblätter.

Die regelmäßige Erinnerung fördert das Umdenken und stellt das Mitmachen sicher (Abb. 5.**3a, b**).

5.2.7 Energieeffizienz

Energieeffizienz ist das Erreichen eines möglichst ausgewogenen Verhältnisses zwischen gewünschtem Nutzen und der dafür aufgewendeten Energie. Um eine hohe Energieeffizienz zu erreichen, sind alle Prozesse von der Energiegewinnung über die Energiewandlung bis hin zu deren Verwendung zu optimieren. Je weniger Energie man zur Erreichung eines Zweckes benötigt, desto besser – also effizienter – ist die Energieverwendung.

Die gesetzlichen Anforderungen und die bautechnischen Möglichkeiten zur Realisierung eines energieeffizienten Gebäudes sind permanent gestiegen. Motor für diese Entwicklung sind die exorbitanten Preissteigerungen auf dem Energiemarkt, die gestiegene Bedeutung ökologischer Themen in der öffentlichen Wahrnehmung und das Wissen um die Endlichkeit der fossilen Brennstoffe.

Für jedes Krankenhaus gelten und helfen Gesetze, Verordnungen und Richtlinien bei der angemessenen Nutzung von Energie. Im nationalen Recht bilden das Energieeinspargesetz (EnEG) und die Energieeinsparverordnung (EnEV) die Grundlage, die auf die Verbesserung der energetischen Eigenschaften des Klinikgebäudes zielt. Der erwirkte geringere Energieverbrauch führt direkt zu einer verbesserten Energieeffizienz. Dabei stellt die Energieeinsparverordnung in § 4 Anforderungen an Nichtwohngebäude bezüglich ihrer Energieeffizienz. Als Maßstab für die Energieeffizienz wird der Jahres-Primärenergiebedarf eines Gebäudes bewertet. Er ist abhängig vom Wärmeschutz der Gebäudehülle und dem technischen Ausstattungsgrad (Abb. 5.**4**).

Gebäude unterscheiden sich bezüglich ihrer Energieeffizienz erheblich. Die Ergebnisse der energetischen Bewertung eines Gebäudes sind am Energieausweis ablesbar. Dieses am Eingang eines Gebäudes auszuhängende Dokument stellt – ähnlich den Energie-Effizienzklassen von Konsumprodukten wie Kühlschränken – die Energieeffizienz eines Gebäudes im Vergleich zum Durchschnitt vergleichbarer Gebäude dar. Die Basis für den Energiepass bildet die Vornorm DIN V 18599 „Energetische Bewertung von Gebäuden".

Green Agenda im UKE

Richtiges Lüften

Zum Lüften sollten die Fenster während der Heizperiode nur wenige Minuten mehrmals täglich geöffnet werden. Stellen Sie dabei das Thermostatventil auf *Frostschutz. Beim Lüften legt sich ein Kaltluftschleier über das Thermostatventil. Nach dem Lüften stellen sie das Thermostatventil bitte wieder auf maximal 2,5.

Stoßlüften spart 15 % Energie!

Beim Verlassen der Räume am Abend sollte Stufe 1,5 gewählt werden, da sonst der Raum nicht mehr genügend beheizt wird. Wird ein Raum – zum Beispiel urlaubsbedingt – länger als 4 Tage nicht genutzt, sollte Stufe 1 gewählt werden.

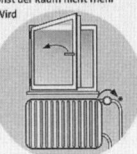

Weitere Energiesparmaßnahmen[1]

Was sollten Sie noch beachten?

Bei Aufenthalt im Raum:
- Zum Lüften: Thermostatventile auf *Frostschutz stellen
- Nach dem Lüften: Fenster schließen und Thermostatventile wieder auf max. 2,5 aufdrehen
- Beleuchtung ausschalten bei ausreichend Tageslicht

Bei Verlassen des Raumes:
- Fenster schließen, auch Oberlichter
- Thermostatventile auf 1,5 der Skala drehen
- Computer herunterfahren
- Computermonitore ausschalten
- Beleuchtung ausschalten
- Türen schließen

[1] Auf den Intranet-Seiten der KFE (http://www.uke.uni-hamburg.de/zentrale-dienste/kfe/) finden Sie unter „Energie" weitere wichtige Tipps, wie Sie Energie sparen und die Umwelt schonen.

Vielen Dank für Ihren Beitrag zum Klimaschutz!

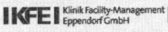

IKFEI Klinik Facility-Management Eppendorf GmbH

Ein Unternehmen des UKE

Martinistraße 52 | 20246 Hamburg
Tel.: 040 74 10 - 562 53 | Fax: 040 74 10 - 562 52
Email: office@uke-kfe.de

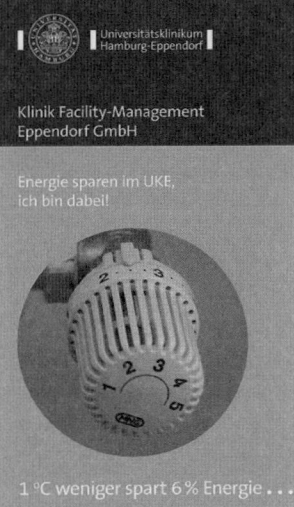

Universitätsklinikum Hamburg-Eppendorf

Klinik Facility-Management Eppendorf GmbH

Energie sparen im UKE, ich bin dabei!

1 °C weniger spart 6 % Energie . . .

Weniger Energieverbrauch schont die Umwelt, für uns und unsere Kinder!

Green Agenda im UKE

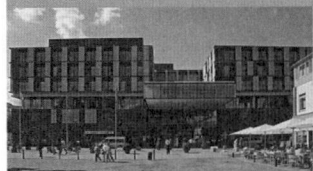

Energie sparen im UKE – ich bin dabei!

Das Universitätsklinikum Hamburg-Eppendorf hat sich zum Ziel gesetzt, Energieressourcen schonend einzusetzen und unnötige Energieverwendung zu vermeiden. Daher hat das UKE gemeinsam mit der KFE Klinik Facility-Management Eppendorf GmbH und deren 100%iger Tochtergesellschaft KFE Energie GmbH energiesparende Maßnahmen in den Gebäuden umgesetzt und wird auch zukünftig mit diesen Maßnahmen fortfahren.

Ihre Mitarbeit ist ein weiterer wichtiger Beitrag zum Erfolg. Mit diesem Faltblatt erhalten Sie praktische Hinweise für das richtige Heizen und Lüften. Die zentrale Wärmeversorgung des UKE erfolgt bereits sehr effizient über einen Fernwärmeanschluss. Die zentralen Heizungsanlagen werden bedarfsorientiert und optimiert über die zentrale Gebäudeleittechnik gesteuert. Das UKE verbraucht jährlich etwa 21 % der Energiekosten für das Heizen. Das sind 62.000 MWh, bei denen der Verwendung 9.920 Tonnen CO_2 produziert werden.

Helfen Sie mit Energie zu sparen und Energieverschwendung zu vermeiden.

Das Thermostatventil

Mit dem Thermostatventil können Sie die Raumtemperatur regulieren, den Wärmeverbrauch in den Räumlichkeiten selbst beeinflussen und mögliche Einsparpotenziale nutzen. Sie sind überwiegend direkt an den Heizkörpern montiert. Damit Sie das Thermostatventil richtig zum Energiesparen nutzen können, erhalten Sie in diesem Faltblatt Erläuterungen und Anregungen zum Umgang sowie Ansprechpartner und weiterführende Hinweise.

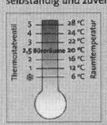

Angenehme Raumtemperaturen

Während des Heizbetriebes sorgt das Thermostatventil selbständig und zuverlässig für eine konstante Raumtemperatur. Die Einstellung der Thermostatventile entsprechen dabei bei einer Skala von 1 bis 5 den Raumtemperaturen von 12 °C bis 28 °C (siehe Abbildung). Für Büroräume ist eine Raumtemperatur von 20 °C vorgesehen. Überprüfen Sie die Raumtemperatur in Ihrem Büro. Jedes Grad Raumtemperatur weniger schont die Umwelt und spart 6 % Energie!

NIE STUFE 5! – Übrigens besteht in der Aufheizgeschwindigkeit eines Raumes kein Unterschied, wenn Sie das Thermostatventil auf Stufe 2,5 oder auf Stufe 5 stellen. Der Raum wird gleich schnell warm. Jedoch besteht bei einem Anheizen auf Stufe 5 die Gefahr der Raumüberhitzung und somit der Energieverschwendung.

Fremdwärme im Raum

Das Thermostatventil erfasst auch Fremdwärme, die durch Sonneneinstrahlung, elektrische Lichtquellen, Computer oder ähnliches im Raum entsteht. Das Thermostatventil berücksichtigt diese zusätzliche Wärme und verringert dementsprechend die Heizleistung des Heizkörpers. Bei starkem Fremdwärmeeinfluss wird der Heizkörper nur noch teilweise erwärmt oder kühlt sogar völlig ab. Dadurch sollten Sie sich aber nicht irritieren lassen, denn ein Blick auf das Thermometer beweist, dass die Raumtemperatur konstant geblieben ist. Bei sinkendem Fremdwärmeeinfluss erhöht sich die Wärmezufuhr zum Heizkörper automatisch.

Freie Heizkörper

Vorgestellte Möbel verhindern eine gleichmäßige Verteilung der Heizwärme im Raum und sorgen für einen Wärmestau am Heizkörper, so dass die Heizleistung automatisch gedrosselt wird, weil es vermeintlich warm genug ist.

Vermeiden Sie das Zustellen von Heizkörpern!
Freie Heizkörper sparen 8 % Energie und erhöhen die Behaglichkeit!

Abb. 5.**3 a, b** Energiesparflyer UKE.

Was können Sie tun? [1]

- **Die einfachste Möglichkeit: Öfter mal abschalten!**
  Benutzen Sie den Ausschalter für alle Geräte, die nicht ständig benötigt werden.
  Bei Pausen ab 20 Minuten sollten Sie wenigstens den PC – Monitor abschalten.

- **Benutzen Sie eine Mehrfachsteckdose mit Ausschalter beim Ausschalten zum Feierabend.** [2]

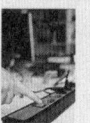

  Damit können Sie mehrere Geräte und Netzteile gleichzeitig vom Netz trennen, so dass Sie nur noch einen Ausschalter bedienen müssen. [2]
  Sie erhalten diese Mehrfachsteckdosen im Technischen Lager der KFE, Geb. W41.

- **Aktivieren Sie bei ihrem PC und Monitor die Energiesparfunktionen.**

- **Nutzen Sie Thermoskannen, wenn Sie größere Mengen Kaffee warm halten wollen.**
  Die Warmhalteplatte der Kaffeemaschine verbraucht in zwei Stunden Warmhaltezeit mindestens genau so viel Strom, wie zum Kaffeekochen selbst benötigt wird.

[1] Auf den Intranet-Seiten der KFE (http://www.uke.uni-hamburg.de/zentrale-dienste/kfe/) finden Sie unter „Energie" weitere wichtige Tipps, wie Sie Energie sparen und die Umwelt schonen.

[2] Bitte beachten: An eine Mehrfachsteckdose gehören keine Faxgeräte oder andere Geräte, die eingeschaltet bleiben müssen.

Beleuchtungs - Tipps

Für die Beleuchtung im UKE werden 23 % des gesamten Stroms verbraucht.

Ein Raum – z. B. ihr Büro - mit 6 Leuchtstofflampen (zusammen sind das 80 Watt Leistung) verbraucht pro Jahr etwa 1000 Kilowattstunden (kWh). Pro Jahr werden für die Erzeugung dieses Stroms 514 kg CO_2 an die Umwelt abgegeben. Dieser Verbrauch verursacht für Ihr Büro und jeden beleuchteten Raum jährliche Stromkosten in Höhe von rund 130 €.

Viele Kilowattstunden Strom werden unnötig verschwendet, deshalb:

- **Schalten Sie die Beleuchtung im Büro aus, wenn es hell genug ist.**

- **Schalten Sie das Licht bei längerem Verlassen des Arbeitsplatzes, insbesondere zum Feierabend aus.**

- **Vermeiden Sie Dauerbeleuchtung in sporadisch benutzten Räumen, wie z.B. der Teeküche oder Lagerräumen.**

- **Wenn es uns gelingt, die Einschaltzeit der Beleuchtung im UKE um 5 % zu reduzieren, vermeiden wir den Ausstoß von jährlich 325 Tonnen CO_2 und können rund 82.000 € pro Jahr sparen.**

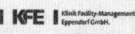

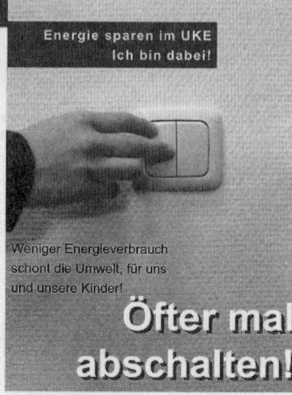

Energie sparen im UKE - Ich bin dabei!

Das Universitätsklinikum Hamburg-Eppendorf hat sich zum Ziel gesetzt, Energieressourcen schonend einzusetzen und unnötige Energieverwendung zu vermeiden. Daher hat das UKE gemeinsam mit der KFE Klinik-Facility Management Eppendorf GmbH und deren 100%iger Tochtergesellschaft KFE Energie GmbH energiesparende Maßnahmen in den Gebäuden umgesetzt und wird auch zukünftig mit diesen Maßnahmen fortfahren. Ihre Mitarbeit ist ein weiterer wichtiger Beitrag zum Erfolg!

Mit diesem Faltblatt erhalten Sie praktische Hinweise für den richtigen stromsparenden Umgang mit elektrischen Geräten an Ihrem Arbeitsplatz und in Ihrem Umfeld.

Standby-Betrieb vermeiden!

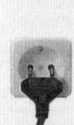

Standby-Betrieb ist der Bereitschaftsbetrieb von technischen Geräten im Büro und Zuhause (PC, Drucker, Radio, Fernseher etc.). Befindet sich ein Gerät im Bereitschaftsbetrieb so verbraucht es Strom.
Als Standby-Verlust wird der Stromverbrauch im Bereitschaftsbetrieb bezeichnet, also ein Stromverbrauch, ohne dass das Gerät benutzt wird.

Helfen Sie mit, diese Energieverschwendung zu vermeiden.

Stromverbrauch im Standby-Betrieb vermeiden

Beim Stromverbrauch im Standby-Betrieb gilt das Motto: **"Die Summe macht's"**. Jedes Gerät für sich fällt kaum ins Gewicht, alle zusammen aber schon.

Entscheidend für den Stromverbrauch im Standby-Betrieb ist aber nicht nur die Leistung des Gerätes (angegeben in Watt), sondern auch die Zeit, die es im Standby-Betrieb ist.

Der **Standby-Betrieb** soll dafür sorgen, dass der Computer und andere Geräte jederzeit und rasch in den Vollbetrieb übergehen können.

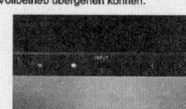

Um Energieverschwendung zu vermeiden, ist es wichtig, alle Geräte, welche die Standby-Funktion nicht benötigen oder längere Zeit nicht gebraucht werden, komplett vom Stromnetz zu trennen. Damit tragen Sie auch zur Vermeidung von Bränden bei.

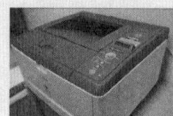

Gehen Sie im UKE zu Fuß!

Bitte nutzen Sie den Aufzug nur, wenn es nicht anders geht. Nutzen Sie die Treppe. Das hilft pro Aufzugsfahrt 0,032 kWh zu sparen (mit der Energie für 4 Fahrten kann 1 komplette Untersuchung (15 Minuten) mit dem Sonographiegerät durchgeführt werden) und die Aufzugskapazitäten stehen für Transporte, Patienten und Besucher zur Verfügung. Außerdem hält Treppensteigen gesund!

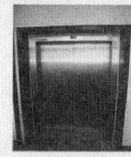

Mit einer Kilowattstunde Strom

... waschen Sie eine volle Maschine Schmutzwäsche (ca. 5 kg)
... trocknen und bügeln Sie 3 Oberhemden
... läuft die volle Spülmaschine einmal durch
... fahren Sie mit dem Auto 1,5 km
... lassen Sie eine Energiesparlampe 90 Stunden leuchten
... toasten Sie 133 Packungen (2660 Scheiben) Toastbrot

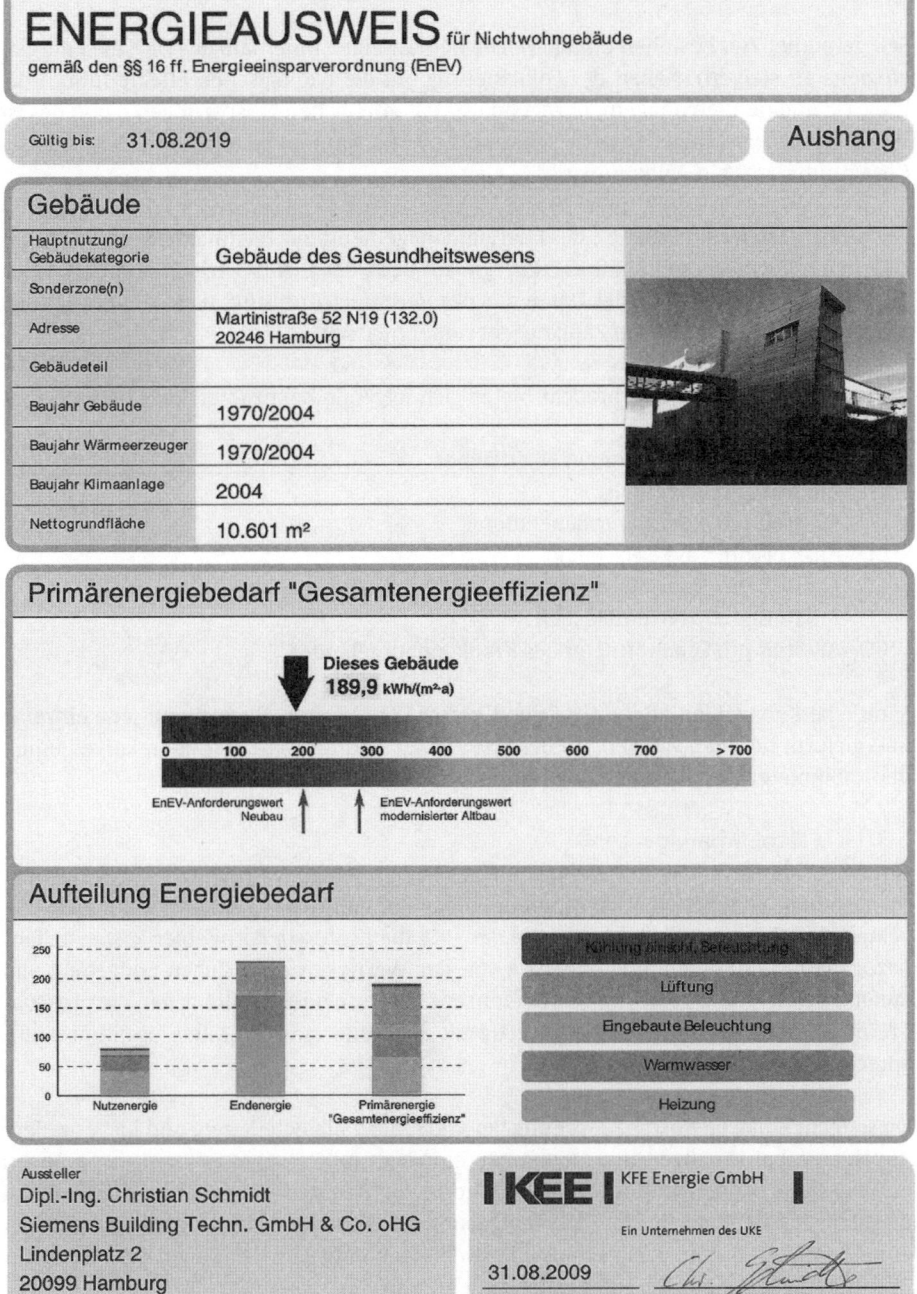

ENERGIEAUSWEIS für Nichtwohngebäude

gemäß den §§ 16 ff. Energieeinsparverordnung (EnEV)

Gültig bis: 31.08.2019   **Aushang**

Gebäude

Hauptnutzung/ Gebäudekategorie	Gebäude des Gesundheitswesens
Sonderzone(n)	
Adresse	Martinistraße 52 N19 (132.0) 20246 Hamburg
Gebäudeteil	
Baujahr Gebäude	1970/2004
Baujahr Wärmeerzeuger	1970/2004
Baujahr Klimaanlage	2004
Nettogrundfläche	10.601 m²

Primärenergiebedarf "Gesamtenergieeffizienz"

Dieses Gebäude
189,9 kWh/(m²·a)

| 0 | 100 | 200 | 300 | 400 | 500 | 600 | 700 | > 700 |

EnEV-Anforderungswert Neubau

EnEV-Anforderungswert modernisierter Altbau

Aufteilung Energiebedarf

Nutzenergie   Endenergie   Primärenergie "Gesamtenergieeffizienz"

- Kühlung einschl. Befeuchtung
- Lüftung
- Eingebaute Beleuchtung
- Warmwasser
- Heizung

Aussteller
Dipl.-Ing. Christian Schmidt
Siemens Building Techn. GmbH & Co. oHG
Lindenplatz 2
20099 Hamburg

I KEE I KFE Energie GmbH

Ein Unternehmen des UKE

31.08.2009
Datum   Unterschrift des Ausstellers

Abb. 5.4 Energieausweis der Apotheke des Kasinos des UKE.

5.3   Beispiele für grünes Energiemanagement am UKE

Seit geraumer Zeit bestehen umfangreiche Bemühungen innerhalb des UKE die Energie-effizienz zu steigern. Neben der Fokussierung auf die ökologischen Effekte führen die Projekte im Energiemanagement regelmäßig zu erheblichen Einsparungen – und das ist bei einem Energiebudget von jährlich rund 12,5 Mio. Euro und damit etwa 2 Prozent des Gesamtumsatzes ein willkommener Begleiteffekt.

Die hierzu etablierten Prozesse des Energiemanagements zur Nachhaltigkeit sind für das UKE in der Tochtergesellschaft KFE Energie auf Basis der DIN ISO 16001 auditiert. Auch die detaillierte Bewertung der Daten aus der Verbrauchsmessung und -steuerung über ein strukturiertes Mess- und Zählkonzept findet hier statt.

Bezüglich seines Energieverbrauchs bieten sich folgende Kennzahlen zur Charakterisierung:
- CO_2-Ausstoß pro Quadratmeter Nutzfläche
- CO_2-Ausstoß pro Belegungstag
- CO_2-Ausstoß pro stationärer Behandlung
- CO_2-Ausstoß pro Case-Mix-Punkt
- CO_2-Ausstoß pro Euro Jahresumsatz
- CO_2-Ausstoß pro Krankenhausbett
- CO_2-Ausstoß pro Quadratmeter des Krankenhausgeländes

Sämtliche Kennzahlen können auf den Gesamt-CO_2-Ausstoß als auch auf jede einzelne Energieform bezogen werden. Im Bereich Wasser und Abwasser ist die relative Einheit der Kubikmeter Wasser statt Kilogramm CO_2.

5.3.1   Flächenmanagement
Um einen Anreiz für die Reduktion von Flächen zu schaffen, wurde im UKE ein Flächen-management eingeführt. Nach raumbezogener Erfassung der Flächen wurden den einzelnen Fachabteilungen und Instituten des UKE die Kosten in Form einer kostenstellen-bezogenen Mietverrechnung abhängig von der Wertigkeit der Flächen budgetiert und laufend in Rechnung gestellt. Das Mietkonzept unterscheidet 3 Raumarten, die pro Quadratmeter abhängig von der Raumwertigkeit 5, 10 oder 15 Euro Miete pro Monat entsprechen.

Diese recht einfache Kostenzuordnung bewirkte, dass alle Beteiligten, und insbesondere die Nutzer, bei Umzügen und Neubauten ein reges Interesse an Flächeneinsparungen entwickelten. Schließlich führt eine Reduktion von Räumen – bzw. deren Flächen – zu direkten Entlastungen in den Abteilungsbudgets. Dieser Hebel, der direkt am Budget eines Bereichs ansetzt, wirkt intensiv Bestrebungen entgegen, bei denen die Wertigkeit und Wichtigkeit eines Bereichs unter anderem an der „besetzten" Fläche festgemacht werden.

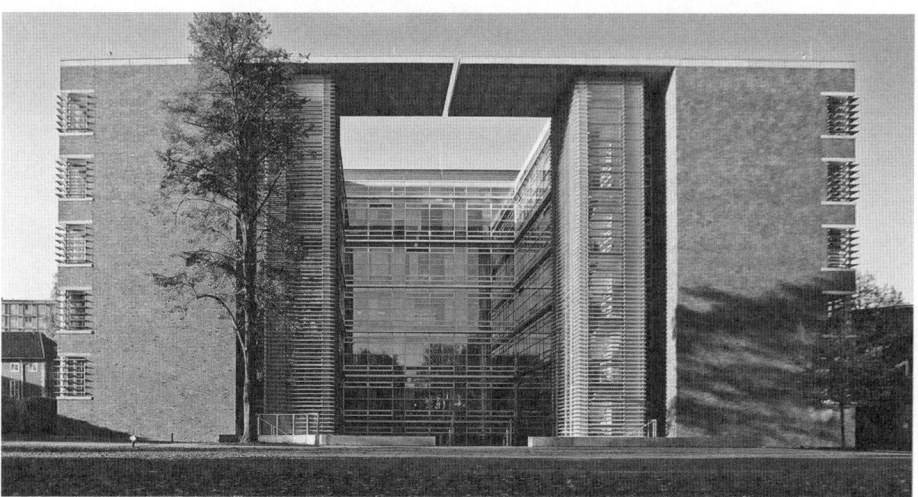

Abb. 5.5   Campus Forschung.

Das Pilotprojekt der strukturierten Flächeninanspruchnahme erfolgte im Campus Forschung des UKE, der im Frühjahr 2007 bezogen wurde (Abb. 5.5).

Im Campus Forschung wurden sämtliche Nass-Forschungsbereiche des UKE zusammengeführt. Vor Bezug dieses Neubaus waren die Forschungslabore über das gesamte Gelände verteilt. Aufgrund dieser unstrukturierten Verteilung wurden Labor- und Labornebenflächen sehr ineffizient genutzt. Auch die Ausstattung mit Laborgeräten war geprägt durch einen großen Gerätepark aufgrund der Notwendigkeit zur Vorhaltung dezentraler Redundanzen, und damit einer geringen Geräteauslastung. Ein weiterer Nachteil war die geringe Verzahnung und der erschwerte Erfahrungsaustausch der Forschergruppen untereinander sowie lange Wegezeiten für alle Prozesse.

Neben der grundlegenden Komprimierung der Fläche wurden pro Stockwerk Räume zur gemeinsamen Nutzung eingeführt. Zu diesen Räumen gehören neben den Sozialräumen auch Aufbereitungs- und Entsorgungsräume, die somit deutlich effizienter genutzt werden.

Auch die Reduktion des Laborgeräteparks trägt zur Effizienzsteigerung bei. Mittlerweile erfolgt ein erheblich verbesserter Informationsaustausch zwischen unterschiedlichsten Forschergruppen, sodass eine erhebliche Verbesserung der Forschungsbedingungen resultierte. Ein solches Flächennutzungskonzept für die Strukturierung und Präzisierung der Betriebsabläufe mit räumlichem Bezug wurde auch umfassend im Neuen Klinikum des UKE angewendet. Als Ergebnis nutzen 2 und 4 28-Betten-Stationen zentrale Räume gemeinsam (Abb. 5.6).

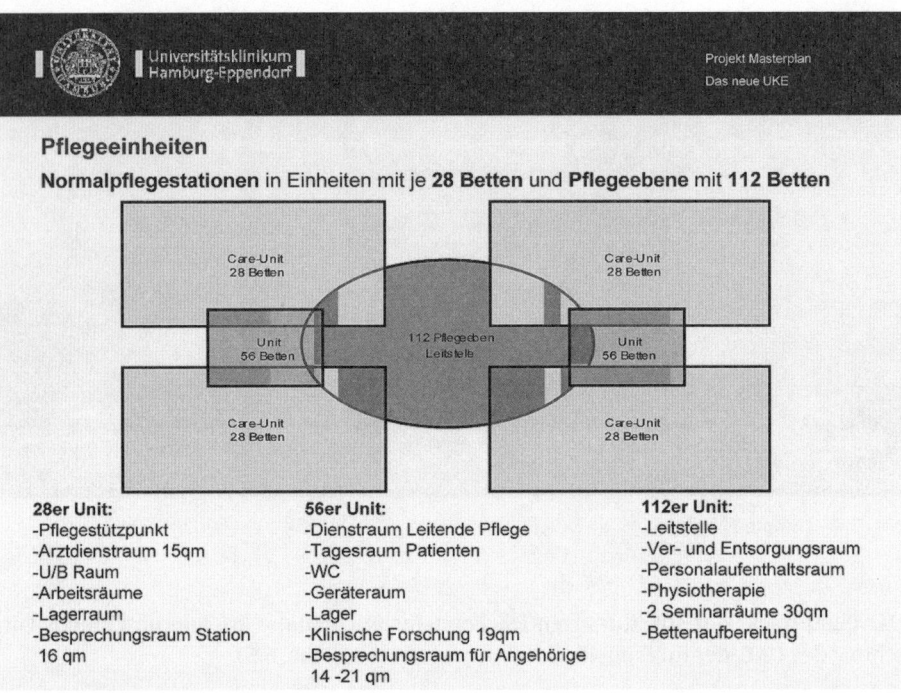

Abb. 5.**6**   4er-Stationen-Raumnutzung im Neuen Klinikum.

Die Nutzung von gemeinsamen Besprechungs- und Seminarräumen wird über ein einfaches Belegungssystem realisiert. Diese Planung verhindert unerwünschte Terminkollisionen bei der Nutzung.

In den OPs des Neuen Klinikums nutzen die OP-Cluster (4 Cluster mit je 4 OPs) gemeinsame Einleitungen und oder die prozessorientierte POBE (perioperative Überwachungs-Einheit). Die Ausstattung der OP-Säle ist so ausgelegt, dass eine weitreichende Interdisziplinarität in den Clustern gewährleistet ist.

5.3.2   Thermografie

Das UKE hat einen Gebäudebestand mit sehr unterschiedlicher Bausubstanz. Einige Gebäude wurden gerade erst bezogen, andere stammen aus der Gründerzeit des UKE im Jahr 1890. Ein hervorragendes Verfahren zur Beurteilung von Schwachstellen der Gebäudehülle bietet die Thermografie. Hierfür wurde eine Thermografiekamera angeschafft (Abb. 5.**7**).

Mit dieser Methode zur Beurteilung der Fassaden gelingt es, Energieverluste schnell zu identifizieren. Die Aufnahmen zeigen Wärme-/Kältebrücken an den Fassaden und schafft damit die Grundlage für die Veranlassung gezielter bautechnischer Verbesserun-

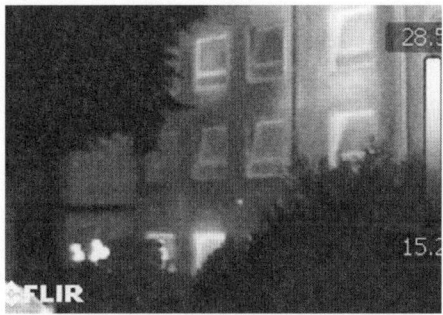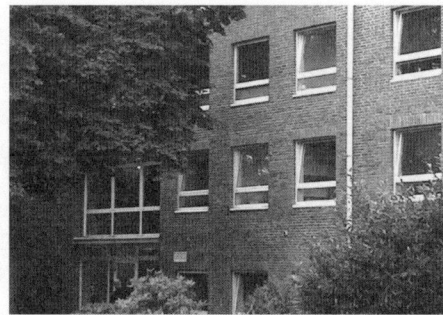

Abb. 5.7 Thermografische Aufnahme.

gen. Begleitend können bauphysikalische Untersuchungen durchgeführt werden, um die Temperaturdurchlässigkeit der Außenwände zu messen. Ein geeignetes Mittel, um in der Folge die schlechte Isolation der Außenwände zu beseitigen, ist die Installation von Wärmedämmverbundsystemen, die die Wärmetransmission nach außen deutlich reduzieren.

Die Thermografiekamera wird im UKE auch genutzt, um Schwachstellen in der Isolation von Heizungs- oder Kälteleitungen zu identifizieren, sodass durch Maßnahmen zur Nachisolation weitere Verluste vermieden werden. Ein weiteres Einsatzfeld ist die Ermittlung von zu hohen Strombelastungen von Kabel- und Maschinenanschlüssen, deren Überhitzung sichtbar gemacht wird. Auch beginnende Lagerschäden von Pumpen werden bereits vor einem Ausfall identifiziert.

5.3.3 Frequenzumrichter
Durch den Einbau von elektrischen Pumpen mit Frequenzumrichtern (FU) in Wasser- und Heizungsanlagen spart das UKE regelmäßig elektrische Energie zum Antrieb der Pumpen in Höhe von 30 Prozent. Der Effekt dieser FU-Pumpen, die aufgrund notwendiger permanenter Zirkulation in den Versorgungsnetzen rund um die die Uhr in Betrieb sind, entsteht, da sie exakt auf die notwendigen Bedarfe hin regelbar sind. Selbstverständlich bewirkt diese bedarfsgerechte Steuerung auch einen Einspareffekt für das von der Pumpe bewegte Medium (Luft, Heiz-, Kühl-, Trink-, Warmwasser etc.). Diese Medien werden bedarfsangepasst und damit ressourcenschonend zur Verfügung gestellt (Abb. 5.8).

Das UKE hat trotz jahrzehntelanger Entwicklung und Anpassung der Energieverteilnetze auf dem Gelände des UKE erst auf Basis dieser neuen Pumpentechnologie die Möglichkeit, sämtliche Betriebsbedingungen mit höchster Versorgungssicherheit und effizientester Energieverwendung sicherzustellen.

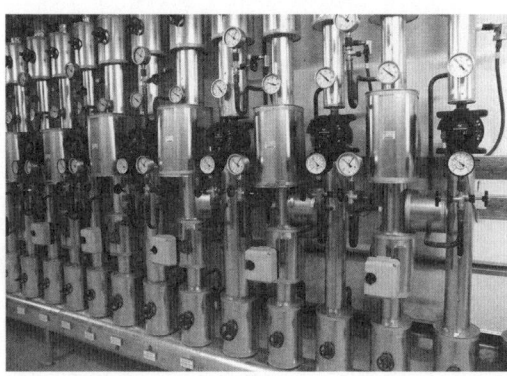

Abb. 5.**8**　Frequenzumrichter-(FU-) Pumpe.

5.3.4　Fotovoltaik

Das UKE plant aktuell die Installation von Fotovoltaikmodulen in Kooperation mit einem Betreiber von Fotovoltaikanlagen. Zur Ausführung dieses Projekts werden Dachflächen mit guter Sonnenausrichtung und wenig Verschattung identifiziert, auf denen über einen Zeitraum von mindestens 15 Jahren in den Modulen Strom aus Sonne gewonnen wird und in das Stromnetz des örtlichen EVU eingespeist wird. Diese Einspeisung in das Stromnetz wird besser vergütet als der bezogene Strom, sodass der erzeugte Solarstrom nicht direkt im Klinikum verbraucht wird.

5.3.5　Heizungsnetzoptimierung

Im UKE werden die auf dem Gelände verteilten Gebäude über ein eigenes großes Heizwasser- bzw. Nahwärmenetz versorgt. Nachdem im Kraftwerk die vom externen Fernwärmeversorgungsunternehmen gelieferte Heizenergie über Wärmetauscher an das UKE-Nahwärmenetz übergeben worden ist, verteilen große Pumpen das Heizwasser bis in den entferntesten Heizkörper. Die Herausforderung ist die permanente Änderung der Heizanforderung durch sowohl jahreszeit- als auch tageszeitabhängige Temperaturschwankungen.

Einsparungen wurden erreicht, indem sowohl die zentralen Wärmetauscher, die Hauptversorgungspumpen als auch Hauptheizungsrohre erneuert und redimensioniert wurden. Durch diese Modifikationen und eine ebenfalls erneuerte Hauptsteuerung ist eine wesentlich feinere Anpassung der Heizleistung an den Heizbedarf möglich, weil das gesamte Heizsystem bei jedem Betriebszustand hydraulisch abgeglichen ist. Die Verteilung der Wärme erfolgt jetzt automatisiert und effizient.

5.3.6　Dampfnetzoptimierung

Auch die Dampfversorgung erfolgt in großen Kliniken wie dem UKE zentral über einen Dampfkessel und die Verteilung über ein Netz dampfführender Rohrleitungen. Im UKE wurden Bereiche mit hohen Dampfverbräuchen bei der Umstrukturierung verlagert. Um eine effiziente Versorgung zu erreichen, wurden die Rohrdimensionierungen berechnet und dem Bedarf angepasst.

Beim Verbrauch von Dampf entsteht Kondensat. Dieses noch immer sehr heiße Medium (aufbereitetes Wasser) ist sehr energiereich. Aus diesem Grund sollte das Kondensat an den großen Verbrauchsstellen nicht einfach abgeleitet, sondern strukturiert zur Dampferzeugungsstelle zurückgeführt werden.

Wesentlich ist auch eine sehr gute Isolation der Dampfleitungen, um Übertragungsverluste zu minimieren. Bei alten Dampfnetzen empfiehlt sich daher oft eine Erneuerung der Isolation.

5.3.7   Lichtsteuerung durch Bewegungsmelder

Leider wird die Beleuchtung nicht in jedem Raum eines Klinikums bei längerer Nichtnutzung ausgeschaltet. Als grundsätzlich einfache und vielfältige technische Lösung kommen im UKE Bewegungsmelder zum Einsatz.

Gute Ergebnisse erzielt diese Technologie in Sanitärräumen, Umkleiden, Fluren und in wenig frequentierten Außenbereichen. Die Ausführungen sind sehr unterschiedlich – es können zusätzlich Zeitschalter und Dämmerungssensoren kombiniert werden. Die Anzahl und die zu installierende Bauform der Bewegungsmelder sind abhängig von der örtlichen Situation. In Einzelräumen reicht oft bereits der Tausch des Lichtschalters gegen einen Einbau-Bewegungsmelder. In größeren Räumen und Fluren sind pro Teilbereich Melder nötig, sodass der elektrotechnische Installationsaufwand deutlich steigt. Zur Wirkung der Maßnahme ist die geschaltete Leuchtenleistung (Summe der Wattzahl aller Leuchtmittel) und die erwartete Reduktion der Leuchtdauer in Stunden zu ermitteln und auf ein Jahr hochzurechnen.

Beispielrechnung für einen Flur: Erwartet man bei 15 Leuchten mit 75 Watt, die zuvor ununterbrochen – also 24 Stunden – leuchteten, sodass sie künftig per Bewegungsmelder nur noch 8 Stunden leuchten, so werden 15 × 75 Watt × 16 Stunden/Tag × 365 Tage/Jahr = 6570 kWh (Kilowattstunden) Strom pro Jahr gespart. Für jede kWh Strom werden 514 g CO_2 erzeugt, sodass 3376,98 kg CO_2-Ausstoß vermieden werden.

Nimmt man einen Preis von 0,15 Cent pro kWh Strom an, werden pro Jahr 985,50 Euro gespart. Bei Material- und Installationskosten von 2500 Euro beträgt die Amortisationszeit 2,5 Jahre.

5.4   Fazit und Ausblick

Energiebeschaffung und Energieverteilung müssen in professionellen Händen liegen und technisch einwandfrei umgesetzt werden. Ein ausreichend großer Effekt zur Reduktion des Ressourcenverbrauchs wird nur erzielt, wenn die Bereitschaft besteht, auch kleinteilige Maßnahmen umzusetzen und permanent an der Effizienzsteigerung der Energieverwendung gearbeitet wird. Der Gedanke der Nachhaltigkeit beim Bau und Betrieb von Gebäuden sowie technischer Anlagen muss von der ersten Planungsphase an an vorderer Stelle stehen, um die effiziente Verwendung von Energie sicherzustellen. Grünes Energiemanagement ist eine Herausforderung, die nur gemeinsam gut gelingt. Jeder Mitarbeiter im Klinikum muss beteiligt sein, indem er Energieverschwendung in seinem direkten Umfeld vermeidet und andere zu energiesparendem Verhalten anregt.

Weiterführende Literatur

DIN EN 16001 Energiemanagementsystem

Dratwa F et al. Energiewirtschaft in Europa: Im Spannungsfeld zwischen Klimaschutz, Wettbewerb und Versorgungssicherheit. Berlin: Springer; 2009

EnEV – Verordnung über energiesparenden Wärmeschutz und energiesparende Anlagentechnik bei Gebäuden – Verordnungstext bei Juris

Energieeinsparungsgesetz – Gesetzestext bei Juris

Konstantin P. Praxisbuch Energiewirtschaft: Energieumwandlung, -transport und -beschaffung im liberalisierten Markt. Berlin: Springer; 2009

Richtlinie 2002/91/EG des Europäischen Parlaments und des Rates vom 16. Dezember 2002 über die Gesamtenergieeffizienz von Gebäuden. In: Amtsblatt der Europäischen Union. 16. Dezember 2002, abgerufen am 29. Juli 2009 (PDF, deutsch)

www.energie-fakten.de – „Ist das 3-Liter-Energiespar-Haus realistisch?"

6 Grünes Licht

Beim Stromverbrauch sparen – nicht beim Licht

G. Hohensee

6.1 Einleitung

Böse Geister scheuen es, am Ende des Tunnels erlöst es und zu Anbeginn der Welt wurde es. Die Rede ist vom Licht. An seinen vielfältigen und oft zitierten metaphorischen Verwendungen wird deutlich, dass Licht seit jeher mehr ist als einfach nur Helligkeit. Wahlweise steht es für Erkenntnis, für Erlösung oder für Glück.

Dass überlieferte Weisheiten nicht irren, belegen seit einigen Jahren auch Studien in Wissenschaft und Forschung: Bereits in den 1980er-Jahren erforschten Wissenschaftler die biologische Wirkung von Licht. Im Jahr 2002 entdeckten sie schließlich die Ganglienzelle in der Netzhaut des Auges. Dieser Rezeptor filtert aus einfallendem Licht kurzwelliges, bläuliches Licht heraus, das wiederum die Zirbeldrüse steuert. Diese schüttet die Hormone Melatonin und Cortisol aus. Melatonin lässt uns bei Nacht schlafen, Cortisol hält uns über Tag wach und aktiv. So bestimmt Licht die innere Uhr des Menschen. Es synchronisiert biologische Prozesse im Körper und wirkt sich entscheidend sowohl auf Stimmung als auch Wohlbefinden aus. Natürlich aber dient es auch seinem vielleicht ursprünglichsten Zweck – der reinen Beleuchtung für das Sehen.

So wichtig Licht für den Menschen ist, so schädlich kann es für die Umwelt sein: In künstlicher Form ist Licht ein bedeutender Umweltsünder. Etwa ein Sechstel des in Europa verbrauchten elektrischen Stromes wird für die Beleuchtung eingesetzt – 80 Prozent im kommerziellen und 20 Prozent im privaten Bereich. Und jede erzeugte Kilowattstunde Strom bedeutet ein halbes Kilogramm klimaschädigendes Kohlendioxid (CO_2) für die Umwelt.

Dabei lässt sich fast in keinem Bereich so einfach Energie sparen wie bei der Beleuchtung. Nach der Erfindung der Glühlampe hat es zwar lange Zeit nur geringe Weiterentwicklungen beim elektrischen Licht gegeben. In den vergangenen Jahren allerdings wurden große Fortschritte erzielt. Energiesparende Technologien haben die Lichtwelt grundlegend verändert: So verbrauchen moderne Leuchtdioden (LED), wie sie heute auf dem Markt sind, bis zu 80 Prozent weniger Energie im Vergleich zu traditionellen Lösungen.

Dennoch leuchten in den meisten Privathaushalten, Büros, Fabriken und öffentlichen Einrichtungen immer noch veraltete Beleuchtungssysteme. Dies ist umso erstaunlicher, weil sie nicht nur unnötig viel Strom, sondern zudem unnötig viel Geld verbrauchen. Denn jede Kilowattstunde Strom schlägt mit realen Kosten zu Buche, die in Zukunft zweifellos noch weiter ansteigen werden.

Im Bereich der Beleuchtung bieten sich also allerorten enorme Einsparpotenziale. Das gilt auch für Krankenhäuser, die in Zeiten knapper Kassen ständig nach Kostenentlastung suchen. Modernisiert eine Klinik ihre Lampen und Leuchten, kann sie ihre laufenden Stromkosten um bis zu 30 Prozent senken. Zusätzlich kann ein neues, innovatives Beleuchtungssystem dazu beitragen, die Attraktivität eines Krankenhauses zu stärken. Denn zum einen gewinnt der Faktor Nachhaltigkeit immer mehr an Bedeutung, zum anderen legen Kunden, Patienten und zuweisende Ärzte bei der Wahl des Krankenhauses zunehmend Wert auf Komfort, Atmosphäre und Ausstattung des Hauses. Hierbei spielt die Beleuchtung eine entscheidende Rolle: Denn ein Wechsel zu modernen Beleuchtungstechnologien spart nicht nur Kosten und verbessert die Ökobilanz, sondern schafft zudem eine gesteigerte Lichtqualität. Moderne Lichtlösungen verbessern die Ausleuchtung und lassen funktionale Bereiche wie Korridore, Flure oder Eingangshallen ansprechend erstrahlen. Damit erhöhen sie auch die Sicherheit. In Patientenzimmern oder Behandlungsräumen können moderne Lösungen dagegen für eine beruhigende Atmosphäre sorgen und so das Wohlbefinden der Patienten und Mitarbeiter steigern.

Besonderes Potenzial bietet dabei die neueste Entwicklung auf dem Lichtmarkt – die LED-Technologie. Die ursprünglich als Anzeigelämpchen bekannten Licht emittierenden Dioden konnten in den vergangenen Jahren erheblich weiterentwickelt werden. Sie sind energieeffizienter als herkömmliche Lösungen, besonders langlebig und somit wartungsarm. Außerdem ist die Umrüstung auf LED in der Regel völlig unproblematisch. So gibt es LED-Lampen, die einfach in die Fassungen bestehender Leuchten geschraubt werden können, ohne dass komplizierte Umbauten vorgenommen werden müssen. Auch Halogenstrahler lassen sich gegen LED-Strahler austauschen. Für den Außenbereich stehen auf LED-Technologie basierende Anlagen bereit, die Parkplätze, Gehwege oder Straßen effizient beleuchten. Praktisch für jedes Gebiet, in dem weißes (Nutz-)Licht bisher mit anderen Leuchtmitteln erzeugt wurde, steht eine Alternative auf LED-Basis bereit.

Farbiges, ebenfalls durch LEDs erzeugtes Licht wird inzwischen zunehmend dazu eingesetzt, um Patienten zu entspannen und zu beruhigen. Und weil weniger Angst beim Patienten zu weniger Untersuchungsunterbrechungen und größerem Untersuchungserfolg führt, senken solche Lichtlösungen am Ende die Kosten des Krankenhauses.

Auf moderne Lösungen umzurüsten, kann sich finanziell schon für Häuser lohnen, deren derzeitiges Beleuchtungssystem erst seit 5 Jahren in Betrieb ist. Denn aufgrund der in der Vergangenheit vergleichsweise langen Innovationszyklen dürfte ein solches System bereits vor 10 Jahren konzipiert worden sein und damit auf heute veralteten Technologien basieren. Für Häuser mit einem noch älteren Lichtsystem würde eine Umrüstung zu noch größeren Einsparungen führen. Dabei amortisieren sich die Investitionskosten durch Einsparungen bei Betriebs- und Wartungskosten in den meisten Fällen schon nach wenigen Jahren.

Philips entwickelt seit vielen Jahren Lösungen für solche Umstellungen. Von der umweltschonenden Lampe über energieeffiziente Leuchten bis hin zu komplexen und intelligenten Lichtsteuerungssystemen hat das Unternehmen viele Lösungen im Portfolio, die die Umwelt so wenig wie möglich belasten, die Betriebskosten eines Krankenhauses reduzieren und es gleichzeitig ästhetisch aufwerten.

6.2 Beleuchtung in Krankenhäusern – so wichtig wie erneuerbar

6.2.1 Energieschleuder Krankenhaus

Krankenhäuser sind 24-Stunden-Betriebe, und zwar an 7 Tagen der Woche. Und das schlägt sich in ihrem Stromverbrauch nieder: Knapp 1 770 000 Kilowatt Strom – und damit etwa so viel wie eine kleine Stadt – verbraucht das durchschnittliche, 16 400 m^2 große, deutsche Krankenhaus im Jahr. Sowohl für die Umwelt als auch für die Kostenstrukturen der Krankenhäuser ist dieser Verbrauch folgenschwer: 1 770 000 Kilowatt Strom pro Jahr bedeuten nicht nur 960 000 kg CO_2, mit denen die Umwelt jährlich belastet wird, sondern zudem rund 266 000 Euro, die das durchschnittliche Krankenhaus jedes Jahr für Strom ausgibt. Auf dem Weg zum grünen Krankenhaus und zu ausgeglichenen Kassen liegen hier große Potenziale. Diese aufzuspüren und den Verbrauch zu senken, hat sich auch das Bundesministerium für Wirtschaft und Technologie zum Ziel gesetzt. Mit 1,85 Mio. Euro finanziert es seit März 2010 das Forschungsprojekt „Krankenhaus plus", in dem Wissenschaftler nach Möglichkeiten suchen, die Stromeffizienz von Kliniken grundlegend zu verbessern.

Ein Bereich, in dem das schon heute schnell und effektiv möglich ist, ist die Beleuchtung. Denn 22 Prozent des Stromverbrauchs im Krankenhaus gehen auf das Konto des Lichtes: Nicht nur Patientenzimmer, Untersuchungszimmer, Flure oder Küchen müssen viele Stunden täglich beleuchtet sein, auch Labore, Mitarbeiterräume, der Parkplatz sowie der Eingangsbereich muss für Patienten stets sichtbar und sicher zu erreichen sein. Einer Untersuchung der Gesellschaft für Konsumforschung (GfK) zufolge brennt in fast 80 Prozent aller Patientenzimmer in deutschen Krankenhäusern mehr als 8 Stunden täglich Licht, auf mindestens 8 Stunden bringen es auch 90 Prozent aller Eingangshallen und 70 Prozent aller Außenbereiche sind mindestens über diese Zeitspanne beleuchtet.

Hier liegt enormes Einsparpotenzial, denn in den meisten Häusern sorgen noch alte und stromfressende Systeme für die nötige Helligkeit. Mit nur einer einzigen Lampe, die ein Hausmeister auswechseln kann, könnten jedoch jedes Jahr bis zu 90 Prozent Energie gespart werden (Abb. 6.1).

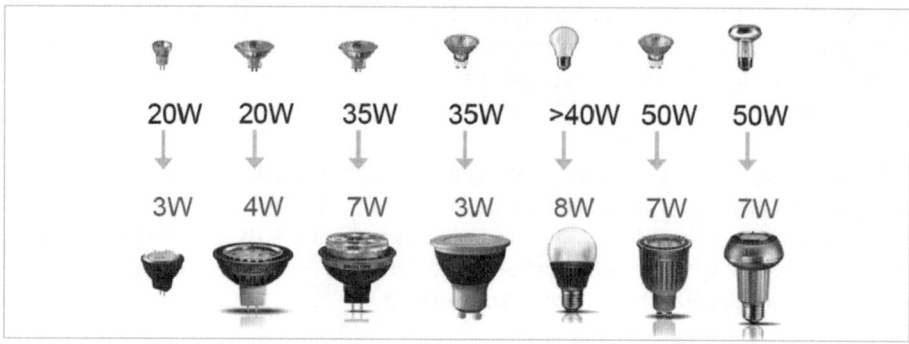

Abb. 6.1   Für alle gängigen Lichtkörper gibt es LED-Alternativen.

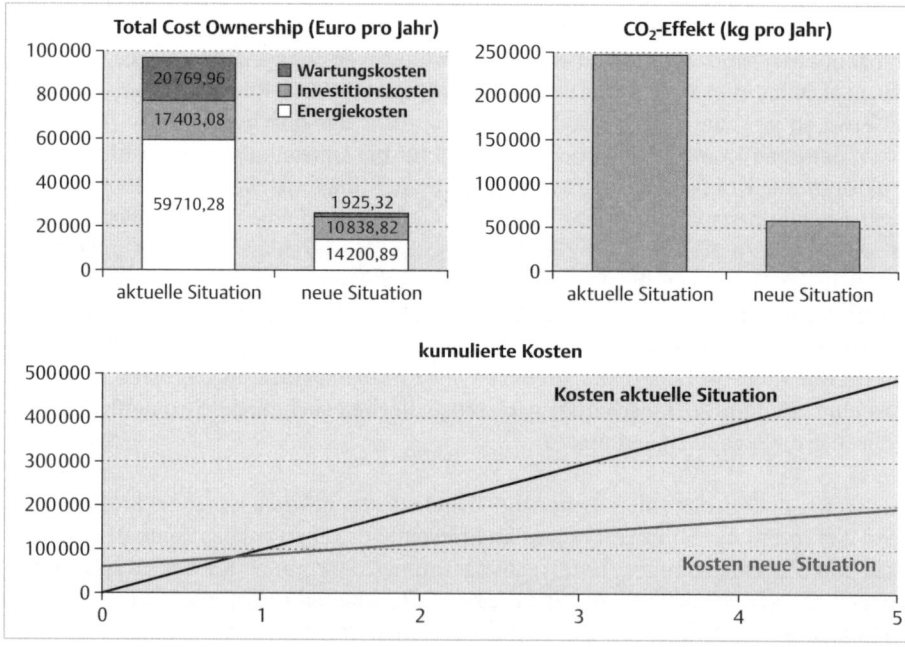

Abb. 6.2   Moderne Lampen sind energieeffizient, langlebig und robust. Deswegen senken sie sowohl Energiekosten, Wartungskosten und folgende Investitionskosten. Das ergab ein Energy Scan, den Philips 2010 in einem Krankenhaus mit 500 Betten durchführte (Philips).

Dabei können sich die Investitionskosten schon innerhalb von 1 – 4 Jahren amortisieren. Neben den laufenden Energiekosten sinken auch Wartungskosten und weitere Investitionskosten. Abb. 6.2 dokumentiert die Auswirkungen anhand eines 500-Betten-Krankenhauses. Ein neues Beleuchtungssystem würde die Stromkosten von jährlich 60 000 Euro auf unter 15 000 Euro senken. Gleichzeitig würden für Wartung jährlich nur noch

2000 Euro anstatt 20000 Euro ausgegeben. Auch weitere Investitionskosten würden durch die neue Lichttechnologie von 17000 Euro auf unter 11000 Euro pro Jahr reduziert.

6.2.2 Nicht nur günstiger, auch besser

Eine Modernisierung der Beleuchtung in Kliniken spart nicht nur Energie und Kosten, sondern erhöht auch die Qualität des Lichtes. Trotz geringerem Verbrauch haben moderne Leuchten eine bessere Lichtausbeute und verbessern somit die Sicht. Das optimiert Arbeitsprozesse in Laboren, OPs, Mitarbeiterzimmern oder Besprechungsräumen, was wiederum die Arbeitsleistung der Mitarbeiter positiv beeinflusst und die Zufriedenheit der Patienten verbessert. In öffentlichen Bereichen wie Fluren, Korridoren, auf Parkplätzen oder in Eingangshallen erhöht eine bessere Beleuchtung die Sicherheit. Zusätzlich aber verändert sich durch das hellere Licht auch das Erscheinungsbild der Klinik: Bereiche, die zuvor dunkel und eher abweisend erschienen, wirken mit neuem Licht einladend und freundlich.

Aber nicht überall in einem Krankenhaus geht es ausschließlich um den Grad der Helligkeit, in vielen Bereichen ist eine andere Atmosphäre sinnvoll[1]. So müssen zwar auch die Patientenbereiche wie Untersuchungs- und Patientenzimmer für Untersuchungen möglichst hell beleuchtet werden können. Wichtig ist aber zudem, dass die Beleuchtung so eingestellt werden kann, dass sie beruhigend auf die Patienten wirkt. Denn eine persönliche Atmosphäre bewirkt, dass die Patienten sich wohl fühlen und Ängste reduziert werden (Abb. 6.3).

Bisher haben viele Krankenhäuser ihre Beleuchtung eher an Normen ausgerichtet und dabei weniger auf atmosphärische Faktoren geachtet. Im wachsenden Wettbewerb wird es aber immer wichtiger, auf mehr zu achten als nur auf die Funktion. Es gilt, Komfort, Sicherheit, und effizientere Arbeitsprozesse in Einklang miteinander zu bringen. Dabei

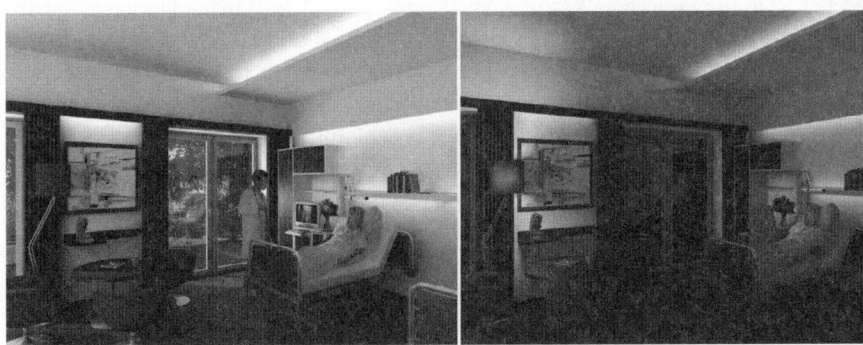

Abb. 6.3 Licht schafft Atmosphäre (Philips).

---

[1] Ingrid Vogels von Philips Research hat 2008 in ihrer Studie „Effect of Coloured Light on Atmosphere Perception" nicht nur nachgewiesen, dass Licht sich auf die Atmosphäre auswirkt, sondern hat zudem dargestellt, welches Licht welche Atmosphäre hervorruft.

kann Licht helfen, indem es für eine der Situation angepasste Atmosphäre sorgt – die Beleuchtung also auf die Bedürfnisse des Menschen ausrichtet.

6.3   Auf dem Weg zu einer neuen Beleuchtung

6.3.1   Die größten Verursacher leicht aufgespürt

Nach Ergebnissen der Studie „Krankenhauslandschaft im Umbruch", die das Wirtschaftsprüfungsunternehmen Ernst & Young im Mai 2010 vorgestellt hat, wollen die 300 befragten Manager vor allem bei den medizinischen Verbrauchsgütern Geld sparen, aber auch Personal abbauen: Insgesamt 39 Prozent von ihnen gaben an, die Zahl der Beschäftigten in der Pflege oder der Verwaltung reduzieren zu wollen. Immerhin jedes fünfte Krankenhaus hat sogar vor, weniger Ärzte zu beschäftigen.

Offenbar nicht bewusst ist den Managern, dass noch großes Sparpotenzial in den Lampen und Leuchten ihrer Häuser steckt. Dabei sind die Hauptenergieverbraucher einfach zu identifizieren. Ein umfassender Energy Scan für Krankenhäuser, den Industriepartner anbieten, nimmt den Energieverbrauch einer Klinik in allen Bereichen unter die Lupe und listet als Ergebnis alle Beleuchtungssysteme auf, die im Gebäude Strom verbrauchen. So lässt sich leicht erkennen, welche Lampen und Leuchten den größten Stromverbrauch haben. Dabei muss der Verbrauch immer in Beziehung zur Brenndauer gesetzt werden. Je mehr Stunden eine Leuchte mit hohem Stromverbrauch leuchtet, desto mehr Einsparpotenzial bietet sie. Ein angenehmes Nebenprodukt dieses Scans: Die Bestandsaufnahme können die Kliniken auch verwenden, um die Vorgabe der ab 1. September 2009 verschärften Energieeinsparverordnung der Europäischen Union (ENEV) zu erfüllen, und die energieverbrauchenden Geräte vollständig aufzulisten.

Eine gemeinsame Studie von Gfk, Fraunhofer-Institut und TU München zeigt, dass sich ein solcher Scan für zahlreiche Krankenhäuser lohnen würde. Danach fanden sich zum Zeitpunkt der Untersuchung vor allem Leuchtstofflampen und Kompaktleuchtstofflampen – auch als Energiesparlampen bekannt – im Portfolio deutscher Krankenhäuser, außerdem Halogenstrahler und herkömmliche Glühlampen. Stromfresser Nummer eins ist dabei zwar eindeutig die Glühlampe, aber auch Leuchtstofflampen können eine schlechte Energiebilanz haben – je nachdem, um welches Modell es sich handelt.

Welche Einsparungen ein Krankenhaus mit einer Modernisierung erreicht, hängt natürlich stark davon ab, bis zu welchem Grad es zu modernisieren bereit bzw. in der Lage ist. So führt der Austausch aller Leuchten zum deutlichsten Effekt – vor allem, wenn gleichzeitig ein intelligentes Steuerungssystem eingebaut wird (siehe Kapitel 6.3.5). Aber auch mit kleinen Maßnahmen sind schon große Verbesserungen möglich (Abb. 6.4).

Ein Krankenhaus spart zwar mit jeder Lampe, die es austauscht, die größten Einsparmöglichkeiten aber bietet die Kombination von Lampenaustausch und Installation von Lichtsteuerungssystemen: mögliche Einsparungen summieren sich auf bis zu 75 Prozent.

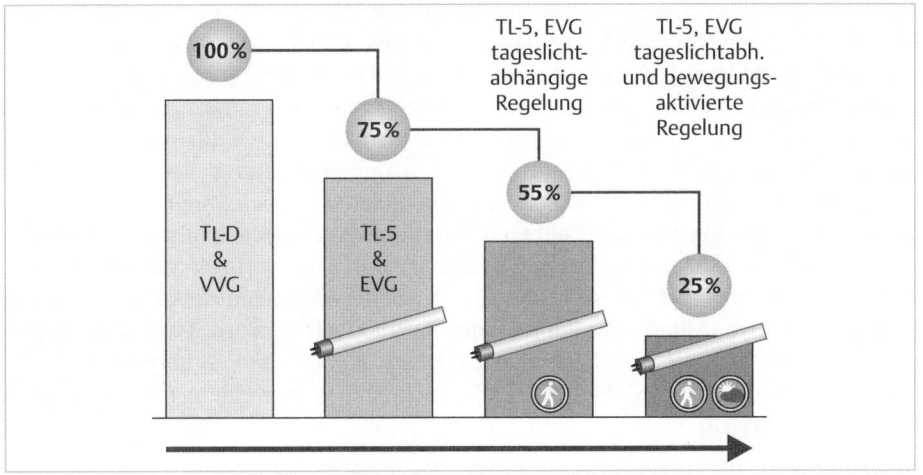

Abb. 6.4   Energieeinsparung durch intelligente Beleuchtungstechnik (Philips).

6.3.2   Die schnellste Art zu sparen: Lampen austauschen

Lampen auszutauschen ist die einfachste Art, den Energieverbrauch im Krankenhaus zu optimieren. Vor allem, wenn sich noch konventionelle Glühlampen in den Fassungen befinden, sollten diese schnellstmöglich durch effizientere Alternativen ausgewechselt werden. Die derzeit gängigste Möglichkeit ist, Energiesparlampen oder LED-Lampen einzusetzen. Denn diese können schon bis zu 80 Prozent der Energie im Vergleich zu herkömmlichen Lösungen einsparen.

Bei üblicherweise montierten Leuchtstofflampen hängt der Energieverbrauch entscheidend vom Modell ab. Sind diese noch mit konventionellen Vorschaltgeräten ausgestattet, liegt ihr Verbrauch nicht substanziell unter dem von herkömmlichen Glühlampen. Nur, wenn ein elektronisches Vorschaltgerät (EVG) integriert ist, werden Stromkosten deutlich gesenkt.

Derzeit sind der Studie von Gfk, Fraunhofer-Institut und TU München zufolge Leuchtstofflampen das in Kliniken am meisten eingesetzte Leuchtmittel: Insgesamt produzieren sie 75 Prozent der gesamten Lichtmenge, die in deutschen Klinikgebäuden erzeugt wird. Auch hier kann gespart werden: werden alte Modelle mit konventionellen Vorschaltgeräten (KVG) durch neue mit elektrischen Vorschaltgeräten ausgetauscht, sind Einsparungen von bis zu 25 Prozent möglich. Die Installation von elektronischen Anwesenheitsmeldern und Tageslichtregelungssystemen führt zu weiteren Einsparungen von 30 Prozent.

Sowohl bei Glühlampen als auch bei Kompaktleuchtstofflampen empfiehlt sich ein Austausch durch die jüngste Entwicklung auf dem Beleuchtungsmarkt, der LED-Technologie. Wie Energiesparlampen können auch LED-Lampen, etwa Retrofit-LEDs, einfach in die bereits vorhandenen Fassungen geschraubt werden. Für das Klima ergeben sich durch eine Retrofit-Lampe bis zu 86 kg weniger CO_2 pro Jahr. Wie moderne Energiesparlampen mit elektrischem Vorschaltgerät verbrauchen die Leuchtdioden bis zu 80 Prozent weniger Energie als herkömmlichen Glühlampen, haben dafür aber mit bis zu 68 Lumen pro Watt eine höhere Lichtausbeute. Denn im Gegensatz zu einer Glühlampe wandeln sie Strom fast ohne Wärmeverlust direkt in Licht um. Die Anschaffungskosten von LEDs liegen derzeit zwar noch über denen der meisten anderen Lampen, ihre Brenndauer von bis zu 50 000 Stunden gleicht die höheren Investitionskosten jedoch mittelfristig wieder aus. Zudem übertreffen sie die älteren Alternativen durch ihre geringen Wartungskosten. Besonders gut einsetzbar sind sie in allen Bereichen der Allgemeinbeleuchtung – etwa in Patientenzimmern, Mitarbeiterräumen oder Behandlungszimmern. Dass LED-Lampen ein kaltes und damit für diese Räume ungeeignetes Licht abgeben, ist übrigens ein nicht mehr zutreffendes Vorurteil. Moderne LEDs leuchten in warmweißem, mit Glühlampen vergleichbarem Licht.

6.3.3 Leuchten tauschen bietet zusätzliches Potenzial

Noch größere Effekte kann ein Haus erzielen, wenn es nicht nur einzelne Lampen, sondern auch die Leuchten tauscht. Das kann in einigen Fällen deswegen nötig sein, weil sich Lampen nicht einzeln auswechseln lassen, wie beispielsweise bei bestimmten zusammenhängenden Deckensystemen. Hier muss das gesamte System ausgetauscht werden. Auch wenn die Investitionskosten zunächst hoch sind, amortisieren sie sich auch in einem solchen Fall in der Regel innerhalb weniger Jahre. Denn zum einen strahlt ein typisches Deckenbeleuchtungssystem, wie es derzeit noch in vielen Krankenhäusern zu finden ist, in der Regel mit alten und ineffizienten Leuchtstofflampen. Zum anderen beleuchtet es oftmals große Räume wie Korridore, Wartebereiche oder Eingangshallen – und das meist rund um die Uhr. Energieintensive Systeme mit langen täglichen Brenndauern bieten die größten Einsparpotenziale.

Zudem verbessern LEDs, die solch ein System im Idealfall ablösen, die Lichtqualität. Werden z. B. in einem Flur Leuchtstofflampen mit elektrischem Vorschaltgerät durch die Lux-Space-LED-Leuchten ersetzt, wird der Gang nach der Sanierung genauso hell ausgeleuchtet. Bei einer zudem erheblich angenehmeren Atmosphäre sparen die LEDs in diesem Beispiel 60 Prozent der Energie und 36 kg CO_2 pro Jahr je Leuchte ein. Die Investitionskosten amortisieren sich – abhängig vom konkreten Projekt – in einem Zeitraum von 2 – 4 Jahren. Die Lebensdauer der LEDs jedoch liegt weit darüber.

6.3.4 Lichtsteuerungssysteme

Einen absoluten Spitzenwert eingesparter Energie erzielen Krankenhäuser durch die zusätzliche Installation eines intelligenten Lichtmanagementsystems. Denn neben ökologisch ineffizienten Lampen und Leuchten wird Energie dadurch verschwendet, dass mehr Licht erzeugt als tatsächlich gebraucht wird. So muss ein Flur nicht zu 100 Prozent beleuchtet sein, wenn dort niemand entlanggeht. Auch macht es wenig Sinn, dass Leuchten bei direkter Sonneneinstrahlung neben einem lichtdurchfluteten Fenster in Betrieb sind.

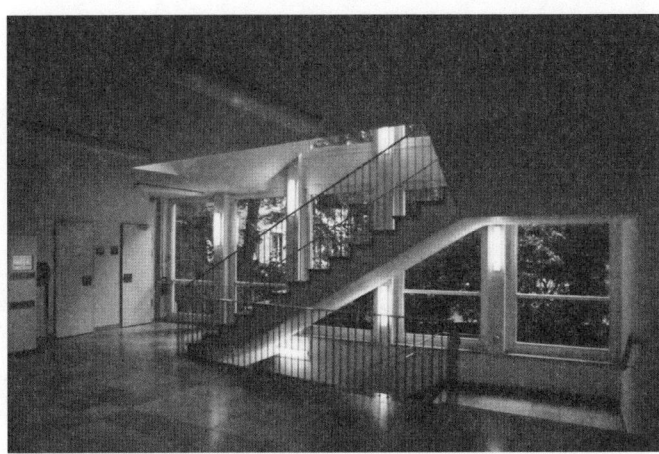

Abb. 6.**5**   Mit intelligenter Steuerung kann künstliches Licht auf Tageslichtschwankungen angepasst werden (Philips).

Interaktive Lichtregelungen sorgen dafür, dass jede Räumlichkeit immer so stark beleuchtet ist, wie tatsächlich benötigt. Sie erreichen diese bedürfnisabhängige Beleuchtung durch den Einsatz verschiedener Technologien: Eine der bekanntesten ist der Bewegungssensor. Dieser reagiert auf die Bewegung in einem definierten Bereich und schaltet dort die Beleuchtung an oder aus, beziehungsweise regelt sie heller oder dunkler. Für die Tageslichtkoppelung wird natürlich einfallendes Tageslicht mittels eines deckenmontierten Lichtsensors gemessen. Die künstliche Beleuchtung im Raum wird auf die natürliche Lichtmenge angepasst. Weitere Technik kann zudem dafür sorgen, die Beleuchtung zu bestimmten Zeiten zu dimmen oder ab- und anzuschalten. Und um Wartungs- und Betriebskosten effizient zu kontrollieren, misst ein Lichtsteuerungssystem konstant die Leistung aller Lampen im Gebäude. Mit diesen Werten können zum einen die Energiekosten pro Bereich exakt berechnet, zum anderen Wartungsarbeiten effektiv geplant werden. Die Daten eines solchen Systems werden nicht durch störende Kabel übertragen, sondern durch moderne Regeltechniken wie Infrarot-Fernsteuerungen, wandmontierte Transmitter oder sogar Schnittstellen zu PC oder Telefon.

Allein durch die Lichtsteuerung können fensternahe Leuchten bis zu 50 Prozent weniger Energie verbrauchen, weiter vom Fenster entfernte bis zu 20 Prozent. Bewegungsmelder können die Brennstunden eines durchschnittlichen deutschen Krankenhausbetriebs um bis zu 8000 Stunden im Jahr reduzieren. Diese nachhaltigen Lösungen setzen allerdings aufwendige Umbauten in bestehenden Gebäudestrukturen voraus. Die damit verbundenen Investitionskosten mögen diese Lösungen doch eher nachrangig erscheinen lassen. In jedem Fall aber sollte Lichtsteuerung bei der Planung neuer Gebäude unbedingt Berücksichtigung finden. Insgesamt kann solch ein intelligentes und umfassendes Beleuchtungssystem die verbrauchte Energie um bis zu 75 Prozent reduzieren (Abb. 6.**5**).

6.4 Mit Licht Untersuchungserfolge verbessern – Ambiscene

Moderne Lichtkonzepte sparen nicht nur, sie steigern auch Qualität und Effizienz. Licht kann Arbeitsabläufe optimieren, Untersuchungserfolge verbessern und damit auch Zeit und Kosten sparen. Das erreicht beispielsweise Ambiscene (Philips). Es handelt sich um ein Beleuchtungssystem, das Räume sowohl in unterschiedlichen Farben als auch mit unterschiedlicher Intensität beleuchten kann.

Solch ein Farbspiel lohnt sich bei Untersuchungen wie der Computertomografie, der Mammografie oder der Magnetresonanztomografie. Denn Ambiscene fördert Entspannung während der für den Patienten meist stressigen Untersuchung. In entspannterem Zustand kommt es zu weniger Patientenbewegung, was die Bildqualität verbessert und die Anzahl abgebrochener Untersuchungen verringert. Auch können Ärzte Ambiscene einsetzen, um mit Patienten zu kommunizieren, mit denen sprachliche Kommunikation schwierig ist. Mit Schwerhörigen oder fremdsprachigen Patienten lassen sich beispielsweise bestimmte Codes vereinbaren – etwa, bei rotem Licht die Luft anzuhalten, bei blauem wieder auszuatmen. Bei manchen Anwendern kann der Patient selbst entscheiden, welche Farbgestaltung er während der Untersuchung wünscht. Der Patient wird dadurch zu einem aktiven Teil des Prozesses und fühlt sich besser in den Ablauf integriert.

Dass auf diese Art ausgeleuchtete Behandlungssituationen sowohl bei den Patienten gut ankommen als auch tatsächliche Behandlungsverbesserungen erzielen, hat 2007 die Studie „Intervention von farbigem Licht auf die Untersuchung am CT und MRT" ergeben. Befragt wurden 389 Patienten zur Wirkung des mit Ambiscene erzeugten Lichtes. Über 70 Prozent der Patienten hatten in der veränderten Atmosphäre des Raums weniger Angst vor der Untersuchung als in einem Raum ohne Ambiscene. Dass Ambiscene auch die Arbeit für das Personal erleichtert, bestätigten die 22 befragten Mitarbeiter. Sie gaben an, dass ihnen die Arbeit um rund ein Drittel leichter von der Hand ging.

Technisch kombiniert Ambiscene eine einheitliche Raumbeleuchtung mit farbdynamisch steuerbaren Lampen oder Leuchten. Das Raumlicht strahlt eine speziell entwickelte LED-Downlight ab, welches technologiebedingt bis zu 10 Jahre wartungsfrei in MR-Räumen eingesetzt werden kann. Für die Farbwechsel wird eine Technik genutzt, bei der dimmbare farbige Lampen den Farbwechsel erzielen. Die drei Grundfarben Rot, Grün und Blau laufen langsam ineinander über und können somit alle Farben des gesamten Farbspektrums erzeugen (Abb. 6.**6**).

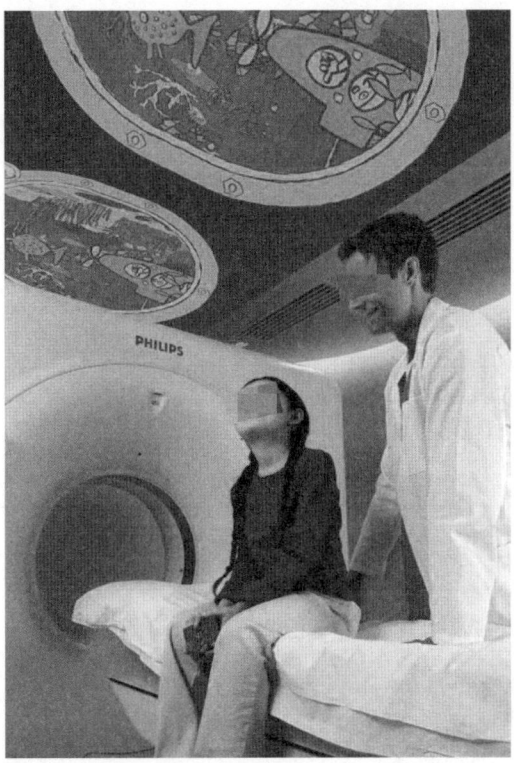

Abb. 6.**6**   Ambiscene beruhigt Patienten während belastender Untersuchungen (Philips).

6.5   LED – die Technologie der Zukunft

Obgleich LEDs schon seit über 30 Jahren einen festen Platz im täglichen Leben haben – in den Displays von Taschenrechnern, den Tankanzeigen im Auto oder als Stand-by-Anzeige im Fernseher – werden sie als Lichterzeuger erst seit wenigen Jahren wahrgenommen. Und in der Tat sind sie erst seit Kurzem aus dem Bereich spezieller Lichtanwendungen in die allgemeine Beleuchtung vorgedrungen. Seitdem aber revolutionieren sie die Beleuchtung. Denn LED-Technik hat gegenüber herkömmlicher Beleuchtungstechnik eine ganze Reihe von Vorteilen. Keine andere Leuchte ist so effizient, wartungsarm und langlebig wie die aus Halbleitern hergestellten Dioden. Bis zu 50 000 Stunden produzieren LED-Lampen heute schon Licht und verbrauchen bis zu 80 Prozent weniger Energie als herkömmliche Glühlampen. Zwar liegt ihr Energie-Einsparpotenzial ungefähr auf dem Niveau moderner Leuchtstoffröhren und Energiesparlampen, doch ihre deutlich längere Lebensdauer und andere Kriterien in der Ökobilanz machen sie schon heute immer häufiger zum Leuchtmittel der Wahl. Die für die LED-Technologie bereits heute absehbaren weiteren Effizienzsteigerungen werden zukünftig keinen Weg mehr an der LED vorbeiführen lassen. Zudem eröffnen LEDs neue Möglichkeiten für die lichtarchitektonische Raumgestaltung. Leuchtdioden sind kleiner als traditionelle Lichtquellen und bieten daher mehr Designspielraum. Sie leuchten in Millionen Farbvarianten, sind dimmbar, digital steuerbar und damit maximal flexibel. Mit LED-Lösungen kann die Beleuchtung in einem Raum in Sekundenschnelle so geändert werden, wie es gerade gewünscht ist.

Wurden LEDs in der Vergangenheit vornehmlich zur Erzeugung farbigen Lichtes eingesetzt, sind sie heute in der Lage, überall dort mitzuhalten, wo weißes, also das Nutzlicht der Allgemeinbeleuchtung gefordert ist. Sie erzeugen – je nach Anwendung – warmweißes, gemütliches oder tageslichtähnliches, aktivierendes Licht. Eine der revolutionärsten Entwicklungen der LED-Technologie sind die Anlagen, die öffentliche Plätze, Straßen oder Gebäude beleuchten. Hier ermöglichen die LEDs einerseits eine ökologische und sichere Beleuchtung, können aber zusätzlich vielseitige Stimmungseffekte erzeugen. Sie machen es möglich, die Beleuchtung mit dem Wetter und der Jahreszeit oder zu einem bestimmten Anlass zu verändern – und all das bei einem Bruchteil des Energieverbrauchs herkömmlicher Beleuchtungstechnik.

Eine konkrete und besonders effiziente Lösung ist die „City Sprit LED" (Philips). Sie beleuchtet sowohl Straßen, Wege als auch öffentliche Plätze. Dort werden heute meistens Quecksilberdampflampen verwendet, die über 70 Prozent mehr Energie verbrauchen als das auf LED-Technologie basierende System. Auch hier vermittelt das Licht der LEDs deutlich mehr Sicherheitsgefühl als das herkömmlicher Natriumdampflampen, denn im Gegensatz zu den alten, gelblich leuchtenden Lampen strahlen LEDs hier in hellem Weiß und lassen so auch Farben erkennen. Da sich LEDs – im Gegensatz zu klassischen Systemen der Außenbeleuchtung – problemlos dimmen lassen, eignen sie sich auch für „intelligente" Außenbeleuchtung: Bewegungsmelder registrieren, wenn eine Person naht und Licht benötigt. Das Licht wird entsprechend heller. Ist niemand unterwegs, wird abgedimmt und die dann unnötige Beleuchtung sowie der Stromverbrauch reduziert.

Wie für die LED-Lampen im Innenbereich sind auch die Module der City-Sprit-Anlage wartungsarm und langlebig. Sie leuchten 50 000 Stunden – Quecksilberdampflampen nur rund 10 000 Stunden – und können dann problemlos durch neue Module ersetzt werden. Dazu muss nur eine einzige Halterung gelöst werden. Dieses sogenannte „LEDgine-Prinzip" ermöglicht zudem, dass – sollte die Entwicklung der LED-Technologie weiter so schnell voranschreiten – die heutigen Module in Zukunft problemlos durch modernere, noch effizientere ausgetauscht werden können (Abb. 6.**7**).

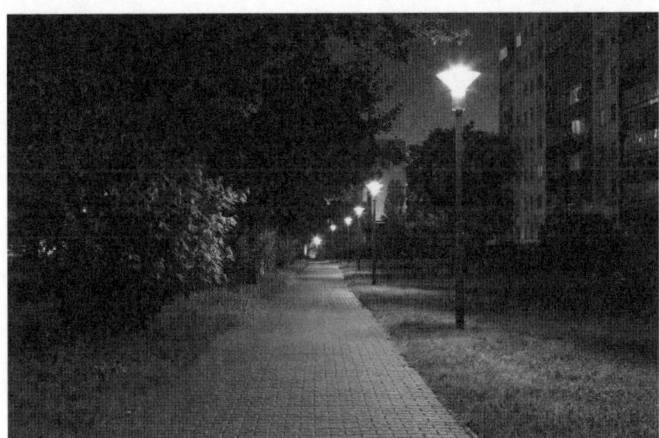

Abb. 6.7   LED im Einsatz bei der „sparsamen" Außenbeleuchtung (Philips).

6.6   Fazit und Ausblick

Wirtschaftlichkeit und Nachhaltigkeit sind wichtige Motivatoren für Kliniken, ihren Energieverbrauch zu senken. Denn dieser kann in einem Krankenhaus – einem 24-Stunden-Betrieb mit großer Fläche und vielen elektrischen Geräten – an den Verbrauch einer kleinen Stadt heranreichen. Dabei kann sich besonders lohnen, die Beleuchtung zu modernisieren, denn Licht ist für viele Kliniken einer der größten Stromfresser. Knapp 400 000 Kilowattstunden Strom verbraucht die durchschnittliche, 16 400 m² große, deutsche Klinik jedes Jahr allein für die Beleuchtung.

Bei der Beleuchtung können Krankenhäuser oftmals leicht und effektiv sparen. Denn die Beleuchtungstechnologie hat in den vergangenen Jahren enorme Fortschritte erzielt. Bereits der Austausch einzelner Lampen kann zu erheblichen Einsparungen führen. So amortisieren sich Investitionskosten bei einem reinen Lampenaustausch schon innerhalb weniger Monate, bei einem Leuchtenaustausch – je nach konkretem Fall – innerhalb weniger Jahre. Denn zum einen senkt moderne Beleuchtungstechnologie den laufenden Energieverbrauch, zum anderen aber auch Wartungs- und Folge-Investitionskosten. Moderne Lampen sind nämlich nicht nur energieeffizient, sondern auch robuster und langlebiger als konventionelle Lösungen. Weitere Einsparungen lassen sich durch die intelligente Planung von Wartungsarbeiten sparen. So bietet es sich an, mit dem Austausch einer Lampe nicht erst zu warten, bis sie defekt ist, sondern gemäß einem geplanten Wartungszyklus Lampen-Gruppenwechsel vorzunehmen und dann gleich mehrere Lampen auszutauschen – selbst wenn einige von ihnen noch funktionieren. Die Betriebskosten einer Anlage können somit um bis zu 30 Prozent reduziert werden.

Damit die Aufgabe der Lichtmodernisierung nicht abstrakt bleibt, empfiehlt sich im Vorfeld ein „Energy Scan". Bei solch einem Scan werden sämtliche Lampen und Leuchten einer Klinik auf ihren Energieverbrauch geprüft und im Ergebnis aufgezeigt, wo die Energie-Einsparpotenziale im Gebäude liegen und wie sie realisiert werden können. Lohnen kann sich ein Energy Scan schon für Kliniken, deren System erst 5 Jahre alt ist.

Eine neue Beleuchtung aber verbessert nicht nur die Ökobilanz und die monetäre Bilanz eines Krankenhauses, sondern führt in der Regel auch zu einer höheren Lichtqualität. Die wiederum kann sich positiv auf Arbeitsprozesse auswirken, die Atmosphäre im Gebäude verbessern und das Image der gesamten Klinik aufwerten. Energieeffizienz sollte schließlich nicht zulasten von Patienten, Mitarbeitern oder auf Kosten des Genesungsprozesses realisiert werden. Vielmehr sollten Krankenhäuser Lichtlösungen installieren, die für Menschen und nicht für Normen gemacht sind und das Wohlbefinden von Mitarbeitern und Patienten steigern.

Mit der richtigen Beleuchtung kann eine Klinik also nicht nur die Umwelt schonen und die eigenen Kassen entlasten, sondern zudem ihren Wettbewerbsvorteil ausbauen. Denn in Zukunft werden weder Patienten noch Mitarbeiter sich eine Klinik allein aufgrund der medizinischen Qualität aussuchen. Nachhaltigkeit, Wirtschaftlichkeit und Atmosphäre, die sie in den Räumen – vom Eingangsbereich bis hin zu Patientenzimmern, Korridoren und Behandlungsräumen – vorfinden, haben längst einen Platz im Kriterienkatalog eingenommen.

Weiterführende Literatur

Ambiscene erleichtert Aufenthalt im Krankenhaus. Case Study „Princess Alexandra Hospital, Harlow, Großbritannien. Im Internet: http://www.lighting.philips.de/projects/princess_alexandra_hospital.wpd. Stand: Oktober 2010

Ambiscene im Krankenhaus. Im Internet: http://www.lighting.philips.de/lightcommunity/trends/ambiscene/ambiscene_im_krankenhaus.wpd. Stand Oktober 2010

Energy Services. Energie einsparen. Emissionen reduzieren. Lebenszykluskosten senken. Im Internet: http://www.lighting.philips.de/lightcommunity/trends/green/energy_services/index.wpd. Stand: Oktober 2010

Fraunhofer-Institut für System- und Innovationsforschung, Lehrstuhl für Energiewirtschaft und Anwendungstechnik (IfE) Technische Universität München, GfK Marketing Services GmbH & Co. KG. Energieverbrauch des Sektors Gewerbe, Handel, Dienstleistungen (GHD) für die Jahre 2004 bis 2006. Abschlussbericht an das Bundesministerium für Wirtschaft und Technologie (BMWi) und an das Bundesministerium für Umwelt, Naturschutz und Reaktorsicherheit (BMU), Karlsruhe, München, Nürnberg, 2009. http://www.bmwi.de/Dateien/Energieportal/PDF/energieverbrauch-des-sektors-ghd-abschlussbericht,property=pdf,bereich=bmwi,sprache=de,rwb=true.pdf

Krankenhaus plus. Forschungsprojekt. Technische Universität Berlin. Im Internet: http://www.pressestelle.tu-berlin.de/newsportal/forschung/2010/tui0110_krankenhaeuser_kranken_an_energievergeudung/. Stand: Oktober 2010

Krankenhauslandschaft im Umbuch. Ernst & Young. Im Internet: http://www.ey.com/ Publication/vwLUAssets/Krankenhauslandschaft_im_Umbruch_2010/$FILE/Krankenhauslandschaft%20im%20Umbruch%202010.pdf. Mai 2010

LED-Lampen für die Wohnraumbeleuchtung. Philips Presseinformation. Oktober 11, 2010. http://www.newscenter.philips.com/de_de/standard/news/lighting/20101011 _LED-Lampen_fuer_die_Wohnraumbeleuchtung.wpd

Leyun O. LEDs in Krankenhäusern. LED-Technologie eröffnet neues Zeitalter der Beleuchtung. Alumbrado; 2010. http://www.lighting.philips.de/application_areas/healthcare/index.wpd

Philips LED-Lampen – Nachhaltigkeit bedeutet nicht Verzicht. Philips-Presseinformation. September 13, 2010. http://www.newscenter.philips.com/de_de/standard/news/ lighting/20100913_Philips_LED_Lampen_Nachhaltigkeit_bedeutet_nicht_Verzicht. wpd

Vogels I. Atmosphere Metrics: Development of a tool to quantify experienced atmosphere. In: Westerink JMDM, Ouwerkerk M, Overbeek TJM, Pasveer WF de Ruyter B, editors. Probing experience. Dordrecht: Springer; 2008: 25–41

Vogels I, De Vries M, Van Erp T. Effect of coloured light on atmosphere perception. In: Association Internationale de la Couleur (AIC). Interim Meeting in Stockholm June 15–18, 2008 Conference "Colour – Effects & Affects"

Weißes Licht für die Straßenbeleuchtung. In: Philips Pressedienst 01/10. Seite 12–15. http://www.newscenter.philips.com/pwc_nc/main/shared/assets/de/Downloadablefile/newsservice/Philips_Pressedienst_01_10.pdf

Wirkung des Lichts auf den Menschen. In: Licht Wissen, Heft 19, ISBN 978-3-926193-58-2, 2010. http://www.licht.de/de/info-und-service/publikationen-und-downloads/detailansicht/product/heft_19_wirkung_des_lichts_auf_den_menschen/bp/398/noc/1/

7 Grüne IT

P. Gocke

7.1 Definitionen

Die rasante Entwicklung der Informations- und Telekommunikationstechnologie-(ITK-) Branche, deren Produkte mittlerweile fast alle Aspekte des täglichen Lebens prägen, bedeutet auch einen stetig wachsenden Energiebedarf – sowohl in der Industrie und Wirtschaft als auch beim privaten Endverbraucher. Die Informationstechnologie galt lange Zeit als „saubere" Branche. Schließlich sorgt IT auch im Krankenhausalltag für eine nicht mehr wegzudenkende Arbeitserleichterung, indem Informationen ohne lästiges Suchen und Bereitstellen überall verfügbar gemacht werden. Auch spart IT erhebliche Archivflächen ein.

Als Antwort auf die mit dem IT-Betrieb verbundenen teilweise erheblichen Energiebedarfe hat die Branche in den letzten Jahren mit einer „grünen IT"-Offensive reagiert. Es hat sich zu einem regelrechten Boomthema entwickelt. Erste grüne Ansätze erreichten die europäische Informationstechnologie spätestens im Jahr 2003, als die „Energy Star" Produktkennzeichnung der US-amerikanischen Umweltschutzbehörde EPA (Environmental Protection Agency) für energiesparende Geräte durch eine EU-Verordnung (2003/269/EC) auch in Europa offiziell eingeführt wurde. Mittlerweile werden sogar Ausbildungen zum „Green IT Manager" angeboten (Wirtschaftsförderungsinstitut der Wirtschaftskammer Wien, http://www.wifiwien.at/default.aspx/Kurse/@/menuId/1137/).

Unter dem Stichwort „Green IT" versteht man heute Bestrebungen, die Nutzung von Informationstechnik (IT) über deren gesamten Lebenszyklus hinweg – von der Produktion der Komponenten über deren Verwendung bis zur Entsorgung – umwelt- und ressourcenschonend zu gestalten.

7.2 Bedeutung

Die zunehmende Verbreitung von Informations- und Kommunikationstechnik verschlingt weltweit immer größere Mengen an Energie. Mittlerweile entstehen 2 Prozent der weltweiten CO_2-Emissionen allein bei Herstellung, Betrieb und Verschrottung von

IT-Geräten. Dieser Wert ist in etwa vergleichbar mit der CO_2-Bilanz des weltweiten Flugverkehrs.

Wie wichtig Green-IT-Ansätze in diesem Zusammenhang sind, verdeutlicht die Studie „Abschätzung des Energiebedarfs der weiteren Entwicklung der Informationsgesellschaft" des Fraunhofer-Instituts für Zuverlässigkeit und Mikrointegration (Fraunhofer IZM) und des Fraunhofer-Instituts für System- und Innovationsforschung (Fraunhofer ISI). Diese Studie untersucht im Auftrag des Bundesministeriums für Wirtschaft und Technologie (BMWI) unter anderem den Energieverbrauch der IT. Der Bericht geht davon aus, dass heute die IT etwa 10 Prozent des gesamten Strombedarfs beansprucht. Der Wert wird sich voraussichtlich bis zum Jahr 2020 auf 30 Prozent steigern.

Die Studie selbst berücksichtigt dabei sowohl privat als auch gewerblich betriebene IT. Im Bereich der gewerblich betriebenen IT entsteht ein großer Teil des Energieverbrauchs im Bereich der Rechenzentren. Die Experten haben ermittelt, dass im Jahre 2006 der Stromverbrauch der etwa 50 000 deutschen Rechenzentren 2006 bei 8,67 Terawattstunden (TWh) lag, was der Jahresproduktion von 3 mittelgroßen Kohlekraftwerken entspricht. Für 2010 wurde ein Stromverbrauch der Rechenzentren von 12,9 TWh prognostiziert.

Der deutsche Branchenverband BITKOM (Bundesverband Informationswirtschaft, Telekommunikation und neue Medien e.V.) hat auch auf Basis solcher Ergebnisse bereits mehrere Initiativen und Studien zu Green IT initiiert. Green IT war dadurch 2008 ein zentrales Thema der Computermesse CeBIT, mit einem Green-IT-Führer, einem Green-IT-Dorf und einem entsprechend ausgerichteten Kongress- und Ausstellungsprogramm.

Die Reduktion der exponentiell steigenden Betriebskosten (Energieversorgung, aber auch Kühlung) für die stetig wachsenden Rechenzentren ist bereits eine starke Motivation für Green IT. Green IT bedeutet aber mehr als nur eine Konzentration auf die Entwicklung von energieeffizienteren Produkten. Neben der Senkung des Energieverbrauchs sowohl bei der Produktion eines IT-Geräts als auch bei dessen Nutzung ist die Vermeidung schädlicher Substanzen (beispielsweise Blei oder Brom) aus dem Produktionsprozess ein weiteres Ziel. Hier gilt prinzipiell schon seit Längerem die EG-Richtlinie 2002/95/EG zur Beschränkung der Verwendung bestimmter gefährlicher Stoffe in Elektro- und Elektronikgeräten. Diese Richtlinie regelt die Verwendung von Gefahrstoffen in Geräten und Bauteilen. Sie, sowie die jeweilige Umsetzung in nationales Recht, wird zusammenfassend mit dem Kürzel RoHS (engl.: Restriction of [the use of certain] hazardous substances; deutsch: „Beschränkung [der Verwendung bestimmter] gefährlicher Stoffe") bezeichnet. Nicht überwundene technische Hürden bei der Suche nach adäquaten Ersatzwerkstoffen und der Aspekt von oftmals erheblichen Mehrkosten haben zufriedenstellende Ergebnisse bislang allerdings verhindert.

Damit stehen also 2 Themen im Vordergrund: zum einen der Energieeinsatz bei der Produktion und der Nutzung von Hardware, beispielsweise Computern, Monitoren, Dru-

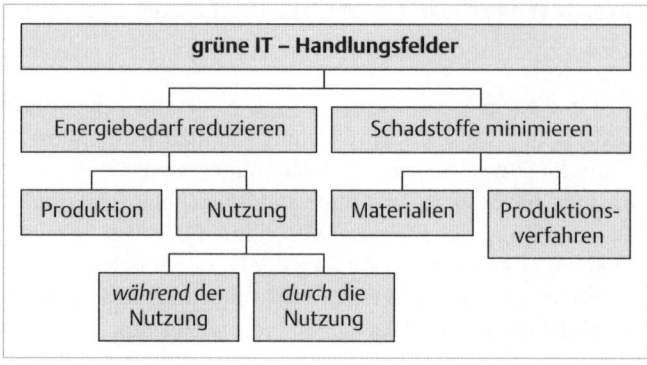

Abb. 7.1 Green IT – Handlungsfelder.

ckern, aber auch von TV-Geräten und (Mobil-)Telefonen, und zum anderen die verwendeten Materialien und Produktionsmittel. Ersteres erfährt eine weitere Unterscheidung zwischen der Energieeinsparung *während* der Nutzung von IT (z.B. Niedrigenergie-Notebooks) und der Energieeinsparung *durch* dessen Nutzung (z.B. Ersetzen von Dienstreisen durch Videokonferenzen), mit anderen Worten: es geht einerseits um die Verwendung von energieeffizienteren IT-Produkten (green *in* IT) und andererseits um die Emissionsreduzierung durch die Anwendung von IT-Geräten (green *through* IT). Letzteres schließt insbesondere die Schadstoffthematik mit ein, also ob schädliche Stoffe in der Produktion anfallen oder ob Gifte wie Blei oder Brom im Endprodukt enthalten sind und bei dessen Betrieb oder Entsorgung freigesetzt werden.

Abb. **7.1** fasst die Handlungsfelder, die sich für „Green IT" ergeben, noch einmal zusammen.

7.3 Green IT im Krankenhaus

Die IT-Adoptionsraten im Gesundheitswesen liegen derzeit über der allgemeinen IT-Adoptionsrate und machen den Energiebedarf insbesondere in Krankenhäusern, die auf IT-Unterstützung ihrer Prozesse setzen, besonders spürbar. Nach der Einführung einer flächendeckenden elektronischen Patientenakte und der Umstellung der Telefonie-Technik auf die moderne Voice-over-IP-Technik sowie der Implementierung eines Campus-WLAN im Rahmen seiner baulichen Erneuerung hat das Universitätsklinikum Hamburg-Eppendorf (UKE) mit seinen beiden redundant ausgelegten Rechenzentrumsstandorten einen jährlichen Energiebedarf von 1,7 Megawattstunden (MWh) allein für den Betrieb der IT-Systeme in diesen Rechenzentren. Für die Kühlung dieser Anlagen fällt noch einmal die gleiche Leistung an. Die zusätzlich zu betreibenden peripheren Technikräume ergeben in Summe einen Energiebedarf von weiteren 1,5 MWh, insgesamt also 4,9 MWh. Dabei kommen durchweg Komponenten zu Einsatz, die jünger als 3 Jahre und damit entsprechend energieeffizient sind (Tab. 7.1).

Tabelle 7.**1**   Energiebedarf zentraler Infrastruktur.

Zentrale Infrastruktur	Energiebedarf
Rechenzentrum, 2 Standorte	1,7 MWh
Klimatisierungsaufwand	1,7 MWh
periphere Technikräume, n = 120	1,5 MWh
Summe:	4,9 MWh

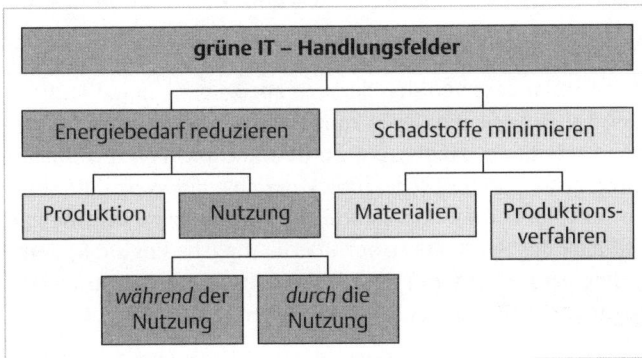

Abb. 7.**2**   Green IT – Handlungsfelder im Krankenhaus (grau).

Im Krankenhaus liegen nicht alle Green-IT-Handlungsfelder in der eigenen Verantwortung, da beispielsweise auf sämtliche mit der Geräteproduktion zusammenhängenden Themen nur indirekt Einfluss genommen werden kann (siehe Kapitel „Grüner Einkauf", S. 116 ff).

Der Energieverbrauch im Betrieb allerdings lässt sich direkt beeinflussen, in Abb. 7.**2** sind die damit verbleibenden Handlungsfelder in Grau dargestellt.

7.3.1   Einsparpotenzial Nr. 1 – der Rechenzentrumsbetrieb

Als die größten Stromfresser in der IT-Branche gelten die Rechenzentren (RZ) und die Server. Ihre vor allem bei Verwendung moderner Blade-Center erreichte Energiedichte und damit ihr Kühlungsbedarf steigen stetig an. Inzwischen verschlingen die Servergeräte in den Rechenzentren die Hälfte des gesamten Stromverbrauchs, die andere Hälfte wird für die benötigte Infrastruktur wie zum Beispiel unterbrechungsfreie Stromversorgung, Stromverteilung, Kühlung und ähnliches benötigt. An dieser Stelle anzusetzen verspricht damit die größten Effekte.

Rechenzentrumseffizienz

Ein wichtiger Aspekt der Green IT, der hohe Optimierungspotenziale bietet, ist somit die Rechenzentrumskühlung. Das Marktforschungsinstitut Gartner hat in Studien erhoben, dass zwischen 35 und 50 Prozent der gesamten Energiekosten eines Rechenzentrums für die Kühlung aufgewendet werden. In den kommenden Jahren erwarten Gartner und International Data Corporation (kurz IDC) einen Kostenanteil, der deutlich über die 50-Prozent-Marke hinausgehen wird, wenn Rechenzentrumsbetreiber, Facility- und IT-Verantwortliche diesem Trend nicht durch rechtzeitige thermische Optimierung und eine Erhöhung der Kühlungseffizienz entgegensteuern. Gartner hat hierzu 11 Best Practices zusammengestellt, die die folgenden Maßnahmen umfassen und möglichst bereits bei der Planung eines Rechenzentrums berücksichtigt werden sollten:

1. Die Abdichtung von Kabelöffnungen, Rohrleitungen …

   … und weiteren Einlässen in Doppelböden, an denen unkontrolliert gekühlte Luft entweicht. Bis zu 10 Prozent des aufgewendeten Energieverbrauchs für die Kühlung lassen sich so einsparen.

2. Die Versiegelung von unbelegten Höheneinheiten in Racks.

   Hierdurch soll verhindert werden, dass von den Servern abgegebene heiße Luft zur vorderen Rackregion in den Kaltgang rezirkulieren kann. Dafür empfiehlt sich die Verwendung von Blindblenden (blanking panels), die an den Rackprofilen angebracht werden. Neben einer dadurch erreichten Abscheidung von Kalt- und Warmluftbereichen in Rackumgebungen verhindert diese Maßnahme eine Bildung von Wärmenestern an den Racks und bewahrt die Hardware so vor überhitzungsbedingten Systemstörungen oder gar Ausfällen. Laut Gartner lässt sich die Lufttemperatur durch den Einsatz von Blindblenden durchschnittlich um 5,6 Grad senken.

3. Nicht effiziente Kühlungssysteme ersetzen.

   Ältere Klimaanlagen funktionieren noch nach dem Prinzip, dass die Kühlung von Serverräumen und die Entfeuchtung der Luft getrennt geregelt werden. Hier gilt es, diese Vorgänge synchronisiert zu regeln und ggf. veraltete Anlagen aufzurüsten oder auszutauschen.

4. Platz im Doppelboden schaffen.

   Die erzeugte Kühlluft wird in der überwiegenden Zahl der in Deutschland in Betrieb stehenden Datacenter durch den Doppelboden zu den Racks geführt. Ganze Bündel von Daten- und Versorgungskabeln, die durch den Doppelboden geführt werden, stellen eine Behinderung des Kühlluftstroms dar und vermindern den Kühlluftdruck und die Strömungsgeschwindigkeit. Infolgedessen müssen die Kühlanlagen mit hohen Lasten gefahren werden, um eine ausreichende Kühlluftversorgung sicherzustellen. Dieses wirkt sich natürlich erheblich auf den Energieverbrauch aus.

5. Anordnung der Racks nach dem Kalt-/Warmgang-Prinzip.

   In konventionellen Datacentern sind die Racks häufig noch nach dem „Klassenzimmer-Prinzip" angeordnet, d.h. die hintere Rackreihe ist jeweils an der Rückseite des voranstehenden Racks platziert. Ein Nachteil dieser Anordnung besteht darin, dass die Hardware in den hinteren Rackreihen die Warmluft der vorderen Rackreihen ansaugt und dadurch zu überhitzen droht, was zu Systemstörungen oder gar zu Ausfällen führen kann. Demnach verlangt ein zeitgemäßes und kühlungseffizientes

RZ-Design eine Kalt-/Warmgang-Anordnung, bei der sich die Rackfronten bzw. Rackrückseiten direkt gegenüberstehen.

6. Überwachung der Umgebungsparameter per Sensorik.
Um Wärmenester oder kritische Kühlungsbereiche identifizieren und diese Bereiche thermisch optimieren zu können, empfiehlt Gartner den Einsatz von Temperatursensoren, die sinnvoll an den Racks platziert werden.

7. Die Kaltgang-Einhausung im Rechenzentrum.
Die aktive Hardware in den Racks saugt die kalte Luft an der Rackfront an und gibt diese nach erfolgter Kühlung an der Rackrückseite als heiße Luft in den Warmgang ab. Fatalerweise steigt die Warmluft dort am hinteren Rackkorpus auf und strömt darüber hinweg wieder zur Rackfront in den Kaltgang zurück. Ebenso kann die Warmluft durch nicht abgedichtete Höheneinheiten im Rack oder an den beiden Flanken des Schrankes in den gekühlten Bereich rezirkulieren. Hierüber findet ein thermischer Aufschaukelungsprozess statt, der sukzessive zu einer Temperaturerhöhung im kalten Gang führt. Konventionell wird dieser Hitzeentwicklung nur durch eine Erhöhung der Leistung der Kühlanlagen entgegengewirkt, was zu einem immens hohen Energieverbrauch führt. Essenziell ist es aus Sicht von Gartner und gemäß den Leitlinien für energieeffiziente Rechenzentren der BITKOM heute daher, die Warmluft einfach hermetisch vom Kaltgang zwischen den Rackfronten abzuschirmen. Diese Abtrennung lässt sich entweder über eine komplette bauliche Kaltgang-Einhausung oder mittels eines Kunststoffvorhangs bewerkstelligen – bei nahezu identischem Wirkungsgrad. Messungen haben ergeben, dass bei konstanter Kühlleistung der Unterschied zwischen den Temperaturen im Warm- und Kaltgang zwischen 10 und 15°C liegt. Je nach Größe und räumlichen Gegebenheiten in diversen Rechenzentren kann so die Kühlleistung der Anlagen um bis zu 30 Prozent reduziert werden.

8. Höhere Temperaturen im RZ wagen.
Jedes Grad Celsius, um das die Temperatur in einem Rechenzentrum abgesenkt wird, verursacht einen rund 5 Prozent höheren Energieverbrauch bei der Kühlung. Demnach plädiert Gartner für höhere, aber natürlich noch zulässige Temperaturen und stützt sich dabei auf eine Empfehlung der American Society of Heating, Refrigerating and Air-Conditioning Engineers (ASHRAE), wonach zeitgemäße RZ-Layouts sogar Umgebungstemperaturen von bis zu 26,6°C verkraften können. In Anbetracht der Tatsache, dass in vielen deutschen RZ immer noch Temperaturen zwischen 15 und 16°C vorherrschen, birgt diese Maßnahme gemäß der obigen Faustformel hohe Einsparpotenziale. Durch die höhere Grundtemperatur erhöht sich allerdings die Vulnerabilität des Rechenzentrums gegen Klimaanlagen-Störungen: weist ein auf 16 Grad heruntergekühlter Serverraum bei einem Klimaanlagenausfall erst nach 30–40 min Temperaturen über 42°C auf (die zur Notabschaltung der Server führen), ist dies bei einem mit 26°C betriebenen Serverraum schon nach 10–15 min der Fall.

9. Regulierbare Lüftersysteme einsetzen.
Es wird nicht zu jeder Zeit immer gleich viel Luftstrom benötigt, um die Temperaturen an den Racks konstant zu halten. Demnach kann es laut Gartner sinnvoll sein, die Kühlungsausbeute per Rack mit entsprechenden Sensoren zu erfassen und auf regelbare Lüftersysteme zu setzen, die im Bedarfsfall mit höherer oder geringer Leistung laufen.

Eine Verringerung der Geschwindigkeit oder Drehzahl bei den Lüftern um 10 Prozent kann laut Gartner bis zu 27 Prozent Energieersparnis erbringen.

10. Möglichkeit für Freiluftkühlung prüfen.
Angesichts der zahlreichen kühlen Monate mit geringen Außentemperaturen kann es für RZ-Verantwortliche sinnvoll sein, die Möglichkeit einer Freiluftkühlung zu prüfen. Je nach Lage, Größe und Eignung für diese Form der Kühlung können pro Jahr bis zu 8000 Stunden kostengünstiger gekühlt werden.

11. Ein modulares Konzept zur Kühlung wählen, ggf. effizientere Kühlmethoden.
Gekühlt sollte dort werden, wo die Hardware nach Kühlung verlangt. Demnach gilt das Konzept, ganze Rechenzentren oder Serverräume in allen Sektoren konstant auf „Wohlfühltemperatur" für die Hardware zu halten, als überholt. Methoden wie eine rackspezifische und frei skalierbare Kühlung sollten geprüft werden. Zusätzlich könnte z.B. Wasserkühlung auch im Serverbereich eingesetzt werden, um die nicht unbedeutenden Wärmemengen energiesparender abzuführen. Weitere Vorteile wären eine geringe Leistungssteigerung bei kühleren Prozessoren und eine längere Lebensdauer – wobei das Risiko, Wasser im Serverbereich als Kühlmittel einzusetzen technisch beherrscht werden muss.

7.3.2 Einsparpotenzial Nr. 2 – der Endgerätebetrieb

Laut Schätzungen werden Computer im Durchschnitt nur etwa 30 Prozent der Laufzeit genutzt. 50 Prozent der eingesetzten Energie geht als Wärme verloren, 20 Prozent verpuffen wirkungslos im Leerlauf. Weiterer Stromverbrauch ergibt sich durch das notwendige Kühlen der Geräte. Viele Betriebe achten deshalb bereits bei der Beschaffung von Computerhardware auf energieeffiziente Geräte: sogenannte „80plus" Netzteile (Gradmesser für die Energieeffizienz des Netzteils: Wirkungsgrad über 80 Prozent), stromsparende Prozessoren, stromsparend langsam rotierende Festplatten und die konsequente Verwendung von LCD-Monitoren statt CRT-Monitoren sind Standard und bedeuten neben der Stromersparnis auch eine Reduzierung der akustischen Emissionen.

Ein weiterer Ansatz ist die Verwendung sogenannter Thin Clients: diese Geräte sind aufgrund der geringen Leistungsaufnahme sehr kompakt, in der Regel lüfterlos und sparen gegenüber einem ,vollwertigen' PC bis zu ⅔ der Stromkosten ein. Die erforderliche Rechenleistung wird auf zentralen Servern erbracht, an welchen die Thin Clients als Endgeräte betrieben werden. Die dafür erforderliche höhere Leistungsfähigkeit der zentralen Server verschlechtert die Energiebilanz kaum. Nachteilig ist allerdings, dass spezielle Softwarelizenzen erforderlich werden und die zentrale Administration dieser Anwendungen einen erhöhten Aufwand darstellt, und außerdem nicht alle Anwendungen in einer solchen Umgebung betrieben werden können. Im Gegenzug erhält man eine standardisierte Endgerätekonfiguration mit deutlich erhöhter Endgerätesicherheit und eben deutlich weniger Stromverbrauch.

7.3.3   UKE-Praxisbeispiele

Welche Einsparungen lassen sich in der Praxis eines Großklinikums erzielen? Zwei konkrete Beispiele aus dem IT-Betrieb im Universitätsklinikum Hamburg-Eppendorf zeigen das realisierbare Energie-Sparpotenzial auf: die Konsolidierung der Druckerlandschaft sowie die Konsolidierung und nachfolgende Virtualisierung von Serversystemen.

Konsolidierung der Druckerlandschaft
Im Jahr 2008 hatte das UKE beschlossen, die vorhandene heterogene Druckerlandschaft zu konsolidieren und den gesamten Druckerbetrieb als Service von einem Dienstleister zu beziehen. Dies hatte zur Folge, dass sich die Anzahl der Lieferanten von vormals 41 auf einen einzigen reduzierte, die Anzahl der verschiedenen Druckermodelle von über 70 auf 5 verringerte und anstelle der vormals 3800 Drucker heute nur noch etwa 2800 Druckeinheiten verblieben sind.

Neben den reinen Effizienzgewinnen durch das erheblich vereinfachte Handling dieser Druckerlandschaft ergab sich auch eine deutliche Kostenreduktion: vergleicht man nur die verbliebenen ca. 2800 Geräte bezüglich ihrer Energieeffizienz mit den Modellen, welche sie abgelöst haben (Tab. 7.2), ergibt sich bereits eine Ersparnis von fast 200 000 Euro innerhalb der Vertragslaufzeit von 5 Jahren.

Tabelle 7.2   Energiekostenvergleich bei Konsolidierung der Printer-Landschaft: Stromkostenersparnis von 195 243,24 Euro über die Vertragslaufzeit von 60 Monaten.

Hersteller	Modell	Anzahl	Stromkosten pro kWh	Zeitraum	Unterhalts- kosten	Energy Star
HP	HP Laserjet P 3005	1639	0,19 €	60 Mon.	68 182,40 €	41,6
HP	HP Laserjet 3050	294	0,19 €	60 Mon.	12 230,40 €	41,6
HP	HP Color LJet 2605	701	0,19 €	60 Mon.	104 939,70 €	149,7
Nashuatec	D 422	102	0,19 €	60 Mon.	120 523,20 €	1181,6
Summe		**2736**			**305 875,70 €**	
Canon	LBP 3460	1639	0,19 €	60 Mon.	45 334,74 €	27,66
Canon	LBP 5360	294	0,19 €	60 Mon.	5227,32 €	17,78
Canon	IR 1024 iF	701	0,19 €	60 Mon.	48 481,16 €	69,16
Canon	IR 3225 N	102	0,19 €	60 Mon.	11 589,24 €	113,62
Summe		**2736**			**110 632,46 €**	

Server – Konsolidierung und Virtualisierung

Ein gängiger Richtwert besagt, dass rund um die Uhr laufende Server durchschnittlich nur zu 10 bis 20 Prozent ausgelastet sind. Die Serverkapazitäten selbst werden allerdings meist anhand der Betriebsspitzen ausgelegt, die jedoch nur selten erreicht werden. Ein Konzept hin zur Green IT besteht in der Konsolidierung: Dabei werden heterogene Systeme zusammengeführt und die Zahl an Servern und Rechenzentren reduziert. Im UKE werden alle betriebsrelevanten Serversysteme zentral durch den Geschäftsbereich IT in zwei Rechenzentrumsstandorten redundant betrieben. Durch die konsolidierte Aufstellung der Serversysteme und eine konsequente Standardisierung der Hardware wird eine wirtschaftliche Auslastung der Serverräume erreicht. Erst die Konsolidierung ermöglicht auch die Nutzung einheitlicher, zentralisierter Backup-Mechanismen und die effiziente Ausnutzung der zentralen Speichersysteme durch Daten-Deduplizierung (mehrfach vorhandenen Daten werde nur einmal gespeichert und soweit erforderlich referenziert) und verlustfreie Datenkompression.

Eine weitere Möglichkeit, für konsolidierte Rechenzentren zu einer besseren Kapazitätsauslastung zu gelangen, ist die Virtualisierung. Damit lassen sich Anwendungsprogramme, die bisher auf verschiedenen Rechnern verstreut liefen, in virtuellen Maschinen auf leistungsfähigen Rechnern bündeln. Das Ergebnis: Server können sehr viel höher, etwa um bis zu 50 Prozent, ausgelastet werden.

Dazu ein Beispiel: Üblicherweise werden IT-Systeme in mehreren Instanzen betrieben: ein Produktivsystem („Production"), ein Testsystem („Test/Development", für die Erprobung und Entwicklung neuer Funktionen, ohne das Produktivsystem zu gefährden) sowie ein Schulungssystem („Education", zur Schulung der Fachabteilung und für die Abnahme von Funktionalitäten mit dem Anwender).

Vorgaben der Softwarehersteller legen für die Produktivumgebung reale Hardware fest, auf welchen die Software installiert und betrieben wird. Für die Schulungs- und Test-/ Entwicklungssysteme kommt dagegen die Virtualisierung zum Einsatz: auf einem „realen" = physikalisch existierenden Hardware-Server werden mehrere sog. „virtuelle" Server betrieben. Ein virtueller Server ist nichts anderes als eine Software-Datei, die auf einem speziellen Betriebssystem ausgeführt wird und einen „echten" Server emuliert. Die Anwendungssoftware bekommt davon nichts mit: Sie verhält sich auf diesem virtuellen „Software-Server" genau so, wie sie sich auch auf einem physikalischen Hardware-Server verhalten würde. Der Vorteil besteht darin, dass auf einem echten Server parallel mehrere virtuelle Server betrieben werden können. Hierdurch lässt sich ein Effizienzgewinn erzielen, da die Hardware des „echten" Servers bis zu 80 Prozent ausgelastet werden kann (anstelle der sonst oft nur 10–20-prozentigen Auslastungen).

Im Falle der elektronischen Patientenakte des UKE ließ sich die komplette Schulungsumgebung anstatt auf 5 Hardware-Servern (7118 Watt/h) in 5 virtuellen Servern auf nur 2 physikalischen Servern (884 Watt/h) realisieren. Die 3 verschiedenen Testumgebungen werden statt auf 15 Servern (21 354 Watt/h) in 15 virtuellen Servern auf 4 phy-

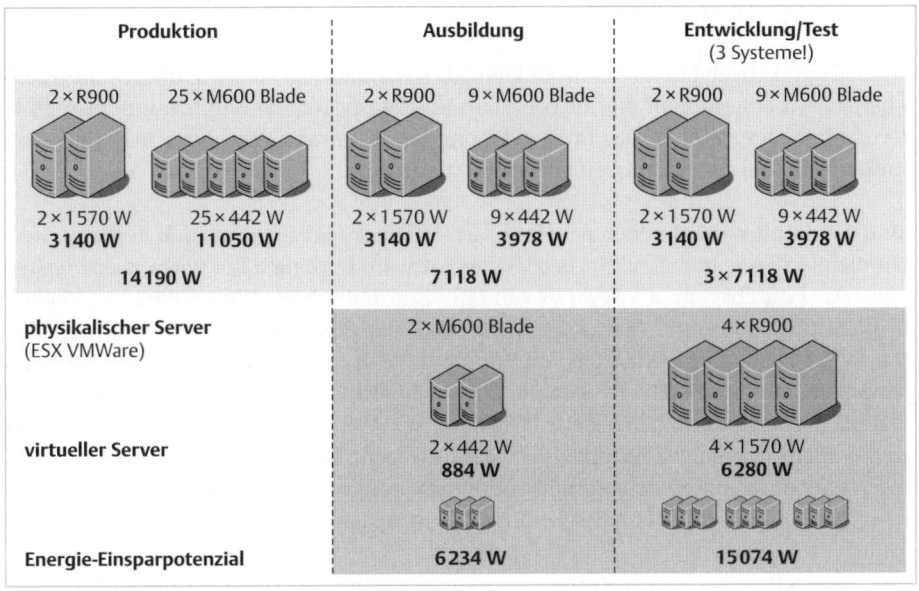

Produktion		Ausbildung		Entwicklung/Test (3 Systeme!)	
2 × R900	25 × M600 Blade	2 × R900	9 × M600 Blade	2 × R900	9 × M600 Blade
2 × 1570 W	25 × 442 W	2 × 1570 W	9 × 442 W	2 × 1570 W	9 × 442 W
3140 W	**11050 W**	**3140 W**	**3978 W**	**3140 W**	**3978 W**
14190 W		**7118 W**		**3 × 7118 W**	

physikalischer Server (ESX VMWare)		2 × M600 Blade		4 × R900
virtueller Server		2 × 442 W **884 W**		4 × 1570 W **6280 W**
Energie-Einsparpotenzial		**6234 W**		**15074 W**

Abb. **7.3**   Einsparpotenzial bei Betrieb von Education- und Testumgebung als virtualisierte Serverumgebungen.

sikalischen Servern (6280 Watt/h) realisiert. Daraus resultiert letztlich eine Ersparnis
von 6234 Watt/h (Schulungssystem) und 15074 Watt/h (Test-/Entwicklungssystem),
also insgesamt 21308 Watt/h.

Der Systemaufbau im Vergleich und die erzielten Einsparungen lassen sich Abb. 7.**3** ent-
nehmen.

Ein weiterer Vorteil virtualisierter Serverumgebungen ist die größere Flexibilität: Soft-
wareserver können schneller gestoppt und gestartet werden als physikalische Server.
Bei Ausfall eines Hardwareservers können die darauf laufenden virtuellen Server mit
nur wenigen Mausklicks aus einem Backup-Bereich auf einen anderen Hardwareserver
verschoben und dort gestartet werden. Die Software, die solche virtuellen Server auf
physikalischen Servern verwaltet, erlaubt sogar das dynamische Hinzufügen weiterer
Server zu einem IT-System zur Laufzeit des Systems – ein Mechanismus, der genutzt
wird, um IT-Systemen bei Bedarf kurzfristig mehr Ressourcen zur Verfügung stellen zu
können (ohne die Notwendigkeit, diese Ressourcen dauerhaft zuweisen zu müssen).

7.4   Fazit und Ausblick

Neben den positiven Effekten umweltbewussten Handelns hinsichtlich Image und gesell-schaftlichem Engagement gibt es vor allem Kostenaspekte, die den Ideen der Green IT Vorschub leisten. Je eher dies in der Planung der IT-Infrastruktur berücksichtigt wird, umso höher sind die erzielbaren Energieeinsparungen.

Für die Zukunft wird es neben der Hardware-Effizienz aber auch um den Beitrag gehen, den die auf dieser Infrastruktur betriebene Software bezüglich Energieeffizienz leisten kann. Das Betriebssystem Windows von Microsoft hatte beispielsweise bis zur Version XP nicht über dedizierte Mechanismen verfügt, um effizient mit Energie umzugehen. Aufgrund des hohen Marktanteils von Windows hat dies große Auswirkungen: die Ener-gienutzung auf Einzelrechnern konnte so gut wie nicht optimiert werden. In den nach-folgenden Versionen hat sich dieser Umstand seit Windows Vista geändert; mit Vista (und seinem Nachfolger, Windows 7) wird die zentrale Verwaltung des Energiema-nagements durch die Systemadministration unterstützt. Ziel ist es, das Energiemanage-ment dynamisch an die aktuellen Bedürfnisse anzupassen.

Auch die Architektur von Softwareanwendungen selbst hat einen erheblichen Einfluss auf den Strombedarf. Bei heute dominierenden browserbasierten Anwendungen (Web-anwendungen, Rich Internet Application) unterscheiden sich die Energiebedarfe deut-lich je nach eingesetzter Architektur. GWT World schätzt, dass Server bis zu 50-mal mehr Clients bedienen können, wenn moderne Ajax-(Asynchronous JavaScript and XML-) Architekturen statt klassischer Webarchitekturen eingesetzt werden. Ajax ist ein Kon-zept der asynchronen Datenübertragung zwischen einem Browser und dem Server. Die-ses ermöglicht es, HTTP-Anfragen durchzuführen, während eine HTML-Seite angezeigt wird, und die Seite zu verändern, ohne sie komplett neu zu laden. Viele Anwendungen von Ajax werden dazu eingesetzt, im Webbrowser ein desktopähnliches Verhalten zu simulieren, wie beispielsweise Popup-Fenster. Moderne Ajax-Architekturen erlauben, stromsparende und leistungsschwächere Clients einzusetzen, und beschleunigen die Ausführung Webserver-basierter Software aus Sicht des Anwenders erheblich.

Bei der zunehmenden Durchdringung des Gesundheitswesens mit Informationstechno-logie und der steigenden Abhängigkeit sowohl der Kostenträger als auch der Leistungs-erbringer von dieser Technologie gewinnt neben dem Aspekt der Informationssicherheit auch der der Wirtschaftlichkeit immer mehr an Bedeutung: Green IT ist kein „nice to have", sondern ein klares „must".

Dies erkennen immer mehr Unternehmen, die sich im Rahmen einer freiwilligen Selbst-verpflichtung dem „European Codes of Conduct for ICT – A European Action to Improve the Energy Efficiency of Information and Communication Technologies" angeschlossen haben. Die EU-weite Initiative steht allen Unternehmen offen, die freiwillig den Energie-verbrauch ihrer Rechenzentren im Rahmen vereinbarter Ziele senken möchten. Teilnehmer müssen regelmäßige Stromverbrauchsmessungen nachweisen und sich verpflichten, ihre Energieeffizienz nachprüfbar zu verbessern.

Die Teilnehmerliste enthält im Oktober 2010 viele große und namhafte Unternehmen – allerdings noch keines davon aus der Gesundheitsbranche. Das wird sich bald ändern, denn das UKE hat seine Bewerbung bereits auf den Weg gebracht.

Weiterführende Literatur

Bitkom, Energieeffizienz im Rechenzentrum – Ein Leitfaden zur Planung, zur Modernisierung und zum Betrieb von Rechenzentren. Im Internet: http://www.bitkom.org/files/documents/Energieeffizienz_akt.pdf; Stand: 04.10.2010

computerwoche, Jan-Bernd Meyer: Elf Tipps zum Energiesparen im Data Center (01.09.2010). Im Internet: http://www.computerwoche.de/hardware/green-it/1879259/

EU Code of Conduct for Data Centres: participant list. Im Internet: http://re.jrc.ec.europa.eu/energyefficiency/html/standby_initiative_dc_participants.htm

Fraunhofer-Institut für Zuverlässigkeit und Mikrointegration (Fraunhofer IZM) und Fraunhofer-Institut für System- und Innovationsforschung (Fraunhofer ISI): Abschätzung des Energiebedarfs der weiteren Entwicklung der Informationsgesellschaft. Im Internet: http://www.bmwi.de/Dateien/BMWi/PDF/abschaetzung-des-energiebedarfs-der-weiteren-entwicklung-der-informationsgesellschaft,property=pdf,bereich=bmwi,sprache=de,rwb=true.pdf; Stand: 4.10.2010

Green IT. Im Internet: http://de.wikipedia.org/wiki/Green_IT; Stand: 4.10.2010

GWTworld, Strom sparen mit GWT. Im Internet: http://gwtworld.de/bin/Offen/Strom%20sparen%20mit%20GWT; Stand: 4.10.2010

treehugger: How Windows XP wasted 25 billion of energy (21.11.2006). Im Internet: http://www.treehugger.com/files/2006/11/how_windows_xp.php; Stand: 4.10.2010

8 Grünes Ressourcenmanagement

J. Lange

8.1 Einleitung

Krankenhäuser gehören mit 1,2 Mio. t Abfall jährlich zu den fünftgrößten Müllproduzenten Deutschlands. Pro Krankenhausbett und Patient fallen täglich etwa 6 kg Abfall an. Dies entspricht etwa der 6-fachen Menge eines Normalbürgers. Allein schon aufgrund der Menge und den damit verbundenen Kosten ist die Vermeidung und Entsorgung von Abfällen ein wichtiges Thema. Hinzu kommt, dass neben konventionellem Hausmüll Krankenhäuser eine Reihe von spezifischen Abfällen, wie beispielsweise infektiöse Abfälle (Spritzen, Verbandsmaterial), Gefahrstoffe (z.B. Zytostatika, Chemikalien) oder ethisch bedenkliche Abfälle (Körperteile, Organabfälle) produzieren, für die es besondere gesetzliche Entsorgungsrichtlinien zu beachten gilt. Abfallmanagement im Krankenhaus hat daher insbesondere auch die vielfältigen Anforderungen an Gesundheits- und Umweltschutz zu beachten.

In direktem Zusammenhang mit der Abfallwirtschaft ist auch das Wasser- und Abwassermanagement zu sehen. Krankenhäuser verbrauchen durchschnittlich 500 l Wasser pro Patient und Pflegetag. Bei steigenden Ver- und Entsorgungskosten sowie höheren gesetzlichen Anforderungen ist auch hier aus wirtschaftlichen Gründen Handlungsbedarf gegeben. Darüber hinaus besteht zudem die Gefahr, dass Gefahrstoffe (z.B. radioaktive Substanzen, Chemikalien, infektiöse Substanzen) über das Abwasser in die Umwelt gelangen. Von daher ist es wichtig, Abfall und Wasser gesamthaft unter dem Aspekt grünes Ressourcenmanagement zu betrachten und einen ganzheitlichen Ansatz zur Reduzierung des Bedarfs, Verbrauchs und der Entsorgungsmengen zu entwickeln.

8.2 Abfallmanagement

8.2.1 Übersicht – allgemeine Grundlagen

Das wesentliche Ziel eines nachhaltigen Abfallmanagements besteht lt. Kreislaufwirtschafts-Abfallgesetz (KrWAbfG) in der Schonung der natürlichen Ressourcen und der Sicherstellung der umweltverträglichen Beseitigung von Abfällen. Dabei sollen

- schädliche oder nachteilige Einwirkungen auf Mensch, Tier und Pflanze, deren Lebensgrundlagen und deren natürliche Umwelt vermieden oder sonst das allgemeine menschliche Wohlbefinden beeinträchtigende Einwirkungen so gering wie möglich gehalten werden;
- die Emissionen von Luftschadstoffen und klimarelevanten Gasen so gering wie möglich gehalten werden;
- Ressourcen (Rohstoffe, Wasser, Energie, Landschaft, Flächen, Deponievolumen) geschont werden;
- bei der stofflichen Verwertung die Abfälle oder die aus ihnen gewonnenen Stoffe kein höheres Gefährdungspotenzial aufweisen als vergleichbare Primärrohstoffe oder Produkte aus Primärrohstoffen und
- nur solche Abfälle zurückbleiben, deren Ablagerung keine Gefährdung für nachfolgende Generationen darstellt.

Im Krankenhaus werden Abfälle gemäß einer Vereinbarung der Länderarbeitsgemeinschaft Abfall (LAGA) in 5 Gruppen eingeteilt, die sich im Hinblick auf ihr Gefährdungspotenzial und Möglichkeiten der Abfallverwertung unterscheiden (Tab. 8.1).

Gemäß der im KrWAbfG verankerten abfallwirtschaftlichen Grundsätze werden dabei die Prioritäten wie folgt gesetzt: Abfallvermeidung geht vor -verwertung und -beseitigung.
- **Abfallvermeidung:** Die Abfallmengen und deren Schadstoffgehalte sind so gering wie möglich zu halten.
- **Abfallverwertung:** Abfälle sind zu verwerten, soweit dies ökologisch zweckmäßig und technisch möglich ist, die dabei entstehenden Mehrkosten im Vergleich zu anderen

Tabelle 8.1 Abfallgruppen im Krankenhaus (KH).

Abfall-gruppe	Beispiele	Anteil am Aufkommen	spezielle Anforderungen
A	Hausmüll, Küchen-Kantinenabfälle	60%	keine
B	Blut, Sekret, Wundverbände, spitze Einwegartikel	30%	Infektionsprävention innerhalb des Krankenhauses
C	Abfälle nach § 10a BSeuchG	3%	Infektionsprävention innerhalb und außerhalb KH
D	Altmedikamente, Zytostatika, Laborabfälle, Chemikalien	7%	Umweltschutz
E	Blutkonserven, Körper-Organ-Abfälle	<1%	ethische Anforderungen

Verfahren der Abfallbehandlung nicht unverhältnismäßig sind und ein Markt für die gewonnenen Stoffe oder die gewonnene Energie vorhanden ist oder geschaffen werden kann.

- **Abfallbeseitigung:** Nach Maßgabe des o.g. Punktes sind nicht verwertbare Abfälle je nach ihrer Beschaffenheit durch biologische, thermische, chemische oder physikalische Verfahren zu behandeln. Feste Rückstände sind möglichst reaktionsarm und ordnungsgemäß abzulagern.

Ein Schwerpunkt auf der Abfallvermeidung liegt hierbei insbesondere bei den Abfallgruppen A und D – hier gilt es, durch entsprechende Lieferantenvereinbarungen, Schulungen und Anpassung der Prozesse die Abfallmengen insgesamt zu reduzieren.

Abfallverwertung im Sinne von Recycling ist gerade bei den mengenmäßig relevanten Abfällen der Gruppe A (Papier, Glas, Kunststoffabfälle) ein besonderes Thema. Hier kommt insbesondere der Abfalltrennung eine besondere Rolle zu.

Die wesentlichen für das Krankenhaus relevanten Ansatzpunkte werden im Folgenden näher erläutert.

8.2.2 Abfallvermeidung

Abgeleitet aus den Grundsätzen des Kreislaufwirtschafts- und Abfallgesetzes ist der Abfallvermeidung die höchste Priorität zuzuordnen.

Eine wichtige Stoßrichtung hierbei ist, in gemeinsamen Gesprächen/Verhandlungen mit Lieferanten Ansatzpunkte zu entwickeln, wie Verpackungsabfälle vermieden werden können. Papier und Kartonagen stellen etwa die Hälfte des im Krankenhaus anfallenden Abfalls der Gruppe A dar. Krankenhäuser sollten hierbei u.a. darauf achten, dass

- Verpackungsmaterialien von den Herstellern konsequent wieder zurückgenommen werden,
- umweltfreundliche Verpackungsmaterialien (z.B. Recyclingverpackungen) bevorzugt verwendet werden.
- bei Arzneimitteln/Medizinprodukten möglichst Schüttware/Großverpackungen zum Einsatz kommen.

Ein weiterer und der für die Praxis vermutlich wichtigste Ansatzpunkt ist ein bewussterer Umgang des Krankenhauspersonals mit Verbrauchsartikeln. Hierzu gehört, dass die medizinischen Prozesse auf Station und im OP sorgfältig auch hinsichtlich Abfallvermeidung auf den Prüfstand gestellt werden. Deutliche Einsparungen beim Verbrauch sind hier etwa bei OP-Abdeckungen, Verbrauch von Einmalhandschuhen und Verbandsmaterialien zu erreichen.

Ebenfalls ein Gebiet, das vom Krankenhauspersonal beeinflusst werden kann, ist der Verbrauch an Büromaterialien und in erster Linie Drucker- und Kopierpapier. Durch die Einführung einer papierlosen Akte und zunehmender Digitalisierung von Informationen im

Krankenhaus ist das Ausdrucken oder Kopieren von Unterlagen in vielen Fällen entbehrlich geworden. Vielfach wird aber aus alter Gewohnheit an den traditionellen Abläufen festgehalten und weiterhin zusätzlich zur elektronischen Dokumentation ein entsprechender Ausdruck vorgenommen. Hier ist in erster Linie durch Aufklärung und Schulungen sowie auch Dokumentation des Papierverbrauchs eine Veränderung des Verhaltens anzustreben.

Ein dritter Aspekt zum Thema Abfallvermeidung ist der Einsatz von Mehrwegartikeln, der sehr differenziert betrachtet werden sollte. Auf den ersten Blick erscheint es plausibel, generell Mehrwegartikeln im Krankenhaus den Vorzug vor Einwegartikeln einzuräumen. Schließlich lassen sich durch Mehrwegartikel Abfallmengen deutlich reduzieren.

Bei genauerer Betrachtung und unter Einbezug aller anderen relevanten Faktoren wie beispielsweise Abwasserbelastung, Energieverbrauch, Personaleinsatz, Patientenschutz etc. ist oftmals die Bilanz von Mehrwegartikeln nicht so eindeutig positiv wie zunächst anzunehmen. So zeigen Studien, dass beispielsweise Mehrwegartikel bei OP-Abdeckungen, Redon-Flaschen, Patientensteckbecken, Nierenschalen in vielen Fällen weniger vorteilhaft sind als Einwegartikel. Hierbei spielen insbesondere hygienische Aspekte und der Wiederaufbereitungsprozess eine besondere Rolle. Auf der anderen Seite sind in einigen Bereichen wie dem OP Mehrwegartikel (z. B. Pinzetten, Skalpelle, Scheren) gegenüber Einwegartikeln zu bevorzugen.

Hier ist jeweils artikel- bzw. produktgruppenbezogen eine entsprechende krankenhausspezifische Analyse vor einer Entscheidung für Mehrwegartikel vorzunehmen.

8.2.3 Abfallverwertung

Neben der Abfallvermeidung ist die Abfallverwertung ein sehr wichtiges Feld des Abfallmanagements. Hier geht es vor allem darum, durch Abfalltrennung möglichst sortenrein wieder verwertbare Materialien zu gewinnen, die dann in den Stoffkreislauf zurückgeführt werden können. Durch konsequente Abfalltrennung kann die zu entsorgende Restmüllmenge auf etwa die Hälfte reduziert werden. Die Kosteneinsparungen hierdurch sind beträchtlich. Neben einer konsequenten Trennung von Papier-, Glas- und Verpackungsmaterialien in allen Bereichen des Krankenhauses ist darüber hinaus in patientennahen Bereichen (Stationen, Ambulanzen, OPs) auch auf ordnungsgemäße(n) Sammlung, Lagerung und Abtransport von gefährlichen Abfällen zu achten. Ein Beispiel aus dem Universitätsklinikum Hamburg-Eppendorf ist hierzu weiter unten aufgeführt.

In der Praxis ist insbesondere die konsequente Umsetzung der Abfalltrennung eine große Herausforderung. Neben der Etablierung von dezentral beauftragten Personen für Abfall, Durchführung von regelmäßigen Schulungen kommt den Kontrollen durch die Abfallbeauftragt/en eine hohe Bedeutung zu. Bei diesen regelmäßigen Stichproben können Fehler bei der Abfalltrennung identifiziert und entsprechende Nachschulungen und sonstige Korrekturmaßnahmen durchgeführt werden. Dies hat sich als eine sehr effektive und nachhaltige Maßnahme für eine erfolgreiche Abfalltrennung herausgestellt.

8.2.4 Abfallbeseitigung

Nahezu 60 Prozent der verbleibenden Restmüllmengen des Krankenhauses fällt in die Kategorie „Hausmüll" und wird einem Recyclingunternehmen der örtlichen Müllverbrennungsanlage zugeführt. Ähnlich wie bei der Auswahl der Produktlieferanten sollte auch bei der Auswahl eines Recyclingunternehmens darauf geachtet werden, dass der Betrieb sich „grünen" Prinzipien verpflichtet hat. Insbesondere wichtig ist hierbei, dass der Entsorgungsbetrieb zertifiziert ist und einen lückenlosen Nachweis über die Entsorgungswege und -orte des Abfalls vorlegen kann.

Bei den krankenhausspezifischen Abfällen der Kategorie C–E müssen die jeweils gültigen Entsorgungsrichtlinien eingehalten werden. Diese Abfälle werden in speziellen Hochtemperaturverbrennungsanlagen entsorgt. Die Kosten liegen hier etwa bei dem 5-Fachen im Vergleich zur konventionellen Hausmüllverbrennung. Zur Vermeidung von hohen Entsorgungskosten ist daher bei diesen Abfällen auf eine korrekte Abfalltrennung zu achten.

8.3 Wasser/Abwasser

8.3.1 Übersicht – Allgemeine Grundlagen

Eines der wichtigsten umweltrelevanten Themen im Krankenhaus ist die Wasserwirtschaft mit den Unterthemen Wasserverbrauch und Abwasserbeseitigung. Trinkwasser ist heute ein relevanter Kostenfaktor in der Unterhaltung eines Gebäudes oder Unternehmens. Die Preise werden auch zukünftig steigen, denn Trinkwasser wird immer knapper. Ein Umdenken im Umgang mit dem kostbaren Nass ist somit angezeigt.

Als Ausgangspunkt ist von großer Bedeutung, zunächst einen Überblick über die wichtigsten Wasserverbrauchsstellen zu gewinnen. Es sollte daher so detailliert wie möglich entsprechende Wasserverbrauchszähler im gesamten Klinikum installiert und über Flussdiagramme sich ein Überblick über die wichtigsten Wasserverbraucher verschafft werden. Typischerweise sind wie in privaten Haushalten Bad/WC und Duschbenutzung die größten Wasserverbraucher in einem Krankenhaus. Hinzu kommen Wasserverbräuche durch die Energiezentrale, Bewässerung und Reinigung des Klinikums (Tab. 8.2).

Eine derartige Bestandsaufnahme ist die Basis für die nachfolgende Optimierung des Wassermanagements. Die wesentlichen Ansatzpunkte von knappem und teurem Trinkwasser, Verringerung des Wasserverbrauchs und ordnungsgemäße Entsorgung von Abwässern werden im Folgenden weiter erläutert.

8.3.2 Einsatz von Regenwasser

Ansatzpunkte im Wasser-/Abwassermanagement beginnen bei der Substitution des kostbaren Trinkwassers durch Regenwasser. Regenwasser kann von den Dachflächen des Krankenhauses gewonnen werden, und dann nach entsprechender Aufbereitung für die Bewässerung von Grünanlagen, zur Kühlung von energetischen Anlagen oder

Tabelle 8.2 Wasserverbrauchsstellen im Krankenhaus.

Klinikbereich	Hauptverbraucher	Anteil am Gesamtverbrauch
Bettenstationen/Ambulanzen	▪ Sanitärwasser ▪ Trinkwasser ▪ Unterhalts-Bettenreinigung	60 %
Behandlungsbereich	▪ Sanitärwasser ▪ Steri/Dampf ▪ Röntgen/Labor ▪ Unterhaltsreinigung	20 %
Verwaltungsbereich	▪ Sanitärwasser ▪ Unterhaltsreinigung	10 %
Technikbereich	▪ Produktion Küche ▪ Wäscherei ▪ Energiezentrale ▪ technische Anlagen	10 %
Gesamt (500 Bettenhaus)	ca. 75 000 m³	100 %

für die Toilettenspülung eingesetzt werden. Hygienische oder gesundheitliche Bedenken bestehen bei einer derartigen Nutzung nicht, solange die Aufbereitungsanlagen ordnungsgemäß gewartet werden. Wassereinsparungen durch den konsequenten Einsatz von Regenwasseranlagen können bis zu 10 Prozent des Wasserverbrauchs betragen. Alternativ kann das Regenwasser ökologisch zweckmäßig auch dem natürlichen Wasserkreislauf wieder zugeführt werden (siehe Beispiel 8.4.2).

Neben Regenwasser kommt auch Brunnenwasser als Ersatz für Trinkwasser für WC-Spülung oder Bewässerung infrage. Regenwasseranlagen und Brunnen sind grundsätzlich von den zuständigen Behörden zu genehmigen.

8.3.3 Reduktion des Wasserverbrauchs

Zur Senkung des Wasserverbrauchs gibt es eine große Anzahl von relativ preisgünstigen und bewährten Maßnahmen. Wie auch aus dem Privathaushalt bekannt, sind der Einsatz von Spar-Stopptasten in WC-Spülkästen und der Einbau von Sparperlatoren in Waschbecken und Duschen sehr wirksame Maßnahmen zur Senkung des Wasserverbrauchs. Auch im Krankenhaus stellen Badezimmer die größten Wasserverbraucher dar. Neben den technischen Installationen ist hier insbesondere auch durch Schulung und Aufklärungsmaßnahmen (Hinweisschilder) auf einen bewussteren Umgang mit Wasser, beispielsweise beim Händewaschen des medizinischen Personals, zu achten.

Daneben stellen auch Einsparpotenziale bei Reinigung/Wäsche einen wichtigen Bereich dar. Hier ist es sinnvoll, Wasch- und Spülmaschinen optimal auszulasten und durch entsprechende Reinigungsprogramme den Wasserverbrauch zu reduzieren. Weiterer Ansatzpunkt ist eine stationsnahe Bettenreinigung mittels manueller Wischdesinfektion. Dies spart nicht nur lange Transportwege in eine zentrale Bettenzentrale, sondern senkt auch den Wasserverbrauch bei der Wiederaufbereitung. Bei der Unterhaltsreinigung ist insbesondere auch auf einen sparsamen Einsatz von Reinigungs- und Desinfektionsmittel zu achten, um hier die Schadstoffbelastung zu reduzieren.

8.3.4   Abwasserbehandlung von Gefahrstoffen

Das vorrangige ökologische Ziel beim Gewässerschutz ist, Trinkwasservorkommen vor unerwünschten Belastungen aus verschiedenen Bereichen der menschlichen Zivilisations- und Industriegesellschaft zu schützen. Gemäß der „Verordnung über Anlagen zum Umgang mit wassergefährdenden Stoffen (VAwS)" ist geregelt, dass Tanks und Behälter mit gefährlichen Substanzen (z. B. Fotochemikalien, Formalin, chemische, flüssige Abfälle) so gelagert werden, dass im Falle einer Schädigung die größtmögliche Menge, z. B. mittels einer Auffangwanne, zurückgehalten wird und nicht in den Boden und eventuell in das Grundwasser gelangen kann. Diese Anlage muss bei der zuständigen Behörde angezeigt werden.

Grundsätzlich ist die Belastung von Abwässern durch Krankenhäuser nicht nur aufgrund schärferer gesetzlicher Regelungen und Überwachungen geringer geworden. Eine Rolle spielt hierbei auch der Verzicht auf substituierbare Produkte, wie beispielsweise quecksilberhaltige Thermometer, die weitestgehend aus deutschen Krankenhäusern verschwunden sind. Hinzu kommt, dass aufgrund des technischen Fortschritts in Laboren und anderen diagnostischen Abteilungen auch die Einsatzmengen von chemischen Substanzen deutlich rückläufig sind. Die Miniaturisierung der Analyseautomaten und der Einsatz von speziellen Reagenzienkits haben die Belastung mit gefahrträchtigen Abwässern deutlich verringert. Die vielfach in Laboren eingebauten Neutralisationsanlagen, mit denen säure- oder basenhaltigen Reagenzien vor Einleitung neutralisiert werden sollten, sind heute größtenteils entbehrlich geworden. Giftige Chemikalien- und Lösungsmittelabfälle werden daher heute häufig in Behältern gesammelt und als Sonderabfall in fester Form entsorgt.

Besondere Aufmerksamkeit gilt nach wie vor Bereichen, in denen radioaktive Substanzen eingesetzt werden, wie beispielsweise die Nuklearmedizin oder einzelne Forschungslabors. Hier sind Abwässer in Abklingbecken zunächst zu sammeln, bis die Radioaktivität abgeklungen ist und durch einen Strahlenschutzbeauftragten eine Freigabe zur Einleitung in das öffentliche Siel gegeben wird.

8.4 Beispiele UKE

8.4.1 Abfalltrennung

Bereits 1994 wurde im UKE als erstem Hamburger Krankenhaus eine getrennte Abfall-sammlung eingeführt. Seitdem werden die Abfälle grundsätzlich dort, wo sie entstehen, in verschiedene Fraktionen aufgeteilt und in dafür vorgesehenen Behältern gesammelt.

Die wesentlichen wertstoffhaltigen Fraktionen sind Altpapier/Kartonagen, Glas und die DSD-Leichtverpackungen (Alu-, Weißblech-, Kunststoff- und Verbundverpackungen), hier auch LVP oder gelber Sack genannt, sowie Schrottmetalle. Außerdem werden Tier-streu, Speisereste, Altakten und Sperrmüll getrennt erfasst.

Für diese wieder verwendbaren Abfälle gibt es unterschiedliche Verwertungsformen und Vergütungen. So werden beispielsweise Altpapier/Kartonagen gepresst und dann weiter vermarktet. Tierstreu wird zur Düngung in der Landwirtschaft eingesetzt. Speise-reste werden in Biogasanlagen energetisch wiedereingesetzt. Insbesondere für Schrott-metalle sind auf dem Sekundärrohstoffmarkt attraktive Vergütungen zu erzielen.

Haupterfolgsfaktor für erfolgreiche Abfalltrennung ist vor allem die Information, Motiva-tion und Beteiligung der Mitarbeiterinnen und Mitarbeiter des UKE. Eine Schlüsselrolle übernimmt hierbei der Geschäftsbereich Sicherheit, der die Gesamtverantwortung für das Abfallmanagement hat und durch regelmäßige Schulungen und Begehungen die Umsetzung der einzelnen Prozesse begleitet. Darüber hinaus sind in den einzelnen Klini-ken spezielle Beauftragte für Abfall und Gefahrgut benannt worden, die vor Ort als An-sprechpartner und Multiplikator fungieren.

Vereinfacht wurde die Abfalltrennung zudem durch ein im UKE einheitliches System von Behälter und Farbkodierungen. Alle Stationen und Bereiche sowie die Logistikfirmen wurden ausführlich in diesem Farbsystem geschult und entsprechende Entsorgungs-anleitungen wurden überall gut sichtbar angebracht (s. Abb. 8.1).

Diese konsequente Abfalltrennung zahlt sich für das UKE in vielerlei Hinsicht aus:

So konnten im Jahre 2009 von der gesamten Abfallmenge von 4287 t rund 41 Prozent der Abfälle durch Abfalltrennung einer weiteren Verwertung zugeführt werden. Die primä-ren Abfallmengen wurden damit um rund 1800 t verringert (s. Abb. 8.2). Darüber hinaus konnten zusätzliche Erlöse von rund 30 000 Euro durch die Wiederverwertung erzielt werden. Legt man die üblichen Beseitigungskosten des Restmülls zu Grunde, hat das UKE zusätzlich eine Kostenersparnis von mehr als 100 000 Euro pro Jahr erzielt. In Sum-me ergibt sich dadurch eine Gesamtergebnisverbesserung von 130 000 Euro pro Jahr.

Abfallart	Behälter im Haus	Bereitstellung durch	Behälter (außen)
Restmüll	grauer Müllsack	Logistik	grauer Container
Blut-/Urinbeutel, Drainagen, Laborglasbruck, Monovetten	weißer 30-l-Eimer mit grauem Deckel	Logistik	grauer Container
Altpapier, Pappe und Kartonagen	Papiersack	Reinigung	blauer Container
Altglas	grüne Behälter	Logistik	Glasbehälter
Verpackungen aus Kunststoff	gelbe Säcke	Logistik	gelber Container
Altakten	verschl. Spezialbehälter	Logistik	wird vor Ort abgeholt
infektiöse Abfälle	rote Tonnen	Logistik	wird bereitgestellt
Körperteile und Organabfälle	rote Tonnen	Logistik	wird bereitgestellt
Zytostatika	rote Tonnen	Logistik	wird bereitgestellt
Kanülen und Skalpelle	weiße Eimer mit rotem Deckel	Logistik	wird bereitgestellt

Abb. 8.**1**   Farbsystem Abfalltrennung am UKE.

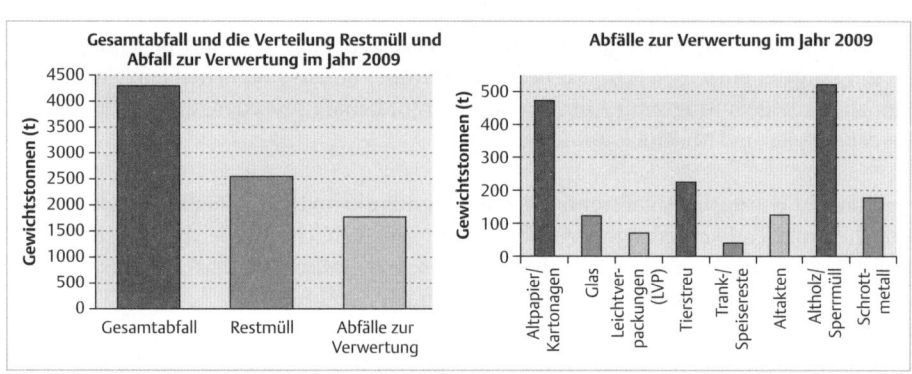

Abb. 8.**2**   Müllvermeidung durch Abfalltrennung.

8.4.2   Regenwassermanagement

Im Rahmen der Erneuerung der Grundstücksentwässerungsleitungen hat das UKE gemeinsam mit der Hamburger Stadtentwässerung, der Behörde für Stadtentwicklung und Umwelt, dem Bezirksamt Nord und der Behörde für Wissenschaft und Forschung als Trägerin der Maßnahme in den Jahren 2001–2003 eine qualifizierte Trennung von Schmutzwasser- und Regenwasser geplant und umgesetzt. Das saubere Regenwasser von rund 7,6 ha Dachflächen wird getrennt auf dem Gelände des UKE gesammelt.

Ein Bypass leitet einen Teil der schwächeren Regenfälle weiterhin in die vorhandenen Mischwassersiele, da diese mit dem ersten Schwall die Masse der Schadstoffe von den Dachflächen/Rinnen abführen. Darüber hinaus wird das Dachflächenwasser zunächst dem Teich im Eppendorfer Park zugeführt. Von dort aus wird es über einen Überlauf und ein Transportsiel in der Haynstraße direkt in den Isebekkanal geleitet. Der Teich erfüllt die Funktion eines Zwischenspeicherbeckens, um das Transportsiel zum Isebekkanal möglichst klein und damit vergleichsweise kostengünstig zu dimensionieren.

Mit dieser Regelung wird das saubere Dachwasser im Sinne der umweltpolitischen Zielsetzung der Stadt Hamburg in Bezug auf das Regenwassermanagement dem natürlichen Wasserkreislauf zugeführt, indem es einerseits im Teich verdunstet und versickert bzw. in das Oberflächenwasser Isebekkanal eingeleitet wird. Die damit erzielte Entlastung der Mischwassersiele der anliegenden Straßen reduziert die belasteten Mengen des Mischwasserüberlaufs nach Regenfällen in den Isebekkanal und die Alster. Die Gewässerqualität des Isebekkanals wird darüber hinaus durch den Zulauf von frischem Regenwasser mit einem entsprechenden Sauerstoffeintrag verbessert. Der umgebaute Teich ist zudem eine ästhetische Aufwertung des Eppendorfer Parks und stellt eine vorbildhafte Doppelnutzung im Sinne des Regenwassermanagements dar.

Daneben nutzt das UKE Regenwasser in einzelnen Gebäuden auch zur Substitution von Trinkwasser. So wird in einem Forschungsgebäude bereits seit 15 Jahren ausschließlich Regenwasser für die Toilettenspülung verwendet. Niederschlagswasser von den Dachflächen wird in einer Regenwasseranlage gesammelt und gefiltert und über eine pumpenbetriebene Leitung in die Spülkästen der Toiletten transportiert.

Vor dem Hintergrund, dass fast ein Drittel des Wasserverbrauchs für die Toilettenspülung verwendet wird, konnte durch diese Maßnahme in den letzten Jahren bereits rund 2000 m³ Wasser pro Jahr eingespart werden.

Gute Erfahrungen hat das UKE zudem mit wasserlosen Urinalen gemacht. Insgesamt 116 Stück wurden in Bereichen mit Praktikumsräumen, im Technikgebäude oder auch auf Anforderung eingebaut. Mit dieser neuesten Technologie werden die immer noch bestehenden Ressentiments wegen Geruchsentwicklung und Belastung des Abwassers durch Chemikalien überwunden. Geruchsintensive Kanalgase werden nämlich durch einen Spezial-Siphonfilter „verschlossen", der eine biologisch abbaubare Sperrflüssigkeit beinhaltet, die leichter ist als Wasser und Urin. Alle anderen Flüssigkeiten fließen problemlos durch. Die Sperrflüssigkeit belastet weder Kläranlagen noch Gewässer. Der Siphonfilter muss ca. alle 10 000 Benutzungen gewechselt werden, somit ist ein Nachfüllen der Sperrflüssigkeit nicht notwendig.

8.4.3 Unit-Dose-Arzneimittelversorgung

Im Universitätsklinikum Hamburg-Eppendorf wurde der Versorgungsprozess von Arzneimitteln mit dem Ziel, Medikationsfehler zu vermeiden, vollkommen reorganisiert. Arzneimittel werden heute vom Arzt elektronisch verordnet, die Verordnung wird von klinischen Pharmazeuten geprüft und anschließend von der Apotheke patientenbezogen geliefert. In diesem papierlosen Prozess werden keine Packungen, sondern nur noch einzelne Arzneiformen abgegeben, die direkt dem Patienten übergeben werden können.

Neben dem gewünschten Effekt der verbesserten Arzneimitteltherapiesicherheit hat diese Versorgungsform auch ökologische Vorteile: In der Apotheke kann sogenannte Schüttware (lose Arzneiformen in großen Gebinden) eingesetzt werden. Schüttware kommt in umweltfreundlichen, nicht kartonierten PE-Gefäßen in den Handel. Die Verpackung in patientenbezogene Einheiten (Unit Doses) erfolgt ebenfalls in PE-Schlauch. Blister (Aluminium-Kunststoff-Verbundmaterial) und Faltschachteln, sowie die Plastikdispenser werden bei diesem Prozess vermieden.

Darüber hinaus kann der Stationsvorrat deutlich reduziert werden. Arzneimittelmüll durch Verfall und Verwurf kann sicher vermieden werden.

Im UKE werden pro Jahr ca. 3 000 000 feste Arzneiformen (Tabletten, Dragees, Kapseln etc.) verbraucht. Die flächendeckende Einführung der Unit-Dose-Versorgung wird zum Ende 2010 abgeschlossen sein. In der Tabelle ist das ökologische Potenzial dieser Versorgungsform dargestellt. Vorausgesetzt ist die vollkommene Verfügbarkeit von Arzneimitteln als Schüttware, die leider noch nicht gegeben ist. In diesem Fall könnten allein im UKE jährlich rund die Hälfte des Abfalls (ca. 1,5 Tonnen, davon 560 kg problematisches Aluminium-Kunststoff-Verbundmaterial) gespart werden. Einen großen Abfallvermeidungseffekt hat die Einsparung von Dispensern, die unabhängig von der Verfügbarkeit von Schüttware ist (Tab. 8.3).

Tabelle 8.3   Abfallbilanz Unit-Dose-Versorgung.

	Unit-Dose-Versorgung	traditionelle Versorgung
Alu-Verbundabfälle	0 kg	563 kg
Papier- und Pappeabfälle	0 kg	985 kg
Polyethylen-Abfälle	1548 kg	1206 kg
Verfall und Verwurf von Medikamenten	30 kg	300 kg
Gesamtabfall	1577 kg	3054 kg
Vermeidung von problematischem Verbundabfall	563 kg	
Gesamtabfallvermeidung	1476 kg	

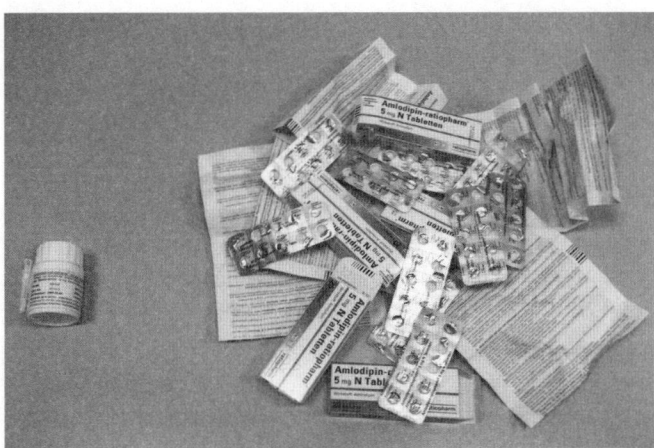

Abb. 8.**3** Verpackung von 100 Tabletten in Schüttware (links) und herkömmlich im Blister (rechts).

8.5 Fazit und Ausblick

Aufgrund der hohen Regulierungsdichte und der ständig wachsenden gesetzlichen Anforderungen an den Sektor Abfall und Wasser sind Krankenhäuser in Deutschland schon seit vielen Jahren sehr aktiv, entsprechende Maßnahmen zur Einhaltung der Vorschriften umzusetzen. Die Sicherheitsstandards sind im internationalen Vergleich sehr hoch und eine Gefährdung der Umwelt und Patienten durch Krankenhausabfälle und -abwässer hat damit deutlich abgenommen.

Mit dem gestiegenen Umweltbewusstsein und den höheren Kosten hat sich allerdings in jüngster Zeit die Einstellung der Mitarbeiter und der Leitung zu Themen wie Abfall und Abwasser deutlich gewandelt. Während in der Vergangenheit die Einhaltung der Vorschriften oft als lästige Pflichterfüllung empfunden wurde, entdecken Krankenhäuser heute das Gestaltungspotenzial und den Nutzen über das gesetzlich Notwendige hinaus. Damit ist auch der Stellenwert der Abteilungen, die sich im Krankenhaus mit den Themen Abfall und Wasser beschäftigen, deutlich gestiegen.

Potenziale für die Zukunft ergeben sich daher insbesondere in 2 Bereichen.

Durch eine stärkere Integration von allen beteiligten Bereichen (Technik, Logistik, Sicherheit, Einkauf etc.) ist ein gesamthaftes grünes Ressourcenmanagement zu entwickeln. Dies beginnt bei der Ermittlung einer Bestandsaufnahme über Stoffkreisläufe und Hauptverbrauchsstellen über die Entwicklung von Logistikkonzepten und endet bei einem disziplinübergreifenden Maßnahmenkatalog. Mit diesem Vorgehen kann auch vermieden werden, dass Teiloptimierungen in Einzelbereichen zu Nachteilen in anderen Bereichen führen und die Gesamtoptimierung des Krankenhauses vernachlässigt wird. Vielfach sind Umrüstungen im Bestand bei Energie-und Wasserthemen nur noch mit hohen

Kosten realisierbar – es ist daher insbesondere vor großen Neubauprojekten eine umfassende grüne Ressourcenoptimierung durchzuführen.

Der zweite Bereich mit großem Potenzial für die Zukunft ist die Einbindung der Mitarbeiter in das grüne Ressourcenmanagement. Verhaltensänderung im Hinblick auf einen bewussteren und sparsameren Umgang mit den Ressourcen des Krankenhauses ist ein zentraler Ansatzpunkt sowohl beim Abfall- als auch beim Wassermanagement. Die Bereitschaft, sich an derartigen Programmen zu beteiligen, ist vermutlich derzeit so hoch wie nie zuvor. Krankenhäuser sollten daher durch Ideenwettbewerbe und Schulungsmaßnahmen das Wissen und die Anwendung von ressourcensparendem Verhalten aktiv fördern.

Weiterführende Literatur

Bayerisches Staatsministerium für Landesentwicklung und Umweltfragen. Umweltschutz und Umweltmanagement im Krankenhaus. München: Bayerisches Staatsministerium für Landesentwicklung und Umweltfragen; 2002

Guggenberger O, Villach Abfallwirtschaft. Jahresbericht 2009. Im Internet: www. Villach. at; Stand 21.9.2010

Hackelberg R. Kostenminimierung durch Abfallmanagement im Krankenhaus. Im Internet: www.ukc-umweltundkrankenhaus.de/Umweltinfos/Abfall/Abfall.html; Stand 21.9.2010

Hoffmann M, Stolze R. Abfallmanagement an einem Krankenhaus der Maximalversorgung. Berlin: Rhombusverlag; 2008

9 Grüner Einkauf

S. Mildahn

9.1 Einleitung

Das Thema Ökologie im Einkauf gewinnt als Schlüssel für eine nachhaltige Beschaffung auch in Zeiten knapper Mittel – wie im Gesundheitswesen fast immer – an Bedeutung. Laut einer Studie vom Beratungsunternehmen VALUNEER in Zusammenarbeit mit der Internationalen Handelskammer (ICC) sowie weiteren Verbänden und Kammern ist das Thema Nachhaltigkeit nach dem Preis das zweitwichtigste Kriterium in Unternehmen für den Einkauf von Produkten. An der Studie teilgenommen hatten rund 800 Unternehmen aus 62 Ländern. Ein Blick in die tägliche Praxis der Einkaufsabteilungen deutscher Krankenhäuser zeigt, dass dieser Trend zu nachhaltiger Beschaffung auch den deutschen Healthcare-Bereich erfasst hat.

Grundsätzlich sollten Einkaufspraktiken in der gesamten Supply Chain stets unter Einhaltung sozialer und ökologischer Mindeststandards erfolgen. Fair Trade, also der Handel zu Weltmarktpreisen unter Einhaltung von internationalen Umwelt- und Sozialstandards, sollte gerade im Gesundheitswesen bei der Beschaffung umfassend berücksichtigt sein.

9.2 Ökologie und Ökonomie im Einkauf – ein Widerspruch?

Eine systematische Integration von ökologischen Nachhaltigkeitsaspekten bei der Einkaufsentscheidung ist in den meisten Kliniken noch nicht in ausreichendem Maße erfolgt. Oftmals heißt es zur Begründung, dass nachhaltiger Einkauf nicht wirtschaftlich sei und ökologische Produkte im Vergleich zu konventionellen Produkten zu teuer seien. Dies ist bei einigen Produkten aufgrund kleinerer Produktionsstückzahlen und aufwendigerer Produktionsverfahren sicher der Fall. In der Zukunft dürfte sich aufgrund der wachsenden Nachfrage von ökologischen Produkten hier jedoch eine Umkehrung erzielen lassen. Voraussetzung dafür ist aber auch, dass die Industrie in neue Produktionsverfahren investiert und sich die daraus erzielten günstigeren Kostenstrukturen auf die Preise auswirken.

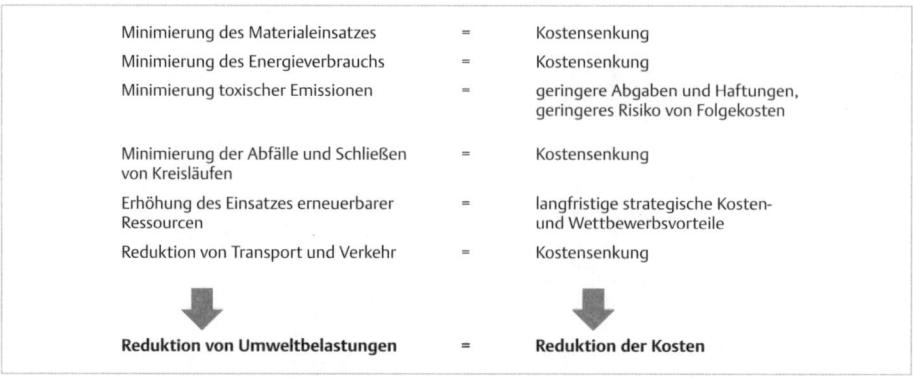

Minimierung des Materialeinsatzes	=	Kostensenkung
Minimierung des Energieverbrauchs	=	Kostensenkung
Minimierung toxischer Emissionen	=	geringere Abgaben und Haftungen, geringeres Risiko von Folgekosten
Minimierung der Abfälle und Schließen von Kreisläufen	=	Kostensenkung
Erhöhung des Einsatzes erneuerbarer Ressourcen	=	langfristige strategische Kosten- und Wettbewerbsvorteile
Reduktion von Transport und Verkehr	=	Kostensenkung
Reduktion von Umweltbelastungen	=	**Reduktion der Kosten**

Abb. 9.**1**   Die Reduktion von Umweltbelastungen steht nicht im Widerspruch zur Kostenreduktion.

Selbstverständlich müssen auch ökologische Produkte wirtschaftliche Kriterien und An-forderungen der Kliniken erfüllen. Beruht der Vergleich auf den Life-Cycle-Costs, das heißt der Integration von Kaufpreis, assoziierten Prozesskosten und gegebenenfalls ent-stehenden Entsorgungskosten, fällt das Urteil oftmals anders aus: zahlreiche ökologisch nachhaltige Produkte erscheinen dann bereits heute auch wirtschaftlich wettbewerbs-fähig.

Eine nachhaltige Beschaffungsstrategie kann – wie anhand einiger Beispiele nachfolgend erläutert – neben Kostenvorteilen im Gesamtprozess in einem härter werdenden Wett-bewerb um den Patienten auch ein wichtiges Differenzierungskriterium bezüglich Qua-lität oder Komfortausstattung darstellen. Somit sind die Einkaufsabteilungen der Kran-kenhäuser in Deutschland bezüglich des Einsatzes ökologisch sinnvoller Produkte oft-mals gehalten, mutige Entscheidungen zu treffen.

Die folgende Übersicht (Abb. 9.**1**) zeigt beispielhaft die parallel laufenden Ziele hinsicht-lich Reduktion von Kosten und Umweltbelastungen.

Der Einkauf muss seine Hebelwirkung für eine nachhaltige Entwicklung nutzen und soll-te daher neben den klassischen Einkaufskriterien wie Preis, Qualität und Zuverlässigkeit auch „grüne" Nachhaltigkeitskriterien bei der Beschaffungsentscheidung berücksichti-gen.

9.3 Ökologische Produktbewertung

Neben den klassischen Kriterien wie Funktionalität, Preis, Lieferzeit und Service rücken bei einer ökologischen Produktbewertung weitere Kriterien in den Fokus. Dabei eignet sich nicht jeder Artikel für eine ökologische Bewertung. Zum einen sollten Aufwand und Nutzen in einem vernünftigen Verhältnis zueinander stehen, zum anderen lassen sich manche Artikel aufgrund vielfältiger Problemstellungen nicht in ausreichendem Maße bewerten. Nachfolgend wird auf wichtige Kriterien und deren Anwendung eingegangen.

9.3.1 Voraussetzungen und unterstützende Elemente

Medizinische Verbrauchsartikel (Spritzen, Kanülen, Verbandmaterial etc.) stellen eine große und sehr vielfältige Produktgruppe dar. Es handelt sich meist um Produkte, die in der Mehrzahl nach einmaligem Gebrauch in den Müll wandern und so für erhebliche Umweltbelastungen sorgen. Die Produktion verschlingt erhebliche Ressourcen und lässt Emissionen entstehen. Voraussetzung für eine umfängliche Bewertung dieser Produkte unter ökologischen Aspekten ist allerdings die Verfügbarkeit entsprechender Informationen. Oftmals sind diese Informationen aber nicht vorhanden oder nur nach gezielter Nachfrage von den Herstellern zu erhalten. Diesbezüglich unterstützend wirken beim Einkauf ökologischer und nachhaltiger Produkte die herstellerunabhängigen Öko- bzw. Nachhaltigkeitslabels. Allerdings ist aufgrund der inflationären Entwicklung dieser Labels Vorsicht geboten. Nach wie vor wichtig und seriös sind beispielsweise die Labels der „Blaue Engel" oder „Fair Trade".

Der „Blaue Engel" ist das erste und bekannteste Umweltzeichen der Welt. Seit 1978 setzt er Maßstäbe für umweltfreundliche Produkte und Dienstleistungen, die von einer unabhängigen Jury nach definierten Kriterien bewertet werden. Mit dem Blauen Engel werden Unternehmen für ihr Engagement im Umweltschutz belohnt. Sie können ihre umweltfreundlichen Produkte seriös am Markt bewerben.

Das „Fair Trade"-Label hingegen wird vom gemeinnützigen Verein TransFair vergeben. 1992 startete TransFair seine Arbeit mit dem Ziel, benachteiligte Produzentenfamilien in Afrika, Asien und Lateinamerika zu fördern und durch einen fairen Handel ihre Lebens- und Arbeitsbedingungen zu verbessern. Der Verein vergibt das „Fair Trade"-Siegel für fair gehandelte Produkte auf der Grundlage der internationalen Standards der Fairtrade Labelling Organizations (FLO). Durch Marketing- und Informationsarbeit wirbt TransFair für die weltweite Unterstützung von fairem Handel.

9.3.2 Produktmaterialien

Die verwendeten Materialien sollten grundsätzlich umweltschonend sein und keine gesundheitsgefährdenden Wirkungen entfalten. Sofern möglich und für das Produkt nicht funktions- oder anwendungseinschränkend, sollten nachwachsende Rohstoffe oder Materialien aus Recycling-Produktion bevorzugt werden.

In der Vergangenheit wurde auch im Healthcare-Bereich häufig Polyvinylchlorid (PVC) verwendet. Der Massenkunststoff PVC wirkt sowohl bei der Produktion wie auch bei der Entsorgung umweltschädigend. Zudem kann sein Einsatz gesundheitsgefährdend sein. Heute wird daher Wert darauf gelegt, dass solche kritischen Materialien nur noch in Ausnahmefällen eingesetzt werden. Dabei stellen die noch häufig verwendeten thermoplastischen Kunststoffe wie Polyethylen (PE) keine wirkliche Alternative dar. Aufgrund ihrer hohen Beständigkeit gegen Säuren, Laugen und Chemikalien sind sie nicht natürlich abbaubar. PE wird zwar durch UV-Strahlung spröder und zerfällt schließlich – ein weiterer Abbau erfolgt aber nicht, sodass es über viele Jahre nach Gebrauch zu Verschmutzungen der Umwelt kommt.

Bei der Produktauswahl sollten bei der Bewertung der Materialien folgende Kriterien berücksichtigt werden:
- möglichst hoher Anteil an regenerativen Rohstoffen
- Auswirkungen des Materials auf Treibhauseffekt und Ozonabbau
- humantoxikologische Wirkungen
- ökotoxikologische Wirkungen
- Möglichkeit der Mehrfachnutzung
- Gesundheitsgefährdung bei Anwendung und am Arbeitsplatz
- Eignung zur Kreislaufwirtschaft

Gerade im Bereich der Kunststoffe kann durch den vermehrten Einsatz von Biokunststoffen ein wichtiger Beitrag für die Umwelt geleistet werden. Unter Biokunststoffen versteht man nach European Bioplastics:
- Kunststoffe, die auf Basis nachwachsender Rohstoffe hergestellt werden
- biologisch abbaubare Kunststoffe, die alle Kriterien von wissenschaftlich anerkannten Normen zum Nachweis der biologischen Abbaubarkeit und Kompostierbarkeit von Kunststoff(produkt)en erfüllen; in Europa: EN 13432/EN 14995

Laut der Marktstudie Biokunststoffe der Ceresana Research aus dem Jahr 2009 lag der Verbrauch an biologisch abbaubaren Biokunststoffen in Westeuropa im Jahr 2007 bei ca. 60000–70000 Tonnen, was einem Anteil am gesamten Kunststoffmarkt von unter 1 Prozent entspricht. Die Wachstumsraten sind jedoch 2-stellig und erreichen in einigen Bereichen bis zu 50 Prozent pro Jahr. Allein der Verbrauch von biologisch abbaubaren Kunststoffen auf der Basis von Stärke, Zucker und Cellulose, den drei bislang wichtigsten Rohstoffen, hat sich in den Jahren 2000 bis 2008 um 600 Prozent erhöht. Diese umweltfreundlichen Materialien stellen gerade für Einmalprodukte wie Spritzen, Infusionsgeräte etc. eine wichtige, umweltfreundliche Alternative dar.

9.3.3 Produktionsprozess

Der ökologische Gedanke muss bereits bei der Produktentwicklung ansetzen. Zu berücksichtigen ist unter anderem der Energieaufwand für Herstellung und Entsorgung. Insbesondere bei medizintechnischen Geräten sind noch die Wärmeabgabe, der Kühlungsbedarf sowie die Ein- und Ausschaltdauer zu berücksichtigen. Des Weiteren geht es in der

Produktion um die Wiederverwendung von Rohstoffen bis hin zum Energieverbrauch durch den Betrieb des Geräts. Zusätzlich ist natürlich der Verbrauch von Energie und Wasser, das Anfallen von Abfällen und die Emission von Treibhausgasen als Umweltaspekte bei Lieferanten ebenso wie im eigenen Krankenhaus zu berücksichtigen.

Die Bewertung des Produktionsprozesses hinsichtlich der ökologischen Nachhaltigkeit leitet sich u. a. aus dem Ziel der Kostenminimierung im Produktionsprozess ab. Einsparungen von Energie und Material bei hoher Qualität des Produkts erhöhen den Gewinn und schonen die Umwelt. Dieser Ansatz verfolgt neben den positiven Umweltaspekten die Kosteneinsparung als wesentlichen Hebel. Bei der Lieferanten- bzw. Produktauswahl ist es daher erforderlich, die Ökobilanzen zur Verfügung zu haben. Die Prüfung der Produktion anhand dieser Unterlagen erfolgt zunächst quantitativ. Hier werden Kennzahlen wie CO_2-Ausstoß, Stromverbrauch, oder Tonnenkilometer ausgewertet.

Neben der quantitativen Bewertung steht eine sehr wesentliche qualitative Bewertung. Denn saubere Unternehmen mit hoher Mitarbeiterzufriedenheit, professioneller Pflege der betrieblichen Anlagen sowie einem umfassend implementierten kontinuierlichen Verbesserungsprozess produzieren mit mehr Qualität und Nachhaltigkeit. Die Bewertung erfolgt durch qualifizierte Fachkräfte in Form einer Auditierung. Im Sinne einer partnerschaftlichen Zusammenarbeit steht die wiederholende Inaugenscheinnahme vor Ort im Mittelpunkt des Umweltaudits.

Der schonende Umgang mit Ressourcen in der Produktion muss ein zentrales Kriterium auch bei Beschaffungsentscheidungen im Krankenhaus werden. Neben Wasser und Energie ist mittlerweile auch der schonende Umgang mit Flächen ein wichtiges Thema. Durch Raubbau, Erosion und Beton wird immer mehr Erdboden zu Ödland. Zusammengefasst erscheinen folgende Kriterien für die Bewertung der Produktion von Bedeutung:

- Wasserverbrauch
- Energieverbrauch
- Energierückgewinnung
- Emissionen
- Anteil der recycelten Materialien und Hilfsstoffe

9.3.4   Verpackungen

Die Verpackung von Produkten besteht wesentlich zum Schutz des Produkts vor Beschädigungen beim Lagern und beim Transport. Bei sterilen Medizinprodukten sind außerdem die Vorgaben der Sterilgutversorgung zu berücksichtigen. Sie sieht neben der Primär- und Sekundär- bzw. Lagerverpackung auch eine besondere Transportverpackung vor, die den notwendigen Schutz während des Transports und der Lagerung sicherstellen soll. Darüber hinaus dient die Verpackung aber auch als Werbefläche und ist konzipiert, den Absatz zu maximieren. Ohne Verpackungen lassen sich Produkte schlechter verkaufen. Umso wesentlicher ist es, Verpackung so zu gestalten, dass sie der Umwelt möglichst nicht schaden.

Bei Vergabeverfahren sollte darauf geachtet werden, dass die Bieter das Duale System eingeführt haben und danach handeln. Die Ziele sind die Vermeidung oder Verringerung der Auswirkungen von Verpackungsabfällen. Des Weiteren sind Aspekte wie die kostenlose Rücknahme und die finale Verpackungsverwertung wichtig für die Auswahl der Lieferanten. Die Bieter sollten beim Vergabeverfahren schriftlich bestätigen, ausschließlich Waren zu veräußern, die zum Beispiel über ein duales System entsorgt werden können oder aber andere für den Anwender praktikable Entsorgungswege offerieren.

9.3.5 Lieferantenauswahl

Auch bei der Lieferantenauswahl gibt es klassische Kriterien wie Zuverlässigkeit, Servicequalität oder Preistreue. Soziale Standards sollten als nachhaltige Aspekte ergänzend bei den Einkaufsentscheidungen berücksichtigt werden. Die Beachtung von Arbeits- und Menschenrechten ist hierbei ein wichtiges Kriterium. Die freie und Hansestadt Hamburg und natürlich auch das UKE haben sich verpflichtet, über ergänzende Vertragsbedingungen (EVB) auf die Beachtung der ILO-Kernarbeitsnormen (vgl. Auflistung in § 3a Abs. 1 HmbVgG) hinzuwirken. Ergänzende Vertragsbedingungen muss der Bieter in Form einer Erklärung abgeben, die als vertragliche Nebenpflicht im Falle des Zuschlags Bestandteil des Vertrags wird. Der Bieter verpflichtet sich darin, den Auftrag ausschließlich mit Waren auszuführen, die nachweislich unter Beachtung der in § 2a Absatz 1 HmbVgG genannten ILO-Kernarbeitsnormen gewonnen oder hergestellt worden sind. Für den Fall, dass bei der Ausführung des Auftrags ein Verstoß gegen diese vertraglichen Nebenpflichten entsprechend dem EVB-ILO nachgewiesen wird, sind Sanktionen für den Auftraggeber vorgesehen.

Die sozialen Mindeststandards formuliert vom Internationalen Bund Freier Gewerkschaften (IBFG) auf der Grundlage von ILO-Standards lauten:
1. freiwillige Beschäftigung (keine Zwangsarbeit)
2. keine Kinderarbeit
3. keine Diskriminierung bei der Beschäftigung
4. Achtung der Vereinigungsfreiheit und des Rechtes auf Tarifverhandlungen
5. Zahlung ausreichender, existenzsichernder Löhne
6. menschenwürdige Arbeitsbedingungen
7. keine überlangen Arbeitszeiten
8. festes Beschäftigungsverhältnis

Grundsätzlich sollten niedrige Preise nicht auf Dumping-Löhne, schlechte Arbeitsbedingungen oder schlechte Arbeitsverhältnisse zurückzuführen sein. Grundlegende Arbeits- und Menschenrechte müssen bei der Herstellung und Produktion eingehalten werden.

Soziale Standards sind neben dem Umweltschutz eine wichtige Bewertungsgröße bei der Auswahl von Lieferanten. So hat zum Beispiel die Firma Lyreco, Lieferant von Büromaterialien im UKE, ein System nach DIN ISO 14001 eingeführt. Hiermit wird bescheinigt, dass Lyreco eine gute und zuverlässige Organisation hinsichtlich des Umweltschutzes garantiert. Besonders die sozialen Standards wie die Achtung der Menschenrechte, die

Einhaltung von Gesetzen und Richtlinien hinsichtlich der Gesundheit der Menschen und der Arbeitssicherheit sowie die Beachtung von leistungsgerechten Vergütungen und Weiterbildungsmaßnahmen sind wichtige Gesichtspunkte bei Lyreco.

9.4   Praxisbeispiele für die Umsetzung eines grünen Einkaufs

9.4.1   Prozessoptimierte Materialbeschaffung unter Berücksichtigung von Umweltaspekten

Medizinische Einmalartikel und Verbrauchsmaterialien sind unverzichtbare Produkte des täglichen Bedarfs für den gesamten klinischen Bereich und stellen im Klinikalltag besondere logistische Anforderungen an die Lagerung, Inhouse-Logistik und Versorgungssicherheit. Die Medizinprodukte sind somit in ihren Anforderungen an logistische Prozesse äußerst anspruchsvoll und repräsentieren einen erheblichen Anteil des Beschaffungs-, Transport- und Lagervolumens jeder Klinik. Angesichts dieser Rahmenbedingungen ist es naheliegend, dass bei der Optimierung der Wegeökonomie dieser Produkte und bei der Vermeidung von Verpackungsmüll ein beachtliches Potenzial auf dem Wege zum grünen Krankenhaus zu heben ist.

Vor diesem Hintergrund haben sich der strategische Einkauf des UKE und die B. Braun Melsungen AG zu einem gemeinsamen Einkaufs- und Logistikprojekt entschlossen. Die Zielsetzung des Projekts war zunächst eine IST-Analyse und anschließende Optimierung der logistischen Prozesse zwischen Lieferant und Klinik – vom Bestellvorgang über die Kommissionierung und Distribution bis zur Warenannahme, Lagerung und Inhouse-Logistik der Klinik. Im Projektverlauf wurde deutlich, dass dieses Projekt einen sehr positiven Effekt in Bezug auf die ökologischen Aspekte hat. Müll- und Emissionsvermeidung gehen unvermeidbar einher mit der Definition optimaler logistischer Abläufe und deren nachhaltiger Umsetzung.

Am Anfang des Projekts stand eine umfassende IST-Analyse der logistischen Abläufe. Dazu wurden zunächst folgende Parameter und Kennzahlen ermittelt:
- Sendungsvolumen in m³ und Gewicht
- durchschnittliches Sendungsvolumen pro Bestellung/Anliefertag
- Analyse der Lieferfristen 24 h/48 h
- Lieferfrequenz, bevorzugte Anliefertage und vorgegebene Zeitfenster
- Portfolioanalyse nach Lagerumschlag
- Ausschöpfungsgrad der Original-Versandkartons des Lieferanten
- personelle Ressourcen, z. B. operativer Einkauf, Warenannahme und -ausgabe

Das Ergebnis der Analyse zeigte ein Bestellverhalten, welches sich mehr an den Gewohnheiten der Mitarbeiter auf den Stationen als an den Dispositions- und Bestellprozessen des Einkaufs orientierte. Im nachgelagerten Prozess wurden täglich mehrere Bestellungen an den Lieferanten übermittelt. Aufgrund nicht eindeutig definierter Lieferrhythmen zwischen Lieferant und Klinik erfolgten somit auch tägliche Anlieferungen. Hohe Lieferfrequenz, ineffiziente Wegestrukturen, häufige Rampenbelegungszeiten und eine Aufsplittung des Sendungsvolumens waren die Folge.

Das in der Klinik eingesetzte Produktportfolio des Lieferanten umfasst verschiedenste Artikel, die sich in Menge, Volumen und Bedarf sehr heterogen darstellen. Vom sporadisch benötigten Medizinprodukt zur Spezialanwendung bis zur täglich tausendfach eingesetzten Einmalspritze wurden alle Artikel bez. optimale Bestellmenge, Bestell- und Lieferfrequenz analysiert. Artikel mit einem regelmäßigen Verbrauch in größeren Mengen und der Möglichkeit einer Palettenbelieferung wurden in einem Lieferplan zusammengefasst. Durch eine Artikelstandardisierung wurden Produkte aus dem Portfolio gestrichen, die ohne größere Schwierigkeiten für die Anwender durch andere Artikel ersetzt werden konnten. Dadurch wurden optimalere Losgrößen für die Beschaffung und Lagerung erreicht und die Artikelvielfalt deutlich gesenkt. Der Lieferplan löst im monatlichen Rhythmus automatisch eine Belieferung aus, die optimal auf das Transportfahrzeug und dessen Laderaumvolumen abgestimmt ist.

Als Ergebnis wurde eine monatliche Belieferung des UKE durch einen Hängerzug mit einer optimalen Laderaumnutzung von ca. 34 Paletten vereinbart. Mit dieser Lieferung werden inzwischen mehr als 75 Prozent vom Volumen (m³) des gesamten Monatsbedarfs an B. Braun Medizinprodukten geliefert. Das durchschnittliche Gesamtgewicht der Monatsbelieferung liegt bei 6,5 Tonnen, die zurückzulegenden Kilometer vom Hersteller zum Klinikum betragen rund 340 km.

Das verbleibende Volumen wird mit maximal 2 Lieferungen pro Woche angeliefert, insgesamt wurden die Anliefertage im Zuge der Logistik-Prozessoptimierung pro Monat von 20 auf 9 mehr als halbiert. Dies reduzierte den Einsatz von kleineren LKW mit 7,5 Tonnen. Für einen eingesetzten 7,5 Tonnen LKW kann vollbeladen ein Verbrauch von ca. 18 Liter Diesel auf 100 km angenommen werden – für einen vollbeladenen 12,5-Tonnen-LKW hingegen ein Verbrauch von ca. 20 Liter Diesel auf 100 km. Neben der Energieeffizienzsteigerung der Transportprozesse durch Erhöhung des Auslastungsgrades gibt es weitere positive Effekte für Umwelt und Logistik. So konnte die Anzahl der Stopps für die Lieferfahrzeuge ebenso reduziert werden wie die Zahl der eingesetzten Fahrzeuge des Logistikdienstleisters. Die Mengenbündelungsstrategie hat somit durch die bessere Transportraumnutzung zur Verkehrsvermeidung und durch eine Verlagerung des Volumens auf transporteffizientere LKW ganz erheblich zu einer Verringerung der CO_2-Emissionen beigetragen.

Ein weiterer Hebel für eine nachhaltige Reduktion der Emissionswerte ist der Einsatz von Fahrzeugen, deren Technologien sich an neuesten Standards orientieren. Die Abgasvorschriften der EURO-VI-Norm für die Typzulassung neuer LKW ab 31.12.2012 sind gegenüber der EURO-V-Norm bei Partikeln um 66 Prozent und bei Stickoxiden um 80 Prozent gesenkt worden.

B. Braun hat im Rahmen seines Umweltmanagements konkrete Ziele zum Einsatz schadstoff- und lärmreduzierter sowie energieeffizienter Fahrzeuge über 12 Tonnen für seine Transportdienstleister definiert. So erfüllen schon jetzt über 90 Prozent der in der Lieferkette eingesetzten Fahrzeuge die EURO-V-Norm.

Ein zusätzlicher ökologischer Aspekt in der oben geschilderten Sendungsbündelung liegt in der Ausschöpfung optimaler Versandeinheiten. Neben einer größtmöglichen Laderaumnutzung durch die Belieferung mit Ganzpaletten bietet auch die Verwendung der Original-Versandkartons des Herstellers ökologische wie auch prozessuale Vorteile für Lieferant und Kunden.

Die Verwendung der Original-Versandkartons des Herstellers reduziert einerseits die bei der Kommissionierung erforderlichen Entnahmevorgänge im Lager des Lieferanten, andererseits werden Kartonage- bzw. Verpackungsmaterial reduziert; ein Aspekt, der unter ökologischen Gesichtspunkten besonders hervorzuheben ist. Jede bei der Kommissionierung aus dem Original-Versandkarton entnommene Schachtel oder Packung muss in einen neuen, neutralen Transportkarton gepackt werden. Der ursprüngliche Karton, aus dem die Ware entnommen wurde, wird verworfen, da die Deklaration bei weiterer Verwendung nicht mehr identisch mit dem Inhalt ist.

Eine von B. Braun hausinterne Erhebung der Energiebilanz für Kartonagen geht davon aus, dass jede Tonne Kartonage bereits 1000 km zurückgelegt hat, bis sie beim Lieferanten eingesetzt wird. Darüber hinaus werden im Herstellungs- und Recyclingprozess der Kartonagen ca. 2600 kWh/t verbraucht. Im Distributionsprozess vom Hersteller der Kartonagen bis zur Verwendung bei B. Braun werden weitere ca. 150 kWh/t benötigt. In Summe ist der Energiebedarf für eine Tonne Kartonage in etwa so hoch wie der monatliche Energiebedarf zum Heizen eines durchschnittlichen 4-Personen-Haushalts. Ein verantwortungsvoller Materialeinsatz trägt somit zu einer erheblichen Reduktion von CO_2-Emissionen bei.

Die Verwendung von Original-Versandkartons eröffnet aber auch unter Prozessbetrachtung Verbesserungspotenziale. Ein neutraler Karton mit einzelnen Packungen muss beim Wareneingang geöffnet werden. Die Sichtung von außen gibt keinen Aufschluss über den Inhalt der Artikel und ein entsprechender Barcode fehlt ebenfalls. Der Inhalt muss dann vom Lagerpersonal gesichtet und gezählt werden und die einzelnen Packungen – sofern sie nicht unmittelbar zur Verwendungsstelle weitergeleitet werden – wieder in geeigneten Boxen oder Kartonagen staubgeschützt eingelagert werden.

Ein mit IT-Unterstützung leicht durchzuführender Stammdatenabgleich zwischen dem UKE und B. Braun hat die erforderliche Transparenz geschaffen, um nahezu alle Artikel auf die Bestelleinheit eines Original-Versandkartons umzustellen. Prozesse und Materialeinsatz wurden so auf das erforderliche Minimum reduziert. Bei Artikeln, bei denen die Bestellmenge des Original-Versandkartons zu hoch war, erhält der Hersteller allerdings ein direktes Feedback und hat dadurch die Möglichkeit, das Verpackungsdesign dieses Artikels auf Markt- und Kundenanforderungen neu zu bewerten.

Zum ressourcenschonenden Einsatz von Verpackungsmaterial trägt also auch ein optimales Verpackungsdesign durch den Hersteller bei. Bei den im UKE eingesetzten Medizinprodukten der B. Braun sind die Verpackungen bereits auf ein Minimum an Materialeinsatz reduziert, welches aber sämtliche Anforderungen von Sterilgutversorgung, Transport und Lagerung sicherstellt. Der Einsatz von Verpackungsmaterial konnte durch permanente Bewertung der logistischen Anforderungen kontinuierlich reduziert werden.

Die strategischen Partnerschaften und Kooperationen zwischen der B. Braun und dem UKE im Rahmen von Hauptlieferantenkonzepten hat neben den ökonomischen Vorteilen auch deutliche ökologisch positive Folgen. Neben dem Wegfall von kleineren Lieferanten mit wenigen Bezugsartikeln – und folglich ökologisch suboptimaler Laderaumnutzung – eröffnen sich bei langfristig ausgelegten Lieferantenkonzepten Chancen, die weit über die reine Beschaffung von Produkten hinausgehen: Know-how-Transfer zwischen Klinik und Lieferant, optimal aufeinander abgestimmte Geschäftsprozesse, höhere Wertschöpfung und die Realisierung gemeinsamer Zielsetzungen.

9.4.2 Recyclingprodukte als alternative Investition

Jedes Gerät so umweltfreundlich wie möglich zu machen, ist erklärtes Ziel vom UKE. Das UKE hat bereits vor längerer Zeit erkannt, dass ökologische Geräte nicht nur der Umwelt nützen, sondern auch dem Hersteller, dem Anwender und nicht zuletzt dem Patienten. Gerade im Bereich der Medizintechnik sind Aspekte hinsichtlich Produktentwicklung, Rohstoffverbrauch und Energieeffizienz von besonderer Bedeutung.

Heute werden nach standardisierten Verfahren aufbereitete bildgebende Systeme, wie z. B. Linksherzkathetermessplätze oder komplette Röntgenanlagen, im Medizintechnik-Markt von den großen Herstellern angeboten. Früher waren gebrauchte Geräte neben den Neusystemen nur in Form von Sonderprojekten erhältlich. Die Ausgangssituation stellte sich damals wie folgt dar. Es existierten ausschließlich Fertigungslinien für Neusysteme, in denen es keine Möglichkeit gab, gebrauchte Teile bzw. Komponenten weiterzuverwenden. Die Prinzipien der „refurbished" (engl. generalüberholt, wieder aufbereitet) Produktion wurden mit den Verfahren der Fertigung von Neusystemen kombiniert.

Bei dem „refurbished"-Prozess werden zunächst alle Komponenten einem zertifizierten Prüfverfahren unterzogen, welches qualitativ vergleichbar mit einem Neusystem ist. Die Generalüberholung beginnt mit einer sorgfältigen Auswahl der Gebrauchtsysteme. Infrage kommen nur Geräte, die hervorragend gepflegt wurden und eine einwandfreie Wartungsgeschichte aufweisen. Diese werden anschließend in der Refurbishing-Fabrik demontiert, geprüft, gereinigt, desinfiziert und lackiert. Der wichtigste Aspekt liegt jedoch beim Austausch der in solchen Geräten verwendeten Vakuumkomponenten. Dies sind die eigentlichen Röntgenröhren, die zur Erzeugung der Röntgenstrahlung benötigt werden. Daneben spielt die Funktionalitätserhaltung sowie die Funktionalitätserweiterung der Bildgebungselektronik eine wichtige Rolle. Die Bildgebungselektronik sorgt dafür, dass die mittels der Röntgenstrahlung erzeugten Daten in Bilder umgesetzt werden.

Der Beweggrund für die Entscheidung seitens der Hersteller, solche Systeme anzubieten, war die Möglichkeit der Ressourceneinsparung bei gleichbleibender Qualität. Im Gegensatz zu Neugeräten, bei denen alle Komponenten neu sind – einschließlich des aktuellsten Entwicklungsstands (Release-Stand) – werden bei Refurbished-Systemen der C-Bogen-Stativ (das Herzstück einer solchen Anlage, welches die Röntgenröhre und den Detektor in Position bringt) und der Untersuchungstisch wiederverwendet. Sie werden darüber hinaus mit einem neuen Röntgenstrahler, einem neuen Flachdetektor, einer neuen Bildkette, mit neuen Bildrechnern und neuen Anzeigemonitoren ausgestattet. Die Refurbished-Flachdetektoranlagen haben etwas ältere Hardware-Release-Stände als Neusysteme, jedoch in der Regel die neusten Software-Release-Stände.

Neben den ökologischen Vorteilen aufgrund des Recyclings gibt es aufgrund der wiederverwendeten Komponenten auch Kostenvorteile, die dem knapp bemessenem Beschaffungsbudget einer Klinik entgegenkommen, aber trotzdem eine qualitativ hochwertige Patientenversorgung gewährleisten. Insbesondere für kleinere Krankenhäuser und niedergelassene Ärzte sind hier Kostenvorteile von bis zu 20 Prozent möglich. Zusätzlich kann auf die Bedürfnisse der Klinik gezielt eingegangen werden, indem Systeme aus diversen Komponenten gebrauchter Systeme nach spezifizierten Wünschen konfiguriert werden.

Grundsätzlich sollten die Geräte nur bei Herstellern bezogen werden, die über eine breite Recycling-Erfahrung verfügen. Entsprechende Qualitätszertifikate sollten vorliegen und es sollte klar sein, dass, bevor ein solches Gerät geliefert wird, ein kompletter Systemcheck, der alle technischen Spezifikationen beinhaltet, erfolgreich durchlaufen wurde. In der Regel werden Refurbished-Systeme über die gleichen Vertriebskanäle wie Neugeräte angeboten.

Hinsichtlich der Garantiebedingungen gibt es bei den meisten Herstellern keine Nachteile. Nachdem sämtliche Komponenten sorgfältig generalüberholt und aufgearbeitet sowie alle verschleißbehafteten Komponenten ausgetauscht wurden, gelten in der Regel dieselben Garantiebedingungen wie bei Neugeräten. Hinsichtlich der Installationsunterstützung gibt es ebenfalls keine Unterschiede. Alle Anlagen haben eine CE-Kennzeichnung und bestehen problemlos auch alle behördlichen Prüfungen und Auflagen.

Das Unternehmen Philips hat mit dem Ausbau einer speziellen Fabrik in Hamburg in 2009 im Wert von 7 Mio. Euro zur Weiterverwendung der Rohstoffe eines Röntgenstrahlers hier seine Aktivitäten verstärkt. Durch das neue Werk konnte ein umweltgerechtes Recycling von Röhren aus Röntgengeräten und Computertomografie-Systemen sichergestellt werden. Allein durch dieses Recycling konnte Philips nach eigenen Angaben im Jahr 2009 bereits 170 Tonnen Rohstoffe einsparen. Die gesamte Energieersparnis durch die

Weiter- und Wiederverwertung von Rohstoffen betrug 2 Mio. KWh. Das entspricht bis zu 30 Prozent des Gesamtenergieverbrauchs der Röntgenröhrenproduktion. Die Folge war, wie die Umweltbehörde in Hamburg bestätigte, eine CO_2-Einsparung von bis zu 270 Tonnen im Jahr. Insgesamt können bis zu 70 Prozent eines retournierten Strahlers inklusive Gehäuse der Weiterverwendung zugeführt werden. Der Gesetzgeber verpflichtet die Hersteller, Generatoren und Röntgenstrahler wieder zurückzunehmen; das hat bei Philips zur Folge, dass 100 Prozent aller Röhren, bezogen auf das Ersatzteilgeschäft, recycelt werden.

Bezogen auf das Basisjahr 2010 verfolgt Philips das Ziel, die Energieeffizienz des gesamten Produktportfolios bis 2015 um 50 Prozent zu steigern, die doppelte Anzahl ausgedienter Produkte zu recyceln und doppelt so viel recyceltes Material in neuen Produkten zu verwenden. Dabei handelt es sich in erster Linie um Metalle und Kunststoffe. Weiter ist es das Ziel, den Energieverbrauch und damit die CO_2-Emission der Fabriken und Büros des Konzerns um bis zu 25 Prozent bis 2012 zu senken.

Auch Siemens sieht einen ganzheitlichen Ansatz in Sachen Umweltschutz in der Medizintechnik. So bietet Siemens neueste Umweltkonzepte für medizintechnische Geräte – von der Produktion über die Nutzung bis hin zur Wiederverwendung und Entsorgung. Die Aufbereitung der medizintechnischen Systeme von Siemens in Forchheim erfolgt in einem umfangreichen, 5-stufigen Qualitätsprozess (Geräteauswahl, qualifizierte Demontage, Aufarbeitungsprozess, Installation, Sachmängelhaftung), für den die gleichen hohen Qualitätsstandards gelten wie für neue Geräte. Danach verlassen die Systeme die Fertigung mit einem Qualitätssiegel (Proven Excellence).

Die qualitativ hochwertige Aufbereitung der Systeme erfolgt im über 4000 qm großen RS-Fertigungszentrum in Forchheim nach dem neuesten COCIR-Standard (Good Manufacturing Refurbishment Practice). Für die Aufbereitung der medizinischen Systeme wurden 25 sogenannte Kojen eingerichtet, in welchen jedes System vor der Auslieferung technisch instandgesetzt, einmal komplett aufgebaut und vergleichbar zu neuen Systemen getestet wird.

Im Jahr 2009 hat sich das UKE bei der Beschaffung eines Linksherzkathetermessplatzes für ein Gerät mit recycelten Komponenten entschieden. Allerdings wurde kein Refurbished-Gerät angeschafft, sondern ein Gerät aus einer Produktlinie, welche zwischen den beiden existierenden Linien refurbished und Neugerät liegt. Insbesondere dieser Bereich bildet für das UKE eine interessante Alternative zu herkömmlichen Neugeräten. Hier besteht die Möglichkeit, ein System mit der Leistungsfähigkeit und Spezifikation eines Neusystems unter ökologischen Aspekten zu etablieren. Die Entscheidung fiel seinerzeit auf ein Produkt von Philips aus der „Green Line"-Serie. Die Green-Line-Produkte im Bereich Röntgen erhalten einen recycelten C- bzw. G-Bogen, also Stativ und einen neuen Untersuchungstisch. Ebenfalls neu sind der Strahler, der Flachdetektor, die gesamte Bildverarbeitungskette und die Anzeigemonitore. Der Release-Stand ist derselbe wie bei einem Neusystem, mit entsprechend gleichen End-of-life-Zeiten. Da solche Sys-

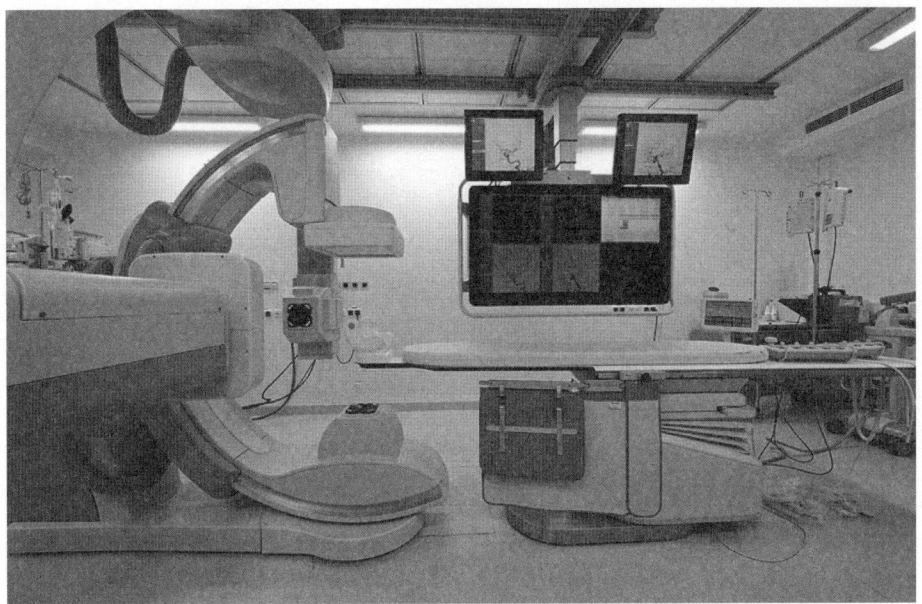

Abb. 9.2 „Green"-Line Linksherzkathetermessplatz im UKE.

teme optimal in die bestehende Anlagenstruktur des UKE passen und auch dem universitären, sowie wissenschaftlichen Anspruch des Klinikums an die Infrastruktur entsprechen, hat sich das UKE bei bestimmten Ausschreibungen solchen Angeboten geöffnet. Alle zuvor aufgeführten ökologischen Vorteile kommen in diesem Projekt zum Tragen. Die bislang gemachten Erfahrungen sind durchweg positiv. Wie vom Hersteller suggeriert, sind die Systeme bezüglich ihrer Leistungsfähigkeit und Verlässlichkeit nicht von Neugeräten zu unterscheiden (Abb. 9.2).

Damit sie den qualitativen Ansprüchen vergleichbar mit einem Neusystem entsprechen, werden die Stative einer strengen Qualitätskontrolle unterzogen und komplett aufgearbeitet, d. h. alle verschleißbehafteten Komponenten werden ausgetauscht und die Bögen werden neu lackiert. Bei solchen Systemen wird also das Metall der Stative im Sinne eines nachhaltigen Umgangs mit Rohstoffen wieder verwendet.

Die Vorteile dieser Produktphilosophie für Kliniken und Hersteller sind offensichtlich. Mit einem solchen Produkt erhält der Kunde die Spezifikation und Funktionalität eines Neusystems, welches neben einem Preisvorteil gegenüber dem Neusystem auch dem Gedanken der nachhaltigen Rohstoffnutzung genügt. Dem Hersteller bieten diese Systeme die Möglichkeit, die qualitativ hochwertigen „Alt"-Systeme der Kliniken beim Verkauf von Neugeräten zurückzunehmen, da eine Weiterverwertung gewährleistet ist. Philips entspricht mit der Wiederverwendung und -aufbereitung seinem eigenen Anspruch der nachhaltigen Nutzung von Rohstoffen und der Reduktion von CO_2.

Auch für Anwender und Patienten ergeben sich keine Nachteile. Beispielsweise wird aufgrund der Erneuerung der Bildverarbeitungskette eine geringere Strahlendosis im Vergleich zu einem Altgerät erzielt. Diese geringere Strahlendosis und ein optimal gewichtsausgeglichenes Design haben weiter zur Folge, dass man das zum Strahlenschutz erforderliche, aber umweltunverträgliche Blei um 78 Prozent reduzieren kann. Des Weiteren sparen die neuen Flachdetektorsysteme beispielsweise mindestens 12 Prozent an Energie gegenüber älteren Bildverstärkersystemen; dies beruht zu 5 Prozent auf den LCD-Monitoren.

Eine Reihe der neuesten Technologien sind bereits in vielen Projekten im UKE umgesetzt worden. Neben dem System in der Kardiologie wurde auch im Bereich Magnetresonanztomografie und Computertomografie mit der Installation der neuesten und modernsten Gerätetechnologie, mit sehr effizienten Gradienten und Kühlsystemen, ökologisch sinnvolle Medizintechnik eingesetzt. Die Top-Unternehmen in diesem Marktsegment unterstützen dabei diese neue Ausrichtung des UKE. Gerade im Bereich der Medizintechnik benötigen die Kliniken die Hilfe seitens der Hersteller, um deutliche Gewinne in der ökologischen Ausrichtung zu erzielen.

Insbesondere bei der Senkung der Energiekosten sowie bei der Schließung des Materialkreislaufs ist eine Zusammenarbeit zwischen Kliniken und Herstellern unabdingbar. Die Optimierung von Produkten sowie von Betriebsabläufen durch Recycling im Sinne einer umweltverträglichen Produktion sollte künftig breiteren Raum bei der Zusammenarbeit einnehmen. Dies darf natürlich nicht zulasten der Zuverlässigkeit der Geräte und damit der Patientensicherheit gehen. Insofern ist hier bei der Bewertung möglicher Lieferanten die Erfahrung im Bereich des Recyclings ein wichtiges Zielkriterium. Da der Markt für recycelte Geräte nach Meinung von Branchenkennern jährlich um ca. 20 Prozent wächst, ist eine Ausweitung der Produktstrategie auf diese Bereiche zu erwarten.

9.5   Fazit und Ausblick

In den letzten Jahren haben Begriffe wie Green Procurement, Green Logistics oder Carbon Foot Print für das Beschaffungsmanagement an Bedeutung gewonnen und sich mittlerweile dahingehend behauptet, dass sie nicht mehr als trendabhängige, kurzfristige Modeerscheinung wahrgenommen werden. Vielmehr hat ein gestiegenes Umweltbewusstsein bei Unternehmen und Verbrauchern diese Begriffe und die damit verbundene Philosophie der Nachhaltigkeit geprägt und gestärkt. Als Ausdruck dieser Entwicklung ist zu werten, dass Unternehmen zunehmend Nachhaltigkeitsberichte verfassen und als Plattform der Unternehmenskommunikation über ihr ökonomisches, soziales und ökologisches Engagement nutzen. In glaubwürdigen Nachhaltigkeitsberichten werden Stärken und Schwächen aufgezeigt. Es wird um Vertrauen und Akzeptanz geworben. Dabei werden Anregungen von außen bereitwillig entgegengenommen, um Innovationsimpulse nicht nur aus ökonomischer Sicht zu gewinnen.

Der ökologische Aspekt bei Herstellung, Logistik und Anwendung wird oftmals anhand der Emissionen, z. B. dem Ausstoß an CO_2, quantifiziert und bewertet. Eine Reduktion der Emissionen ist unmittelbar auch mit einer Kostenreduktion bei der Herstellung oder der Distribution in Verbindung zu bringen. Das zunehmende ökologische Bewusstsein und die Nachhaltigkeit sind für Unternehmen aber nur vordergründig durch eine Kostenreduktion motiviert. Eine Umfrage des Bundesverbandes für Materialwirtschaft, Einkauf und Logistik e. V. bei 171 Unternehmen aus dem Jahr 2009 zeigte, dass nur ein Drittel der befragten Unternehmen Umweltschutzaktivitäten betreibt, weil CO_2-Emissionen einen Kostenfaktor darstellen. Entscheidend für 85 Prozent der befragten Unternehmen war das Potenzial eines Image-Gewinns des eigenen Unternehmens; drei Viertel gaben an, dass das gestiegene Umweltbewusstsein ihrer Kunden der ursächliche Grund für umweltbezogene Aktivitäten darstellt.

Der strategische Einkauf und die Beschaffung haben durch die Lieferantenauswahl, die Auswahl des eingesetzten Produktportfolios und die Prozessoptimierung entlang der Supply Chain bedeutsame und erfolgskritische Instrumente, die zur Umsetzung einer nachhaltigen Beschaffung und letztendlich auch zur Realisierung eines grünen Krankenhauses beitragen.

Auch für das UKE ist bei der Bewertung der Lieferanten und auch der konkreten Angebote bei künftigen Projekten die ökologische Ausrichtung der Lieferanten von besonderer Bedeutung. Eindeutiges Ziel des Einkaufs im UKE ist es, besser zu sein, als es Gesetze und Vorschriften im Bereich des Umweltschutzes vorgeben. Der Einkauf will Treiber umweltfreundlicher Technologien sein und in partnerschaftlicher Zusammenarbeit mit den Lieferanten einen maximalen Beitrag für Umwelt und Nachhaltigkeit schaffen. Dabei heißt Umweltschutz nicht gleich Kostenerhöhung, sondern eher das Gegenteil. Durch Minimierung von Materialeinsatz, Energie, Wasser und Emissionen reduzieren sich die Umweltbelastungen und damit auch die Kosten. Daneben sorgen gesteuerte Prozesse im Einkauf, Transport und Lagerung für weitere Einsparungen und schonen die Umwelt. Intelligenter Einsatz des Rohstoffs „Abfall" macht es möglich, dass Ressourcen gespart werden und Entsorgungsproblematiken gar nicht erst entstehen.

Was kann der Einkauf im Krankenhaus künftig tun, um die Themen Umweltschutz und Nachhaltigkeit weiter voranzutreiben:
- Etablierung eines Life Cycle Thinking bei der Produktauswahl
- Beschaffung aller notwendigen Informationen für eine ökologische und nachhaltige Produktbewertung
- soweit sinnvoll und möglich Verwendung von Mehrwegprodukten anstatt Einwegartikel
- Beachtung von Umwelt- und Nachhaltigkeitslabels bei der Lieferanten- und Produktauswahl
- Bewertung der eingesetzten Rohstoffe bei den Produkten und der Produktionsprozesse beim Lieferanten
- Durchführung von Öko-Audits bei den Lieferanten

- Augenmerk auf soziale Mindeststandards in der gesamten Supply Chain
- Beachtung der Produkteignung zur Kreislaufwirtschaft
- vermehrter Einsatz, soweit möglich und sinnvoll, von Produkten mit Recycling-Anteil
- wenn wirtschaftlich vertretbar: „buy local" – je näher, desto besser
- Einführung von umweltintelligenten Prozessen im Einkauf und der gesamten Lieferkette
- grundsätzlich nur umweltfreundliche Verpackungsarten

Die Unterstützung von Anwendern und Lieferanten ist dabei unverzichtbar. Dabei muss Umweltschutz im Beschaffungswesen als Chance und nicht als eine (Kosten-)Belastung verstanden werden.

Die derzeitige Bilanz grüner Aktivitäten im Einkauf führt zur Erkenntnis, dass ein verantwortungsvoller Umgang mit der Umwelt und den verfügbaren Ressourcen durch ein strategisches Beschaffungsmanagement umgesetzt und positiv beeinflusst werden kann. Eine nachhaltige Umsetzung im Sinne eines grünen Krankenhauses muss aber alle entlang der Supply Chain beteiligten Geschäftspartner gleichermaßen integrieren und von jedem dieser Unternehmen eine ebensolche Nachhaltigkeit und Authentizität im Handeln einfordern.

Weiterführende Literatur

BME Bundesverband Materialwirtschaft, Einkauf und Logistik e.V., BME-Umfrage „Green-Logistics – hohe Bedeutung auch in Krisenzeiten". Im Internet: http://www.bme.de/fileadmin/bilder/PDF/AuswertungGreenLog.pdf

Der Blaue Engel. Im Internet: http://www.blauer-engel.de/; Stand: 27.8.2010

DIN 58953-8 Sterilgutversorgung, Teil 8: Logistik von sterilen Medizinprodukten. Graz: Österreichische Gesellschaft für Sterilgutversorgung und Institut für angewandte Hygiene, 2009

ElektroG §10, Rücknahmepflicht der Hersteller oder Abfallkreislaufwirtschaftsgesetz

European Bioplastics e.V. Biokunststoffe. Im Internet: http://www.european-bioplastics.org/index.php?id=5; Stand: 29.8.2010

Evangelische Akademie Bad Boll. Soziale und ökologische Beschaffung durch die öffentliche Hand. Dr. Gisela Burckhardt. Im Internet: http://www.ev-akademie-boll.de/fileadmin/res/otg/kda/09-06-19_burckhardt.pdf; Stand: 31.8.2010

Jänichen K (Representative Environmental Management bei Philips Healthcare), 17.8.2010

Lyreco. Umwelt und soziale Standards. Im Internet: (http://www.lyreco.de/deu/nachhaltigkeit,383/umwelt-und-soziale-standards,721.html); Stand: 23.8.2010

Schultz A; Holzbaur U. Optimierung der Herstellung von Magnesiumbauteilen hinsichtlich Umweltverträglichkeit und Wirtschaftlichkeit. Gießerei-Praxis 1998; 2: 53–61

Siemens AG. Ganzheitlicher Umweltschutz in der Medizintechnik. Im Internet: http://www.siemens.com/press/de/pressebilder/?press=/de/pressebilder/bilder-photo-news/2010/pn201007.php; Stand: 28.8.2010

Siemens AG. Bedeutende Umweltaspekte. Im Internet: http://www.siemens.com/sustainability/de/umwelt/aspekte.htm; Stand: 23.8.2010

Trans Fair – Verein zur Förderung des Fairen Handels mit der „Dritten Welt" e.V. Im Internet: http://www.transfair.org/; Stand: 27.8.2010

Umweltbundesamt. Emissionsmindernde Anforderungen im Verkehr. Im Internet: http://www.umweltbundesamt-daten-zur-umwelt.de/umweltdaten/public/theme.do;jsessionid=697723F3C21319174A96241847E95663?nodeIdent=2363; Stand: 29.8.2010

Umweltdialog (30.04.2010). Im Internet: http://www.umweltdialog.de/umweltdialog/verbraucher/2010-04-30_Nachhaltigkeit_im_Einkauf_angekommen.php; Stand: 12.8.2010

Wikimedia Foundation Inc. Im Internet: http://de.wikipedia.org/wiki/Biokunststoff; Stand: 29.8.2010

10 Grüne Verpflegung

M. Hannig

10.1 Einleitung

Die Kartoffeln vom Bauern auf dem Markt, der Apfelsaft ohne Konservierungsstoffe aus dem Naturkostladen und die Rinderrouladen vom Biometzger – immer mehr Menschen legen Wert auf eine bewusste Ernährung. Laut einer aktuellen Studie des Instituts für Demoskopie Allensbach interessieren sich rund 86 Prozent der Deutschen ab 14 Jahren dafür, wie sie sich gesund und bewusst ernähren können, 37,1 Prozent der mehr als 20 000 Befragten gaben sogar an, sich besonders intensiv mit dem Thema auseinanderzusetzen. Parallel dazu steigt das Bewusstsein für einen ökologischen und ökonomischen Umgang mit Ressourcen.

Während im Alltag jeder selbst entscheiden kann, welche Kriterien für ihn beim Einkauf und der Zubereitung von Lebensmitteln entscheidend sind oder welchem Restaurantkoch er sein Vertrauen schenkt, sind die Rahmenbedingungen im Krankenhaus klar gesteckt: Caterer und Klinikmanagement allein entscheiden, was auf den Teller kommt.

Lange Zeit haftete der Krankenhauskost ein zweifelhafter Ruf an, sie galt als verkocht, geschmacksarm und wenig abwechslungsreich. Dies steht im krassen Gegensatz zu der Bedeutung, die Patienten ihren Mahlzeiten entgegenbringen: für viele sind die 3 wichtigsten Dinge im Krankenhaus immer noch Frühstück, Mittagessen und Abendessen.

Der härter gewordene Wettbewerb in der Krankenhausbranche gepaart mit den allgemeinen Gesundheitsbewegungen hat für einen kulinarischen Wandel in den deutschen Kliniken gesorgt. Das Konzept der Zukunft heißt grüne Verpflegung. Es verbindet eine gesunde und bewusste Ernährung mit einem ökologischen Ressourcenumgang und steht damit für Qualität und Nachhaltigkeit bei der Verpflegung im Krankenhaus.

Die Kombination von abwechslungsreicher Kost mit den umweltbewussten und klimafreundlichen Ideen von kurzen Wegen, lokalen Anbietern und möglichst geringem Verbrauch von Ressourcen bei Produktion und Entsorgung ist nun keineswegs neu oder gar besonders innovativ. Doch im Zusammenhang mit der Ernährung im Krankenhaus erreicht sie eine Dimension, die den Caterer vor eine gewaltige logistische Herausforderung stellt. Schließlich müssen in einer Klinik meist mehrere hundert Patienten verpflegt werden – und das 3-mal am Tag. Mehrere Tonnen Lebensmittel müssen organisiert, transportiert, verarbeitet und verteilt werden, es fallen große Mengen Abfall an. Entsprechend hoch ist der Bedarf an Wasser und Strom, entsprechend effizient müssen die Strukturen sein. Denn auf lange Sicht kann im Wettbewerb nur standhalten, wer sich der wirtschaftlichen und ökologischen Nachhaltigkeit verschreibt.

Grüne Verpflegung ist allerdings nicht nur ein Wirtschaftsfaktor – mit ihr lässt sich auch beim Patienten punkten. Zum einen, weil sie dem gestiegenen Gesundheitsbewusstsein der Menschen Rechnung trägt und modernen Ansprüchen an eine abwechslungsreiche Ernährung gerecht wird. Zum anderen leistet sie mit ausgewogenen Speisen einen wichtigen Beitrag im Genesungsprozess. Auch die grüne Verpflegung kann individuell angepasst werden, wenn zum Beispiel krankheitsbedingt eine spezielle Diät erforderlich ist. Ökonomisch, nachhaltig und qualitativ hochwertig: Grüne Verpflegung ebnet den Weg zu einer optimalen und ökologisch orientierten Patientenversorgung.

10.2   Die Grundprinzipien grüner Ernährung

Grüne Ernährung im Krankenhaus umfasst verschiedene Elemente, die in der folgenden Abbildung zusammengefasst sind (Abb. 10.1).

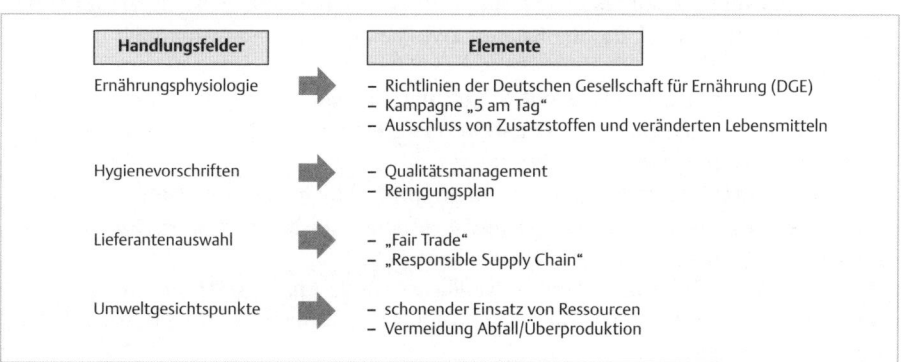

Abb. 10.1   Grundprinzipien grüner Ernährung.

133

10.2.1 Ernährungsphysiologie

Essen und Trinken nehmen einen immer höheren Stellenwert im Leben der Menschen ein. Sie sind – vor allem im europäischen und nordamerikanischen Raum – zu einem Stück individuell formbarer Lebensqualität geworden. Noch nie war es so einfach wie heute, seine Ernährung ganz nach den persönlichen Wünschen und weniger nach den Verfügbarkeiten zu gestalten. Und noch nie war es so einfach, dabei ernährungsphysiologische Fehler zu machen und der eigenen Gesundheit durch falsche Ernährung zu schaden.

In Krankenhäusern spielt die Nahrungsaufnahme eine noch wichtigere Rolle: Denn eine ausgewogene und genussvolle Ernährung ist insbesondere für den Genesungsprozess von herausgehobener Bedeutung. Ziel sollte sein, dem Patienten eine größtmögliche Vielfalt und Qualität zu bieten und gleichzeitig den speziellen Bedürfnissen des Kranken gerecht zu werden.

Zusammenstellung der Komponenten nach den Empfehlungen
der Deutschen Gesellschaft für Ernährung e. V. (DGE)
Ein gesunder und ausgewogener Speiseplan sollte sich daher möglichst immer, erst recht aber während eines Aufenthalts im Krankenhaus, an den zehn Empfehlungen der Deutschen Gesellschaft für Ernährung (DGE) orientieren. Für Patienten, die eine spezielle Diät benötigen, sollte der Ernährungsplan natürlich entsprechend abgewandelt werden. Im Übrigen gelten diese Regeln nicht nur für Patienten, sondern ebenso für Mitarbeiter und Besucher im Krankenhaus. Auch sie profitieren von einem vielseitigen und ausgewogenen Speisenangebot, das die Balance zwischen Genuss und Gesundheit findet. Die DGE rät:

- Vielseitig essen: Eine ausgewogene Ernährung zeichnet sich aus durch abwechslungsreiche Auswahl, geeignete Kombination und angemessene Menge von nährstoffreichen und energiearmen Lebensmitteln.
- Reichlich Getreideprodukte und Kartoffeln: Brot, Nudeln, Reis und Getreideflocken – am besten aus Vollkorn – sowie Kartoffeln enthalten reichlich Vitamine, Mineralstoffe, Spurenelemente und Ballaststoffe, aber kaum Fett.
- Fünfmal täglich Obst und Gemüse: Möglichst frisch, kurz gegart oder auch als Saft enthalten Obst und Gemüse die meisten Vitamine, Mineral- und Ballaststoffe sowie sekundäre Pflanzenstoffe.
- Täglich Milch- und Milchprodukte, 1– bis 2-mal wöchentlich Fisch: Milch enthält wertvolles Kalzium, Seefisch ist reich an Jod, Selen und Omega-3-Fettsäuren. In Fleisch stecken große Mengen an verfügbarem Eisen und die Vitamine B_1, B_6 und B_{12}. Allerdings genügen dafür 300 – 600 g Fleisch und Wurst pro Woche.
- Wenig Fett: Am gesündesten sind pflanzliche Öle und Fette. Sie liefern lebensnotwendige Fettsäuren, fetthaltige Lebensmittel enthalten zudem fettlösliche Vitamine. Zu viel Fett in der Nahrung fördert aufgrund seines besonders hohen Energiegehalts Übergewicht und begünstigt Herz-Kreislauf-Erkrankungen. Insgesamt reichen 60 bis 80 g Fett pro Tag aus.

- Zucker und Salz in Maßen: Lebensmittel und Getränke, die mit Zucker oder verschiedenen Zuckerarten wie zum Beispiel Glukosesirup hergestellt wurden, sollten nur gelegentlich verzehrt werden. Salz sollte Jod und Fluorid enthalten und sparsam verwendet werden.
- Reichlich Flüssigkeit: Wasser ist lebensnotwendig, daher sollten täglich mindestens 1,5 Liter Flüssigkeit aufgenommen werden. Am besten Wasser, Schorlen, Tees und andere kalorienarme Getränke. Alkoholische Getränke sollten nur gelegentlich und in kleinen Mengen konsumiert werden.
- Schmackhaft und schonend zubereiten: Speisen bei niedrigen Temperaturen möglichst kurz und mit wenig Wasser und Fett garen – so werden Nährstoffe geschont, der natürliche Geschmack erhalten und die Bildung schädlicher Verbindungen verhindert.
- Bewusstes Essen: Ein bewusstes, langsames Essen regt dazu an, vielseitig zuzugreifen und fördert das Sättigungsempfinden.
- In Bewegung bleiben: Zu einer ausgewogenen Ernährung gehört viel körperliche Bewegung. Täglich 30 – 60 min Bewegung und Sport wirken sich positiv auf die Gesundheit aus. Dieser Aspekt kann bei Patienten in einem Krankenhaus nur bedingt berücksichtigt werden.

Die Ernährungsstrategie der grünen Verpflegung basiert auf diesen 10 Empfehlungen der DGE. Zumindest die ersten 9 Regeln finden sich im grünen Krankenhaus in allen 3 täglich angebotenen Mahlzeiten wieder. Auch an Automatenstationen und Verkaufsstellen werden sie konsequent umgesetzt.

Über diese Empfehlungen hinaus erarbeitet die DGE aktuell gesonderte Qualitätsstandards für Krankenhäuser und Rehakliniken, die in Zukunft in der Patientenverpflegung eine Rolle spielen werden.

Die Kampagne „5 am Tag"
Nach einem Bericht der Deutschen Gesellschaft für Ernährung (DGE) essen die Bundesbürger statt der empfohlenen täglich 650 Gramm Obst und Gemüse im Durchschnitt gerade einmal die Hälfte davon. Um die Menschen für einen regelmäßigen höheren Verzehr zu motivieren und damit langfristig positiv auf den Gesundheitszustand der Bevölkerung einzuwirken, wurde die Kampagne „5 am Tag" ins Leben gerufen: 5-mal täglich sollen Erwachsene und Kinder eine Portion Obst und Gemüse essen, um sich vor Krankheiten zu schützen. Ähnliche Kampagnen gibt es auch in anderen europäischen und außereuropäischen Ländern. Hinter der deutschen „5 am Tag"-Kampagne steht ein gemeinnütziger eingetragener Verein, zu dessen Mitgliedern neben der DGE auch die Deutsche Krebsgesellschaft, Krankenkassen, Ministerien, Stiftungen und Partner aus der Wirtschaft zählen. Das Netzwerk ist heute 10 Jahre alt und umfasst inzwischen mehr als 110 Partner.

Wissenschaftliche Grundlage der 5-am-Tag-Regel ist eine Vielzahl epidemiologischer Studien. Sie alle haben gezeigt, dass Menschen, die viel Obst und Gemüse essen, seltener an Krebs, Herz-Kreislauf-Störungen, Bluthochdruck, Diabetes mellitus oder Fettsucht erkranken. Von den 5 empfohlenen Portionen sollten 3 aus Gemüse oder Salaten bestehen, 2 aus Obst. Auch Säfte, Trockenfrüchte und ungesalzene, ungeröstete Nüsse fallen unter die Regel. Es gibt keine Essverbote, erlaubt ist, was schmeckt.

Die 5-am-Tag-Regel gilt vom Kind bis zum Rentner für alle Menschen. Das besondere Augenmerk liegt jedoch auf Kindern und Jugendlichen, denn wer einmal an seine 5 täglichen Portionen Obst und Gemüse gewöhnt ist, wird sie auch als Erwachsener nicht missen wollen.

Auch ein Krankenhaus-Caterer kann die von der Bundesregierung und der Europäischen Union unterstützte Kampagne auf sehr einfache und wirkungsvolle Weise unterstützen, indem er zum einen darauf achtet, ausreichend Gemüse und Obst in die 3 Mahlzeiten am Tag zu integrieren. Zum anderen sollte das Zwischenverpflegungsangebot für Patienten und Mitarbeiter gleichermaßen eine ausreichend große Auswahl an Obst, Gemüse, frischen Säften und Trockenfrüchten bieten.

Ausschluss von Zusatzstoffen und veränderten Lebensmitteln
Es versteht sich fast schon von selbst, dass Zusatzstoffe und Gentechnik keine Rolle spielen dürfen in einem Ernährungskonzept, das Wert legt auf gesunde, naturbelassene und umweltbewusste Kost. Grüne Verpflegung ist damit gleichbedeutend mit dem Verzicht auf Lebensmittel, die aus genetisch veränderten Organismen bestehen, sie enthalten oder aus ihnen hergestellt worden sind. Der Caterer schließt entsprechende Rahmenverträge mit seinen Lieferanten ab und lässt die beschafften Produkte im Vertragslabor stichprobenartig auf gentechnisch veränderte Bestandteile untersuchen.

Seit dem 18. April 2004 besteht eine gesetzliche Kennzeichnungspflicht für gentechnisch veränderte Lebensmittel auf Speisekarten und Aushängen in der Gemeinschaftsverpflegung. Ausgenommen von dieser Regelung sind Fleisch, Milch und Eier von Tieren, die mit gentechnisch verändertem Futter gefüttert worden sind. Es muss ebenfalls nicht gekennzeichnet werden, wenn die Spuren von gentechnisch veränderten Organismen oder daraus hergestelltem Material unbeabsichtigt oder technisch unvermeidbar in das Produkt gelangt sind. Hierfür gilt ein Schwellenwert von 0,9 Prozent. Hauptsächlich betroffen sind Zutaten aus gentechnisch veränderten Organismen wie Soja, Mais oder Raps und deren Verarbeitungsprodukte wie Soja- und Rapsöl, Sojalecithin oder Maisstärke.

10.2.2 Hygienevorschriften
Gerade im Krankenhaus mit seinen speziellen Anforderungen zum Schutz von Patienten und Mitarbeitern haben Hygienevorschriften auch für den Caterer höchste Priorität und sind gesetzlich vorgeschrieben. Qualitätsstandards im Umgang mit Lebensmitteln umfassen in diesem Zusammenhang die komplette Prozesskette von der Produktions-

hygiene beim Lieferanten über die Warenannahme, Lagerung bis hin zur Produktion und Ausgabe an den Patienten.

Wie das Krankenhaus selbst so muss auch ein Caterer ein strenges Hygienemanagement als Teil eines umfassenden Qualitätsmanagementsystems vorweisen und einhalten. Neben der guten Hygienepraxis zur Sicherstellung der größtmöglichen Lebensmittelsicherheit (Lager-, Produktions- und Personalhygiene) muss die Umsetzung eines betrieblichen Eigenkontrollsystems nach HACCP-Vorgaben (Hazard Analysis and Critical Control Points) inklusive Dokumentation gewährleistet sein. Im betrieblichen Eigenkontrollkonzept werden Gefahren für Lebensmittel analysiert und wirksame Maßnahmen zur Verhinderung der Gefahren festgelegt. In regelmäßigen Hygienekontrollen werden die Wirksamkeit der Maßnahmen und deren Umsetzung vor Ort kontrolliert.

Im Infektionsschutzgesetz sind Gemeinschaftseinrichtungen ebenfalls berücksichtigt. Ziel ist es, übertragbaren Erkrankungen beim Menschen vorzubeugen, Infektionen frühzeitig zu erkennen und ihre Weiterverbreitung zu verhindern. Hierzu finden regelmäßige Belehrungen und Schulungen der Mitarbeiter statt.

Ein wesentlicher Teil des Hygienemanagements in Krankenhausküchen ist auch der Reinigungsplan, der Art und Weise sowie Häufigkeit der Reinigung aller Oberflächen und Gerätschaften regelt. Auch in diesem Bereich und in der Spülküche kann ein wichtiger Beitrag zur einer grünen Verpflegung geleistet werden. Durch richtigen und effizienten Einsatz von Reinigungsmitteln und -geräten können Umweltbelastungen reduziert werden (Entlastung Abwasser, Ressourcenschonung in der Herstellung). Entsprechendes Fachwissen zu Geräten sowie zur Auswahl und Dosierung der Reinigungsmittel ist dabei entscheidend. Daher sind konsequente Schulungen der Mitarbeiter auch in diesem Bereich unerlässlich.

10.2.3 Lieferantenauswahl – Responsible Supply Chain

Eine besondere Rolle kommt bei der grünen Verpflegung der Auswahl der Lieferanten zu. In diesem Bereich kann der Caterer gemeinsam mit dem Klinikmanagement gezielt steuern, inwieweit die von ihm verwendeten Produkte Nachhaltigkeitsaspekten entsprechen. Einige Beispiele nennt die folgende Aufzählung:

- Einsatz von Bioprodukten/Lieferanten mit Biozertifizierung
- Einsatz von fair gehandelten Produkten (z.B. Kaffee, Kakao, Tee)
- Einsatz von Fisch aus nachhaltigem Fischfang (z.B. MSC-Siegel)
- Einsatz von Fleisch aus artgerechter Tierhaltung
- Einsatz von Lieferanten mit zertifiziertem Umweltmanagement
- Einsatz von regionalen Produkten/Lieferanten

Zur „Responsible Supply Chain" zählt jedoch nicht nur die Ware selbst. Auch bei der Logistik kann der Caterer nachhaltig agieren. Durch die durchdachte und gebündelte Bestellung kann die Zahl der Stopps, also der Auslieferung an den Betrieb, reduziert werden. Somit werden der Transportumfang und dadurch der CO_2-Ausstoß reduziert.

10.2.4 Umweltgesichtspunkte

Im Zusammenhang mit einer grünen Verpflegung stellt sich auch die Frage, inwieweit zum Beispiel Speisenproduktion und -transport Auswirkungen auf die Umwelt haben. Auch hier kann ein wichtiger Beitrag zum nachhaltigen Wirtschaften im Krankenhaus geleistet werden. Eine grüne Verpflegung stellt somit für das Krankenhaus auch ein wichtiges Differenzierungskriterium im Wettbewerb dar.

Ziel des Caterers in einem grünen Krankenhaus sollte es daher sein, die Auswirkungen der Verpflegung und aller damit verbundenen Bereiche auf die Umwelt auf ein Minimum zu reduzieren. Ansatzpunkte sind zum Beispiel:

- schonender Einsatz von Ressourcen, z. B. Energie, Wasser
- ressourcenorientiertes Menü-Verteilungssystem
- Vermeidung von Überproduktion
- Vermeidung/Reduktion von Abfall/Abwasser
- Minimierung des Verpackungsvolumens/Einsatz von Mehrwegverpackungen
- Recycling
- Minimierung von Transportwegen und Verkehr

10.3 Beispiele für grüne Verpflegung am UKE

10.3.1 Die Klinik Gastronomie Eppendorf (KGE)

Im Universitätsklinikum Hamburg-Eppendorf versorgt die Klinik Gastronomie Eppendorf (KGE) die durchschnittlich täglich 1400 Patienten sowie Studenten, Gäste und Mitarbeiter des Klinikums. Die KGE wurde im Jahr 2001 als gemeinsame Servicegesellschaft des Universitätsklinikums Hamburg-Eppendorf und des Catering-Spezialisten Medirest GmbH & Co OHG (vormals CCS Clinic Catering Service GmbH & Co OHG) gegründet. Das Unternehmen Medirest gehört zur Compass Group Deutschland GmbH, die im deutschen Markt führender Anbieter von Catering und Food Services ist.

Die KGE beschäftigt ca. 400 Mitarbeiter aus 25 Nationen. Zu den Arbeitsbereichen der KGE auf dem UKE-Gelände gehören:

- Patientenversorgung mit dem innovativen Verpflegungskonzept „Catering to You"
- Mitarbeiterrestaurant/Kasino/Mensa – für Mitarbeiter, Studenten und Gäste
- Catering und Veranstaltungsservice
- Caffé Ritazza im Kasino
- Caffé Dallucci im Eingangsbereich des Klinikums
- Doctor Fruit – frische Fruchtsäfte und Smoothies im Klinikum
- Kiosk im Klinikum (shop2go)
- Caffé Dallucci im Campus Lehre
- Blutspendeimbiss
- Ernährungsberatung/Diätberatung
- patientenbezogene Sondenlieferungen
- Imbisswagen
- Kioskwagen auf den Stationen

An einigen Beispielen soll nun illustriert werden, wie die KGE „grüne Verpflegung" umsetzt.

10.3.2 „Catering to You"

Anfang 2009 wurde die Patientenverpflegung im UKE auf das Konzept „Catering to You" umgestellt. „Essen wie im Restaurant bei maximaler Flexibilität" heißt die Devise des neuen Konzepts, das von Medirest entwickelt wurde. Es beginnt mit der Zubereitung der Mahlzeiten, die im Endstadium dezentral in einem kleinen Küchenraum für jeweils 56 Betten erfolgt. Hier werden die Buffetwagen bestückt, von denen sich die Patienten morgens und abends direkt aussuchen können, was sie essen möchten. Auch werden hier die warmen Mahlzeiten heiß und ansprechend auf einem Porzellanteller angerichtet und dann den Patienten im Zimmer unter einer Silbercloche serviert.

Die Auswahl ist groß: Frühstück und Abendessen werden spontan nach den individuellen Patientenwünschen zusammengestellt. Das Mittagessen wählt der Patient täglich aus einer Speisekarte, die bis zu 22 Gerichte umfasst. Die Menüs werden in frisch zubereitetem Zustand vakuumverpackt angeliefert und nach einem schonenden Verfahren in der Mikrowelle kurz vor dem Verzehr fertig zubereitet. Auch die Essenszeiten werden flexibel gehandhabt: Das Wunschgericht ist nach der Bestellung innerhalb weniger Minuten beim Patienten – unabhängig von den üblichen Essenszeiten. Das spart Zeit und Ressourcen und steigert gleichzeitig die Patientenzufriedenheit.

Das gesamte Verpflegungskonzept liegt in einer einheitlichen Verantwortlichkeit. Spezielle Versorgungsassistenten kümmern sich um alle kulinarischen Belange der Patienten – das Pflegepersonal wird von dieser Aufgabe entlastet. So kann das Krankenhaus im Spannungsfeld zwischen Wirtschaftlichkeit und Serviceorientierung wesentlich kundenorientierter arbeiten. Und davon profitiert vor allem der Patient, wie die ausgesprochen positiven Beurteilungen der Patienten zeigen (Abb. 10.2).

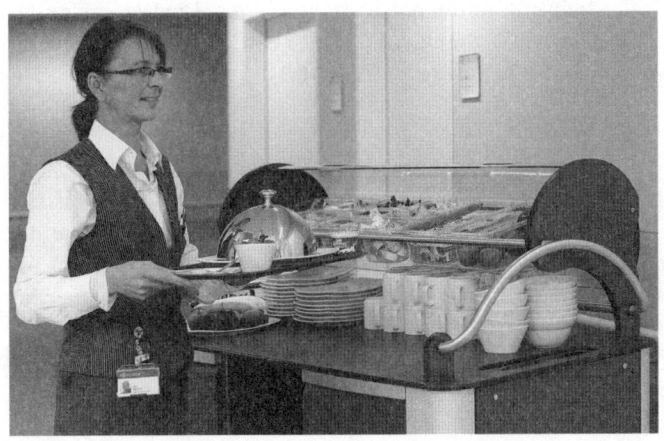

Abb. 10.2 Patientenverpflegung „Catering to You".

„Catering to You" ist aus zahlreichen Gründen ein gutes Beispiel für grüne Verpflegung:

Hohe Nahrungsmittelqualität
Bei der Produktion ist über eine Qualitätsvereinbarung mit dem Hersteller der Mittagsmenüs gesichert, dass alle Produkte naturbelassen mit höchster Sorgfalt für Lebensmittelverarbeitung zubereitet werden.

- Alle Zulieferer sind verpflichtet, ein durch GFSI (Global Food Safety Initiative) geprüftes Zertifikat für Food Safety Management nach BRC, IFS, SQF 1000, SQF 2000, ISO 22000, ISO 9000 ff. oder Dutch HACCP nachzuweisen oder ein gleichwertiges, unabhängig auditiertes Qualitätsmanagementsystem integriert zu haben.
- Des Weiteren ist eine nahtlose Rückverfolgung des Ursprungs aller verwendeten Rohprodukte gewährleistet. Die Produkte werden kontinuierlich von externen und unabhängigen Laboren auf Unbedenklichkeit überprüft.
- Auf die Verwendung von Farbstoffen und Geschmacksverstärkern wird komplett verzichtet.
- Alle Menüs werden ausschließlich aus frischen Lebensmitteln hergestellt. Das Herstellungsverfahren ist dem „Cook & Chill-Verfahren" ähnlich. Alle Menüs werden klassisch gekocht. In heißem Zustand erfolgt die Portionierung in Einzelmenüs, die umgehend versiegelt werden. Nach der Versiegelung erfolgen die Pasteurisierung des Gesamtmenüs und erst danach die Schnellkühlung. Bedingt durch die geringe Einzelmenge, die gekühlt werden muss, erfolgt dieser Schritt sehr viel schneller als bei der gängigen Verarbeitung in Großgebinden. Dadurch ergibt sich ein messbar höheres Qualitätsniveau des Endprodukts. Die klassische Garmethode sichert zudem den Erhalt des hohen Anteils an Vitaminen und Nährstoffen in den Gerichten.
- Eine Vereinbarung über die Selbstverpflichtung hinsichtlich des Schutzes von wild lebendem Fisch, Verarbeitung von Zuchtlachs, Verarbeitung von Krabben/Garnelen ausschließlich nach internationalen Biostandards, ausschließlicher Verwendung von Fleisch, das nach Tierschutzstandards ohne Einsatz von Antibiotika, Hormonen, Fleisch und/oder Knochenmehl erzeugt wurde, liegt der Kooperation zugrunde.

Diese verbesserte Qualität der Nahrungsmittel hat auch ihren Preis: Die Wareneinsatzkosten pro Beköstigungstag haben sich dadurch erhöht. Dies wird allerdings durch Einsparungen im Gesamtsystem mehr als kompensiert (Abb. 10.**3**).

Wirtschaftlichkeit und Nachhaltigkeit
Das System „Catering to You" ermöglicht ökonomisch und ökologisch eine völlig neue Herangehensweise an das Thema Patientenversorgung. Durch die Kooperation mit einem externen Partner wurden alle energie- und ressourcenrelevanten Prozesse der Produktion (Wasser- und Abwassernutzung, Stromverbrauch und CO_2-Emissionen) aus der Ökobilanz der Klinik ausgegliedert. Aufgrund der höheren Effizienz der zentralen Zubereitung werden Ressourcen geschont. Weitere erhebliche Energieeinsparung im Verhältnis zu herkömmlicher Patientenversorgung wird durch die Zubereitung der Mittagsmenüs über Mikrowellen erzielt, da dadurch die Notwendigkeit für Regenerationsöfen mit langer Wärmephase entfällt. Da die tagesaktuelle Ware in haushaltsüblichen Kühl-

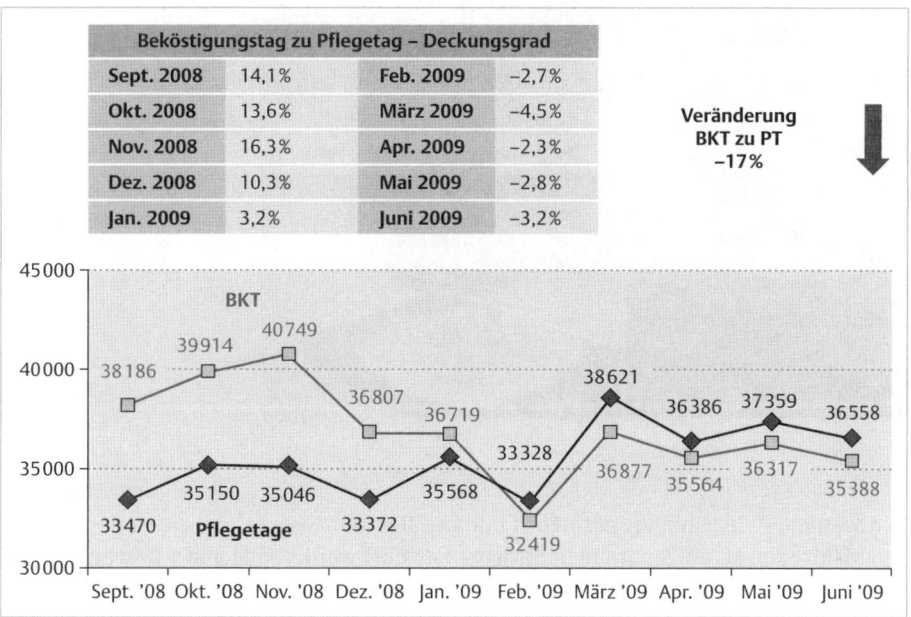

Beköstigungstag zu Pflegetag – Deckungsgrad			
Sept. 2008	14,1%	Feb. 2009	−2,7%
Okt. 2008	13,6%	März 2009	−4,5%
Nov. 2008	16,3%	Apr. 2009	−2,3%
Dez. 2008	10,3%	Mai 2009	−2,8%
Jan. 2009	3,2%	Juni 2009	−3,2%

Veränderung
BKT zu PT
−17%

Abb. 10.**3** Wareneinsatzkosten „Catering to You".

schränken in den Stationsküchen gelagert wird, bedarf es auch nicht mehr des Betriebs von groß dimensionierten Kühllagern. Zudem wurde die Lagerhaltung insgesamt durch die Einführung eines neuen, ausgeklügelten Warenwirtschaftssystems auf elektronischer Basis auf ein Minimum reduziert. Über dieses System erfolgt sowohl die Patientenan- und -abmeldung als auch die Bedarfslogistik je Station.

Die UKE-internen Transportwege haben sich ganz erheblich reduziert. Waren ehemals pro Tag 3 Transporte von vorportionierten Mahlzeiten über das Klinikgelände notwendig, so konnten diese auf einen Transport täglich reduziert werden. Durch Inbetriebnahme einer automatischen Warentransportanlage entfielen zudem alle zuvor überirdisch per LKW durchgeführten Transporte. Da die Anlieferung durch den Kooperationspartner lediglich 2-mal wöchentlich stattfindet, entfallen auch die umfangreichen Anfahrten aller Zulieferer, die zuvor täglich alle Frischeprodukte für die Verarbeitung in der Zentralküche zur Verfügung stellen mussten. Damit konnte sowohl der allgemeine, durch die Warenlogistik bedingte Fernverkehr als auch der geländeinterne Verkehr erheblich reduziert werden.

Aufgrund des für jede Station berechenbaren Durchlaufs können die Menüs in ausreichender Zahl dezentral, das heißt in den Stationsküchen gekühlt vorrätig gehalten werden und gleichzeitig im Rahmen des Mindesthaltbarkeitsdatums (MHD) in den Verbrauch gelangen. Durch die ständige Präsenz von Versorgungsassistenten auf den Statio-

141

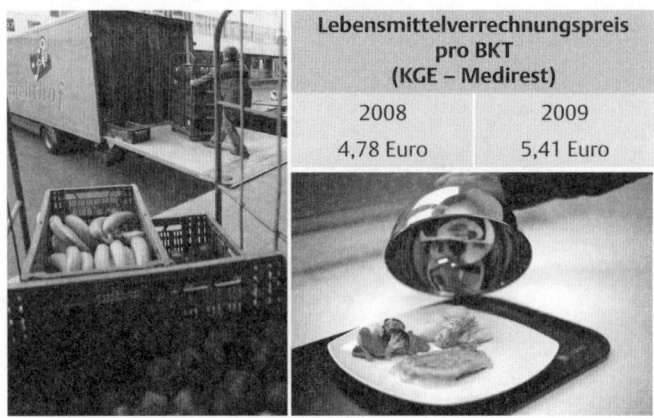

Lebensmittelverrechnungspreis pro BKT (KGE – Medirest)	
2008	2009
4,78 Euro	5,41 Euro

Abb. 10.**4**   Reduktion der Beköstigungstage durch „Catering to You".

nen werden Mahlzeiten grundsätzlich nur an Patienten auszugeben, die zu den jeweiligen Mahlzeiten als aufgenommene Patienten geführt werden. So kann schon bei der Planung vermieden werden, dass Leermengen produziert werden, die letztlich als Abfall entsorgt werden müssen. Patienten erhalten ein Essen nur, wenn sie tatsächlich Hunger haben. Durch die Umstellung auf dieses individualisierte Verteilsystem, das sich an dem realen Tagesbedarf orientiert, wurde die Menge der ausgelieferten Mahlzeiten in kurzer Zeit um etwa 17 Prozent gegenüber dem klassischen System reduziert (Abb. **10.4**). Damit verringerte sich der Ausschuss durch Verwurf von nicht genutzten Produkten auf ein kaum noch messbares Maß. Die mit dem geringeren Verbrauch und dem deutlich reduzierten Verwurf verbundenen Einsparungen kompensieren die durch den Qualitätsgewinn verursachten höheren Anschaffungskosten der Nahrungsmittel.

Patientenzufriedenheit
Durch die Einführung von „Catering to You" im UKE konnte eine deutliche Steigerung der Patientenzufriedenheit erreicht werden. Dies belegen die spontanen Patientenrückmeldungen. War die Verpflegung im Jahr 2008 nur 4-mal gelobt und 289-mal kritisiert, gab es nach Einführung von „Catering to You" 436-mal spontanes Lob und nur 36-mal kritische Bemerkungen. Letztere fielen besonders in die Anfangszeit. Zu diesem Zeitpunkt waren die Durchlaufmengen auf den einzelnen Stationen noch nicht so austariert, sodass einige Menüs nicht immer verfügbar waren.

Das Gesundheitsbewusstsein in der Gesellschaft steigt, und so auch die Ansprüche an eine gesunde und hochwertige Ernährung – gerade bei Patienten im Krankenhaus. Eine hochwertige Verpflegung nach den individuellen Wünschen und Bedürfnissen des Patienten sowie ein professioneller, freundlicher Service wirken sich auch positiv auf dessen Genesungsprozess aus. Somit leistet grüne Verpflegung auch einen Beitrag zu guter Medizin.

Neue Beschäftigungsperspektiven

Mit Einführung von „Catering to you" wurden 100 zusätzliche Stellen im Bereich der Versorgungsassistenz geschaffen. Da es sich bei dieser Tätigkeit um eine durch interne Schulungen zu erlernende Tätigkeit handelt, konnten viele wenig qualifizierte Menschen aus der Arbeitslosigkeit geholt und mit dieser Aufgabe wieder in das Arbeitsleben integriert werden. Durch die Fokussierung dieser Mitarbeiter auf die Verpflegung wird sichergestellt, dass die notwendige Qualität bei der Zubereitung und Präsentation ebenso erhalten bleibt wie die Bereitschaft, sich auf die individuellen Wünsche der Patienten einzulassen. Die Verpflegungsassistenten werden von den Patienten ausgesprochen gut aufgenommen. Gleichzeitig konnten die Pflegekräfte von den meist ungeliebten Aufgaben der Verpflegung entlastet werden.

Den zusätzlich entstandenen Kosten für die Beschäftigung der Versorgungsassistenten steht die Einsparung im Bereich der qualifizierten Pflegestunden gegenüber. Neben dem Vorteil, dass sich daraus Kapazitäten bei qualifizierten Pflegefachkräften ergeben, entstehen auch wirtschaftliche Vorteile, da Zeitkontingente qualifizierter Mitarbeiter durch weniger qualifizierte Mitarbeiter ersetzt werden. Gleichzeitig steigerte diese Maßnahme die Mitarbeiterzufriedenheit: bei der Pflege, da unliebsame Tätigkeiten von anderen Mitarbeitern übernommen werden, und bei den Verpflegungsassistenten, die sich mit ihrer Aufgabe voll identifizieren und die positiven Patientenrückmeldungen sehr wohl zur Kenntnis nehmen. Besonders stolz waren die Mitarbeiter auf die Auszeichnung der Zeitschrift „Catering inside" als „Caterer des Jahres 2009".

10.3.3   Abfallvermeidung bei der Mitarbeiterverpflegung

Zur Vermeidung von Abfällen hat Medirest im Bereich der Mitarbeiterverpflegung im UKE zudem das Abfallreduzierungsprogramm der Compass Group mit dem Namen Trim Trax eingeführt. Es zeigt Mitarbeitern auf einfache, aber effektive Weise, das Ausmaß des Abfalls und damit verbundene Kosten an und hilft so, beides zu verringern. Dabei bedarf es lediglich eines speziellen Behälters und der Trim-Trax-Software. In dem Programm werden die Kosten erfasst, die Nahrungsmittelabfälle im Betrieb verursachen, zum Beispiel Produktionsabfall, Überproduktion, unverbrauchte Ware oder Ware mit abgelaufenem Mindesthaltbarkeitsdatum. Die Mitarbeiter bekommen dadurch ein deutlicheres Bild von der Menge des produzierten Abfalls, achten in der Konsequenz bei der Produktion beispielsweise auf weniger Abschnitte und auch insgesamt erfolgt die Produktion genauer, eher auf Nachproduktion angelegt.

10.3.4   Gesundes Angebot – Beispiel Doctor Fruit

Einen weiteren Beitrag zur grünen Verpflegung leistet das Zwischenverpflegungskonzept „Doctor Fruit", mit dem die KGE aktiv den so wichtigen und durch die Kampagne „5 am Tag" geförderten Konsum von Obst und Gemüse unterstützt. Der Shop im Neuen Klinikum bietet Patienten, Gästen und Mitarbeitern frische Fruchtsäfte und Smoothies, die auf Basis von Fruchtmark oder -püree hergestellt werden. Darüber hinaus wird auch Obst – geschnitten oder am Stück – sowie Obst- und Gemüsesalate angeboten. Auch gesunde Brotspezialitäten und Joghurtvariationen gehören hier zum Angebot für Patienten und Mitarbeiter des UKE.

10.4   Fazit und Ausblick

Mit dem heute gut eingespielten Versorgungssystem im UKE und der zuverlässigen Kooperation mit einem externen Zulieferer hat die KGE – auch im Hinblick auf eine grüne Verpflegung – einen Meilenstein gesetzt. In Zukunft werden weitere Schritte in diese Richtung hin zu einer nachhaltigen Arbeitsweise unternommen. Im Bereich der Patientenversorgung wird eine weitergehende Reduktion der CO_2-Emissionen durch einen noch bewussteren Einsatz von Lebensmitteln angestrebt. Auch ein Konzept zur besseren, gezielten Rückführung von Lebensmittelverpackungen (Monoschalen, Aufschnittfolien, Umverpackungen) in die Stoffverwertung (Recycling) ist in Planung.

Die überaus positiven Erfahrungen mit der sukzessiven Umsetzung einer völlig neuen Versorgungsstruktur haben die Beteiligten beflügelt, im Sinne einer zukunftsorientierten Gemeinschaftsverpflegung noch weiter und umfassender zu denken.

Verfolgt man eine Veränderung zu einer nachhaltigeren, ökologischen und energieeffizienten Gemeinschaftsverpflegung für Kliniken und Senioreneinrichtungen, so stellt sich die grundsätzliche Frage, wie effizient eine Einzelproduktion in Einrichtungen ist und ob nicht eher eine einrichtungsübergreifende Verbundproduktion an zentralen Standorten sinnvoll wäre. Durch die Aufhebung individueller Standortproduktionen zum Beispiel durch einzelne Kliniken wären eine radikale Bündelung der Herstellungsprozesse, deutlich reduzierte Transportwege und die stärkere Nutzung regionaler Rohprodukte möglich.

11 Grüne Verkehrslogistik

G. Mentges

11.1 Einleitung

Wesentlicher Bestandteil der baulichen UKE-Masterplanung war von Anfang an auch die Gestaltung der Außenanlagen bzw. der Verkehrssituation auf dem Klinikgelände sowie den angrenzenden Flächen. Es galt, die strukturierenden Quer- und Längsachsen wiederherzustellen und dem Besucher eine rasche Orientierung zu ermöglichen. Die Bedeutung des Themas lässt sich leicht erfassen, wenn man bedenkt, dass 1,5 Mio. Fahrzeuge im Laufe eines Jahres auf das UKE-Gelände fahren. Um diese Zahl noch etwas griffiger zu machen, zwei kleine Vergleiche.

- 1,5 Mio. Fahrzeuge sind ca. 8-mal so viele Fahrzeuge, wie im Verlaufe einer ganzen Saison zu den mit fast 60 000 Zuschauern nahezu immer ausverkauften Bundesligaspielen des Hamburger SV fahren.
- 1,5 Mio. Fahrzeuge verursachen mit einer vor der Masterplanumsetzung üblichen durchschnittlichen Fahrstrecke auf dem UKE-Gelände von ca. 2,0 km fast 500 Tonnen CO_2-Ausstoß. Nur diese Parkplatzsuchfahrten führten also zu einem CO_2-Ausstoß, der dem jährlichen CO_2-Ausstoß von ca. 150 Zwei-Personen-Haushalten entspricht.

Ohne Frage war der alte Geländezustand eine erhebliche Belastung in Form von Lärm und Schadstoffen, aber auch eine Geduldsprobe für alle Parkplatz suchenden Patienten und Mitarbeiter. Zudem stellte der intensive Autoverkehr eine Gefährdung für Fußgänger, die auf dem Gelände des UKE unterwegs waren, dar. Gründe genug also, sich intensiv mit dem Thema zu beschäftigen.

11.2 Grüne Verkehre – Grundsätze

Meist ist Verkehr das Thema, das wir zunächst mit den Begriffen Umweltbelastung und Emissionen verbinden. Das ist richtig, da hier tatsächlich ein wichtiger Ansatzpunkt liegt, der auch für ein sehr großes, flächenmäßig ausgedehntes Klinikum eine erhebliche Bedeutung birgt.

Dabei gibt es, grundsätzlich 2 Möglichkeiten, Emissionen zu vermeiden oder zumindest zu reduzieren. Zum einen geht es um einen Eingriff in die Technik selbst und zum anderen um eine Beeinflussung der Nutzung bzw. die Nutzungsarten der betreffenden Technik. Auf einen PKW bezogen heißt das, dass ein Aspekt die Optimierung des Verbrennungsmotors im Hinblick auf Emissionen darstellt. Dies ist Aufgabe der jeweiligen Hersteller. Der weitere Aspekt liegt in der Verringerung der Emissionen durch einen modifizierten Einsatz des Fahrzeugs. Diese Aufgabe liegt bei den Nutzern, bzw. bei denjenigen, die die Rahmenbedingungen für die Nutzung schaffen. In diesem Sinne definiert sich die Aufgabenstellung für das Klinikum, nämlich Rahmenbedingungen so zu gestalten, dass ein möglichst großer Beitrag zur Umweltentlastung im Sinne eines grünen Krankenhauses entsteht.

Konkret geht es bei einer Grünes-Krankenhaus-Verkehrsstrategie um die Minimierung der Nutzungsnotwendigkeit von PKWs, entweder durch gänzliches Vermeiden von Fahrten oder aber durch die Reduzierung von Wegstrecken. Aus diesen strategischen Ansätzen folgen nachfolgende Aufgabenstellungen:

- Reduzierung der Wegstrecken, die durch einen PKW auf dem Gelände des UKE durch Patienten, Besucher oder Mitarbeiter zurückzulegen sind.
- Sicherstellung eines reibungslosen Abflusses von den Zubringerstraßen rund um das UKE-Gelände.
- Vermeidung von Suchfahrten durch Bereitstellung einer ausreichenden Anzahl an Parkplätzen mit unmittelbarem Zugang zum Klinikum.
- Ergreifung aller Maßnahmen, die zu einer grundsätzlichen Vermeidung von PKW-Fahrten führen.
- Implementierung von Anreizsystemen, die der stärkeren Nutzung des öffentlichen Personennahverkehrs (ÖPNV) dienen.
- Schaffung von günstigen Voraussetzungen für die Nutzung von Fahrrädern durch Mitarbeiter für Fahrten zum und vom Krankenhaus.
- Minimierung von Versorgungsfahrten für das Klinikum, die im Wesentlichen durch LKW geleistet werden.

Neben diesen Maßnahmen, die vor allem die äußere Verkehrsanbindung des Klinikums betreffen, ist unter dem Stichwort grünes Krankenhaus auch die Optimierung der Versorgungswege im Klinikum zu sehen. Hier geht es um die Entwicklung alternativer Verkehrskonzepte für Mitarbeiter- und Patientenbeförderung ebenso wie die logistische Versorgung der Bereiche. Dabei stellt eine für Patienten und Besucher so gut wie nicht wahrnehmbare Versorgung aller Bereiche des Klinikums mit möglichst geringen Emissionen eine „grüne Versorgung" dar.

Diese strategischen Ansätze müssen unter Einbeziehung der Randbedingungen des eigenen Unternehmens reflektiert werden. Es finden sich dann rasch zu jedem Bereich Möglichkeiten der Optimierung und damit zur Verringerung von Umweltbelastungen jeglicher Art.

Im UKE bestand durch den Neubau des Klinikums die Chance, in nahezu allen erwähnten Bereichen Maßnahmen zur Verbesserung umzusetzen, bzw. laufende Aktionen durch weiter verbesserte Randbedingungen zu befördern. Wie sich dies in den einzelnen Teilaspekten umsetzen lässt, welche Möglichkeiten bestehen und wie sie umgesetzt wurden, wird in diesem Kapitel dargestellt. Die zwangsläufig auf das UKE bezogenen Darstellungen sollen Anregungen vermitteln, die sich, unter Berücksichtigung der jeweiligen Rahmenbedingungen, in vielen Krankenhäusern umsetzen lassen.

11.3 PKW-Verkehr

Wie eingangs erwähnt, befährt eine enorme Anzahl an PKW täglich das Klinikgelände. 90 Prozent des PKW-Verkehrs, das entspricht ca. 4000 Fahrzeugen, befahren das Gelände über die Hauptzufahrt. Vor dem Neubau des Klinikums war die Situation dadurch gekennzeichnet, dass diese Fahrzeuge dann auf das recht weitläufige UKE-Gelände fuhren und sich auf die Suche nach einem Parkplatz möglichst nahe zu ihrem Zielgebäude begaben. Insgesamt 172 Gebäude waren über 38 Hektar Gelände verstreut. Die Anzahl der Parkplätze (ca. 1500), die für Besucher und Mitarbeiter zur Verfügung standen, waren im Mittel zwar ausreichend, konnten allerdings Stoßzeiten nicht kompensieren. Auch war die Verteilung der Parkplätze auf dem Gelände ungleich, sodass in der Regel nur die zur Frühschicht kommenden Mitarbeiter Parkplätze in der Nähe ihres Einsatzorts fanden. Für Patienten, Besucher und Mitarbeiter der Spätschicht führte die Situation zwangsläufig zu Irrfahrten und wildem Parken auf dem Gelände, nicht selten auf Fuß- und Rettungswegen mit den damit verbundenen Störungen und Gefährdungen. Der Anteil an „kreisenden" Fahrzeugen war erheblich und führte darüber hinaus zur Behinderung von Ver- und Entsorgungsfahrten und Patiententransporten.

Abb. 11.1 zeigt den aktuellen Lageplan des UKE mit einer Fläche von insgesamt 380 000 m² Fläche aus dem Jahr 2002. Der große Block in der Mitte des Lageplans kennzeichnet den Neubau, in dem etwa die Hälfte der insgesamt 1500 UKE-Betten untergebracht ist. Wie erwähnt, wurde mit diesem Neubau auch eine grundlegende Überarbeitung der Verkehrslenkung auf dem Gelände verbunden. Der schwarz eingekreiste Bereich an der Hauptzufahrt wurde gänzlich neu gestaltet. Die Zufahrtsbereiche an der westlichen und östlichen Seite wurden ebenfalls verkehrsgünstiger ausgelegt. Diese Zufahrten stehen den Mitarbeitern des UKE und Rettungsfahrzeugen zur Verfügung.

Die Straßensituation im Hauptzufahrtsbereich (Abb. 11.2) ist gänzlich neu gestaltet worden. Dabei wurde die Straße im Eingangsbereich verbreitert, unter anderem auch, um den früher regelhaft bestehenden Rückstau auf die Zuführungsstraße, die ebenfalls eine durchaus stark befahrene Straße (15 000 PKW/Tag) ist, zu vermeiden.

Um den Verkehr auf dem Gelände ohne Umwege zu verteilen, mündet die Einfahrt ohne störende Beschrankung direkt in einen Kreisverkehr, von dem aus das Gelände in 4 Richtungen erschlossen ist. Diese Umsetzungen haben das Ziel der Stauvermeidung voll

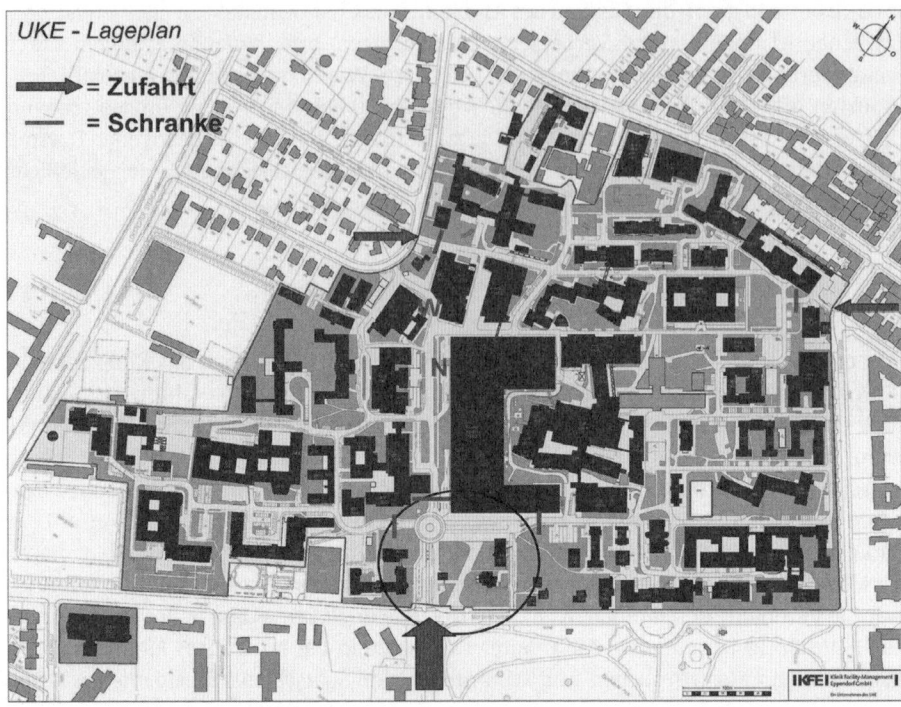

Abb. 11.**1** UKE-Lageplan mit Zufahrten.

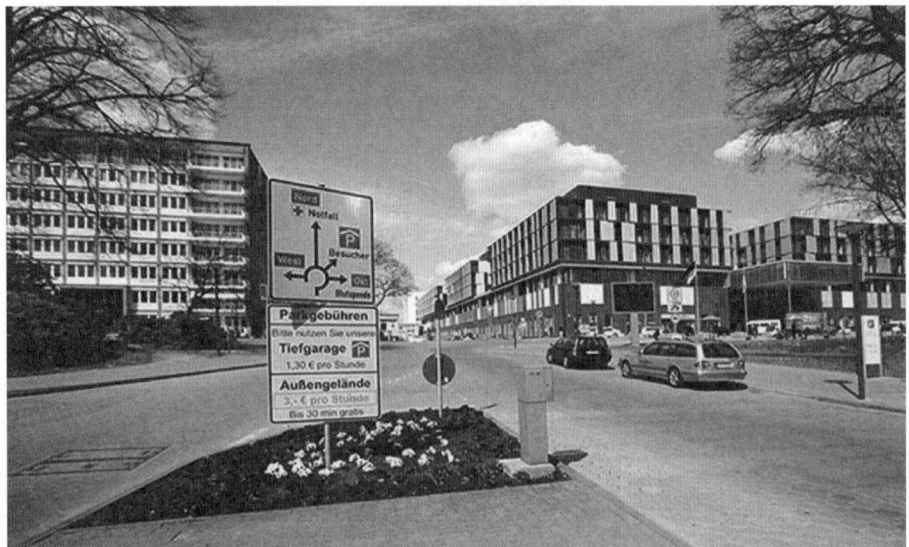

Abb. 11.**2** Hauptzufahrt zum Neuen Klinikum.

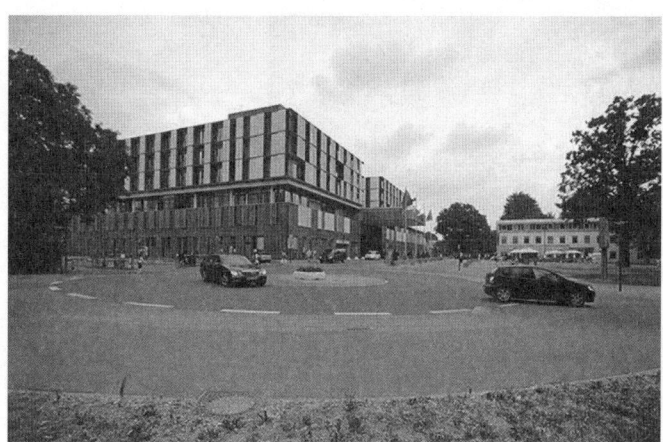

Abb. 11.**3**   Kreisverkehr am Neuen Klinikum.

erfüllt und gleichzeitig dazu geführt, dass es insbesondere für einfahrende Rettungsfahrzeuge keine Blockadesituation mehr gibt (Abb. 11.**3**).

Aus dem Kreisverkehr besteht die Möglichkeit, unmittelbar vor den Haupteingang des Neuen Klinikums zu fahren. Dort können Angehörige, die anschließend das Klinikumsgelände wieder verlassen wollen, Patienten oder Besucher absetzen bzw. aufnehmen.

Über weitere Abbiegespuren des Kreisverkehrs erreicht man das übrige Gelände nach Passieren der dortigen Schranken. Nach dem Ziehen einer Parkkarte an den Schranken kann das Gelände befahren werden. Der Aufenthalt auf dem Gelände ist in der ersten halben Stunde entgeltfrei – dies ermöglicht es Angehörigen oder auch Taxen, Patienten und Besucher vor die jeweiligen Zielgebäude auf dem Gelände zu bringen. Rettungsfahrzeuge fahren durch den Kreisverkehr in nördliche Richtung unmittelbar zum Bereich der Notaufnahme, in der Abb. 11.**1** mit N gekennzeichnet. Diese Zufahrt ist ebenfalls sehr großzügig gestaltet (Abb. 11.**4**).

Über diese nördliche Zufahrt des Kreisverkehrs gelangen alle UKE-eigenen Lieferfahrzeuge unmittelbar zum Warenverteilzentrum. Auch diese sehr klar gegliederte Anliefersituation hat sich bewährt und dazu geführt, dass der LKW-Verkehr auf dem UKE-Gelände erheblich abgenommen hat.

Die vielleicht entscheidende Veränderung im Hinblick auf Verminderung von Verkehr auf dem Gelände und einer damit einhergehenden Verringerung der Umweltbelastung stellt sicherlich die Nutzung einer neuen Tiefgarage dar. Diese Tiefgarage hat auf 4 Geschossen eine Gesamtkapazität von 1000 Fahrzeugen. Sie liegt unter dem vorderen Drittel der Grundfläche des Neuen Klinikums. Die tägliche Nutzung dieser Tiefgarage entspricht gleichfalls etwa 1000 Fahrzeugen von Mitarbeitern, Patienten bzw. Besuchern. Die Zufahrt zur Tiefgarage (Abb. 11.**5**) erfolgt unmittelbar aus dem Kreisverkehr in nörd-

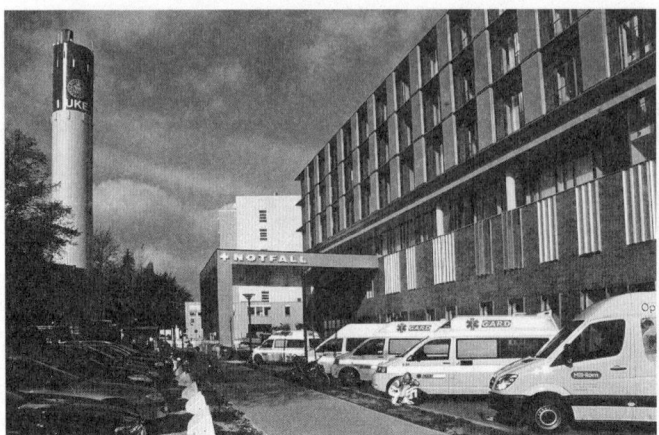

Abb. 11.**4** Notaufnahme.

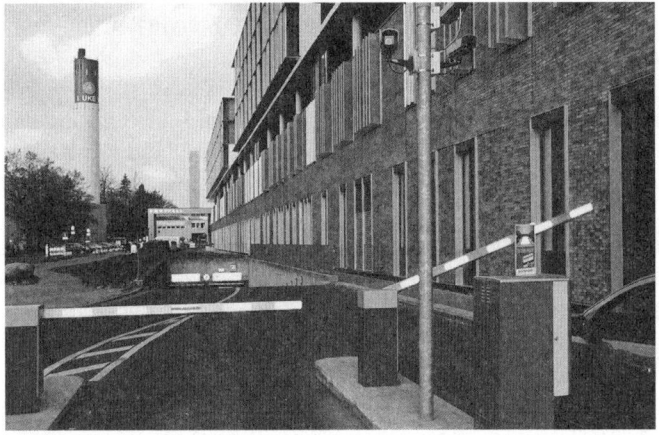

Abb. 11.**5** Zufahrt zur Tiefgarage.

licher Richtung zur Rampe der Tiefgarage. Mit dieser Lösung sind kaum mehr als 100 Meter auf dem Gelände des UKE zu fahren, um eine entsprechende Parkmöglichkeit zu erreichen.

Die 4 Ebenen der Tiefgarage sind über 3 Aufzüge unmittelbar mit der Eingangshalle des Neuen Klinikums verbunden (Abb. 11.**6**). Abgesehen davon, dass dies eine verkehrstechnisch besonders günstige Lösung darstellt, besteht somit die Möglichkeit, die Eingangshalle des Klinikums vollkommen wetterunabhängig zu erreichen. Dies gilt im Übrigen auch für die Erreichbarkeit des Herzzentrums, obgleich hier gesonderte nahegelegene Parkplätze vorhanden sind, sowie für das Tumorzentrum und das Laborgebäude an der östlichen Seite des Kernbereichs.

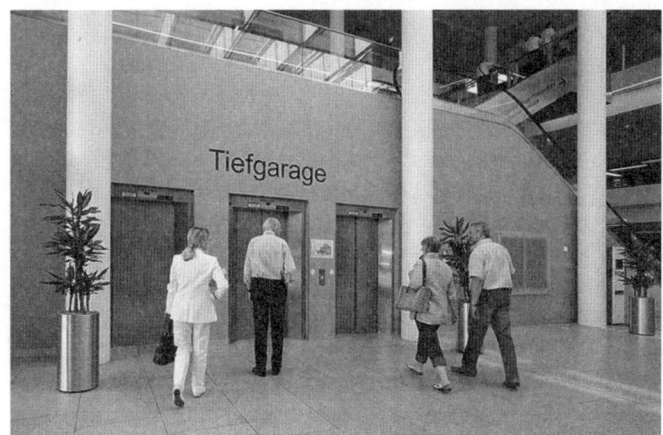

Abb. 11.**6** Aufzugsgruppe Tiefgarage.

Die Einrichtung des erwähnten Kreisverkehrs hat sich auch in der Geländesituation des UKE ausgesprochen bewährt. Empfehlungen des ADAC auf Basis von Auswertungen zur Verkehrssicherheit in Kreisverkehren flossen in die Planungen ein und haben die erhofften Wirkungen entfaltet (Abb. 11.**7**).

- Fußgänger und Radfahrer werden schneller und sicherer geleitet. Die Orientierungsmöglichkeit für alle Nutzer des Kreisverkehrs einschließlich Fußgänger und Radfahrer wurde verbessert.
- Die Verkehrssicherheit wurde erhöht. Radfahrer sind in Kreisverkehren grundsätzlich weniger in Unfälle verwickelt. Nach den entsprechenden Erhebungen gehen Unfälle um 30 Prozent zurück und z. B. die Zahl der Schwerverletzten um nahezu 90 Prozent. In den letzten 2 Jahren gab es im Bereich des Kreisverkehrs keinen Unfall, was bei der erwähnten Verkehrsbelastung und der Stresssituation, in der sich gerade Patienten und Besucher eines Krankenhauses befinden, bemerkenswert ist.
- Kreisverkehre führen darüber hinaus grundsätzlich zu einer Senkung des Geschwindigkeitsniveaus, dies ist hier ebenfalls ausgesprochen willkommen, da damit die auf dem UKE-Gelände gültige Geschwindigkeitsbegrenzung auf 30 Stundenkilometer besser eingehalten wird.
- Eine deutlich höhere Leistungsfähigkeit im Vergleich zu einer normalen Kreuzung hat sich gleichfalls bestätigt. Stausituationen aufgrund von technischen Störungen der Schrankensysteme oder liegengebliebenen PKW können problemlos kompensiert werden.

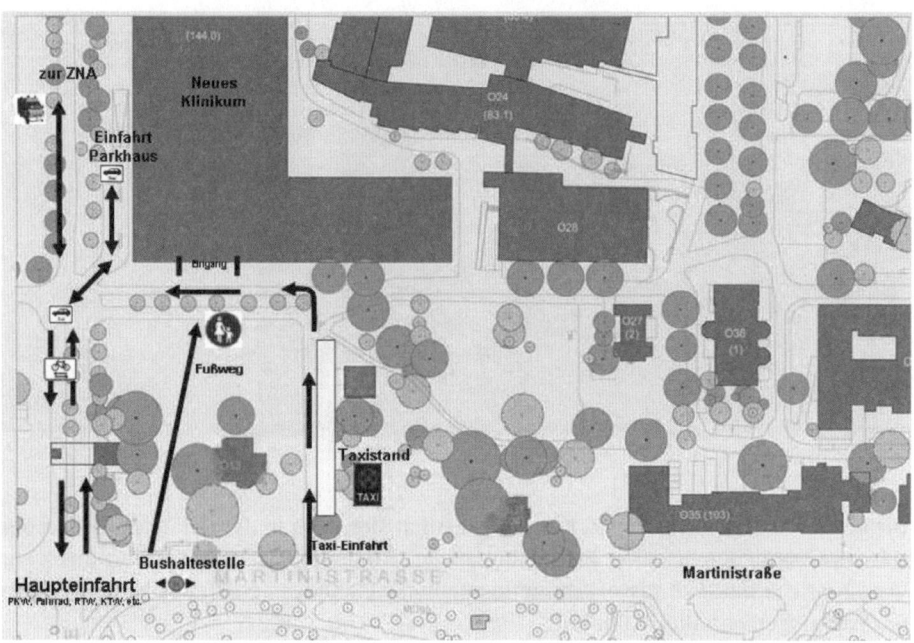

Abb. 11.**7**   Eingangssituation Neues Klinikum.

11.4   Motorradverkehr

Von Motorradverkehr zu sprechen ist für das UKE-Gelände eigentlich falsch, denn nach der Hausordnung ist das Fahren mit Motorrädern auf dem Gelände verboten. Dies begründet sich mit der doch immer wieder auftretenden sehr beachtlichen Lautstärke dieser Fahrzeuge, die in einer Krankenhausumgebung nicht angebracht ist.

Nichtsdestotrotz wurde auch für diese Gruppe eine spezielle Abstellfläche unmittelbar an der Geländezufahrt geschaffen. Diese Abstellfläche stellt einen geschützten und sicheren Platz nur für Motorräder zur Verfügung und ist durch entsprechende Bepflanzung ansprechend gestaltet und gleichzeitig optisch abgetrennt (Abb. 11.**8**).

11.5   Taxiverkehr

Für den im Alltag eines Krankenhausbetriebs ausgesprochen wichtigen Taxibetrieb wurde ein separater Zufahrtsbereich geschaffen. Abb. 11.**7** verdeutlicht die Beziehung zwischen Haupteinfahrt, Kreisverkehr, Fußgängerzuwegung, Haupteingang und Taxizufahrt, die westlich vom Haupteingang geschaffen wurde. Die Einfahrt mündet unmittelbar in einen 2-spurigen Wartebereich, der in enger und außerordentlich konstruktiver

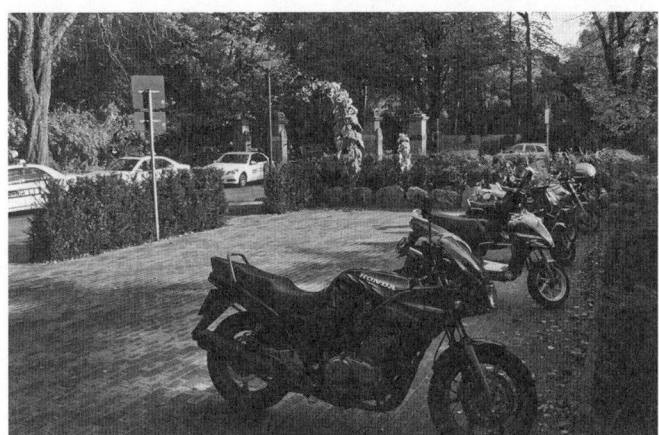

Abb. 11.**8** Motorradabstellplatz.

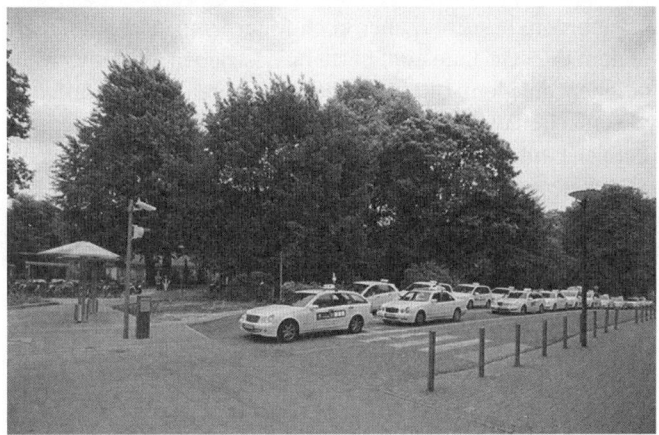

Abb. 11.**9** Wartebereich Taxen.

Abstimmung mit den Taxiverbänden gestaltet wurde. Dieser Wartebereich ist für maximal 30 Taxen ausgelegt; eine Anzahl, die für die Inanspruchnahme aus dem gesamten Klinikum angemessen ist.

Die Taxenzufahrt ist damit vollkommen getrennt vom sonstigen fließenden Verkehr (Abb. 11.**9**). Der Aufruf einer Taxe wird durch Servicepersonal in der Eingangshalle des Neuen Klinikums gesteuert. Von hier aus wird eine Ampel betätigt, die dem jeweils vordersten wartenden Taxifahrer anzeigt, dass eine Anforderung vorliegt. Über eine in diese Ampel integrierte Wechselsprechanlage wird ihm mitgeteilt, zu welchem Ort im Klinikum er zu fahren hat, um dort den Gast aufzunehmen. In der Regel ist lediglich eine Vorfahrt von 30 Metern vor das Hauptportal des Neuen Klinikums erforderlich. Dort erfolgt die Aufnahme des Gastes, und dann wird das Gelände über Kreisverkehr und Hauptzufahrt verlassen.

Auch diese Lösung ist im Vergleich zur früheren Situation mit einem außen liegenden Taxiwartebereich eine deutliche Verbesserung für Taxinutzer wie auch für die Taxifahrer. Gleichzeitig wurde der Taxenverkehr auf dem Gelände erheblich reduziert.

Zusammengenommen haben die Optimierungen zu einer ca. 70-prozentigen Reduktion des PKW-Verkehrs auf dem Gelände geführt. Dies entspricht einer CO_2-Einsparung von ca. 350 Tonnen im Jahr. Gleichzeitig wurde die Unfallfrequenz deutlich gesenkt und die Dauer von Patientenaußentransporten reduziert.

Weitere Verringerungen von verkehrsbedingten Umweltbelastungen lassen sich nur noch durch eine gänzliche Vermeidung individuellen PKW-Verkehrs erreichen. Diesem Zweck dienen weitere im Folgenden dargestellte Maßnahmen.

11.6 UKE-Shuttle

Als besonderer Service für Patienten, Besucher, aber auch Mitarbeiter und Studenten wird seit einigen Jahren auf dem UKE-Gelände ein Shuttlebus betrieben. Damit werden kontinuierlich zentrale Stationen auf dem UKE-Gelände angefahren. Der Shuttlebus schützt vor Wetter, verkürzt Laufzeiten und hilft Personen, die nicht gut zu Fuß sind, einzelne nicht zentralisierte Bereiche auf dem Gelände sicher zu erreichen. Dieser Bus ist selbstverständlich behindertengerecht ausgelegt. Seit Mitte 2009 wird der Shuttle-Betrieb mit einem Wasserstoffbus durchgeführt. Der Wasserstoffbus stößt keine Substanzen aus, die Umwelt oder Gesundheit schädigen. Im Gegensatz zu Benzin- oder Dieselfahrzeugen entweichen weder Russpartikel noch Kohlendioxid oder Stickoxide. Darüber hinaus ist das Fahrzeug extrem leise unterwegs, da kaum Motorgeräusche erzeugt werden. Anschaffung und Betrieb des Wasserstoffbusses wurden aus einem nationalen Innovationsprogramm für Wasserstoff und Brennzellentechnologie sowie durch die

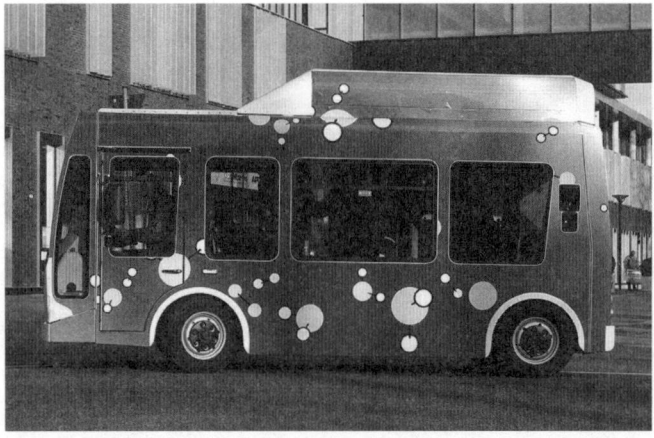

Abb. 11.**10**   UKE-Wasserstoffbus.

Stadt Hamburg gefördert. Diese noch sehr junge Technologie benötigt des Weiteren Testdaten, die gerade ein solcher Kurzstreckenbetrieb im Dauereinsatz im UKE liefern kann.

Das Fahrzeug selbst (Abb. 11.**10**) ist 5,30 m lang, 2,10 m breit und bietet Platz für bis zu 22 Personen. Mit dem Einsatz dieses Fahrzeugs wurden die bisherigen dieselbetriebenen Shuttlebusse ersetzt. Die Reichweite des Fahrzeugs beträgt ca. 200 Kilometer. Auf dem Gelände des UKE wurde eine eigene Wasserstofftankstelle eingerichtet. Jeder Tankvorgang dauert etwa 5 bis 10 Minuten.

11.7 ÖPNV

Die im Kapitel PKW, Taxiverkehr und Shuttle beschriebenen Maßnahmen betreffen die Optimierung des Verkehrsszenarios auf dem Klinikgelände selber. Ohne Frage ist dies wichtig, aber bezüglich des CO_2-Ausstoßes ist die weitestreichende Reduzierung durch grundsätzliche Vermeidung von Fahrten mit dem eigenen PKW zu erzielen.

Durch Förderung der Nutzung des öffentlichen Personennahverkehrs (ÖPNV) kann der Arbeitgeber diesbezüglich einen erheblichen Beitrag leisten. Die wichtigste Zielgruppe sind dabei die eigenen Mitarbeiter, aber auch Patienten und Besucher, die täglich zum UKE fahren. Ideal wäre sicherlich der unmittelbare Anschluss an das Hamburger U-Bahnnetz oder auch an das projektierte Stadtbahnnetz. Derzeit gibt es eine unmittelbare Busverbindung von der nächstliegenden U-Bahnstation zum UKE mit einer Fahrzeit von ca. 6 Minuten. Im Zuge des Neubaus des Klinikums wurde hier eine kleine Optimierung durchgeführt, indem die Bushaltestellen unmittelbar vor den Fußgängerzugang zum Neuen Klinikum gelegt wurden (Abb. 11.**11**). Von dieser Bushaltestelle aus hat man über einen neu geschaffenen breiten Fußweg einen sehr kurzen Weg zur Eingangshalle des Neuen Klinikums, bzw. zum Aufnahmepunkt des UKE-Shuttles (Abb. 11.**10**).

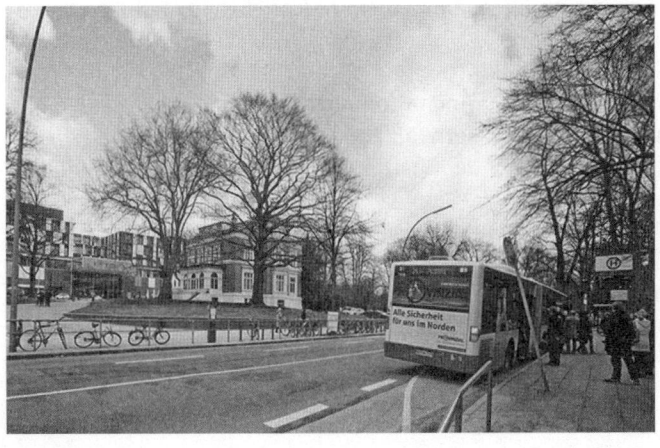

Abb. 11.**11** Bushaltestelle unmittelbar vor dem Eingang zum UKE.

Damit aber diese Möglichkeiten des ÖPNV wirklich intensiv genutzt werden, bezuschusst das UKE bereits seit einigen Jahren die von den öffentlichen Verkehrsbetrieben angebotene Monatskarte. Sie ermöglicht die freie Nutzung des Angebots der Hamburger Verkehrsbetriebe einschließlich U- und S-Bahnen. Der Zuschuss zur Netzkarte beträgt ca. 20 Prozent der Kosten der Karte. Zum Start dieser Maßnahme vor ca. 10 Jahren nutzten 1250 Mitarbeiter dieses Angebot. In den letzten 10 Jahren hat sich diese Anzahl nahezu verdoppelt auf heute ca. 2400 Mitarbeiter, die dieses Angebot wahrnehmen. Damit sind etwa 40 Prozent der Mitarbeiter des UKE im Besitz dieser ÖPNV-Karte.

Finanziert wird der Zuschuss aus Einnahmen, die das UKE durch die Vermietung von Parkraum an Mitarbeiter erzielt. Diese Parkraumeinnahmen fließen zu fast ⅔ über den Zuschuss zurück an Mitarbeiter, die auf das Auto verzichten. Mitarbeiter, die mit dem Auto zur Arbeit fahren, finanzieren auf diesem Weg ihren bus- bzw. bahnfahrenden Kollegen den Zuschuss zur ÖPNV-Monatskarte. Konsequent und erfolgreich, wie die vorstehenden Zahlen belegen.

11.8 Fahrradverkehr

Die Förderung des Fahrradverkehrs hat das größte Potenzial im Hinblick auf alternative Mobilität, Umweltfreundlichkeit und Gesunderhaltung der Mitarbeiter. In der öffentlichen Wahrnehmung ist die Förderung des Fahrradverkehrs verbunden mit Gesundheit, Fitness, Leistungskraft und Selbstbewusstsein. Dies führt mittelbar zu einem durchaus nennenswerten Imagegewinn für ein Unternehmen.

Neben diesen Aspekten spielen auch die rein praktisch logistischen Aspekte der Förderung von Fahrradverkehr auf eng bebautem Gelände wie dem des UKE eine wichtige Rolle. Der Platzbedarf für Fahrradverkehr beträgt sowohl im Hinblick auf genutzte Straßen als auch auf die bereitzustellenden Abstellflächen nur ein Zehntel der Flächen, die für PKW vorzusehen sind. Damit ist die Förderung des Fahrradverkehrs auch in unmittelbaren Zusammenhang mit den in vorstehenden Kapiteln beschriebenen Maßnahmen bezüglich PKW-Lenkung zu sehen.

Fahrradfahren und Gesundheitsförderung sind untrennbar miteinander verbunden und erst recht in einem Unternehmen, dessen Kernaufgabe Heilen und Gesunderhaltung ist. Nach Angaben der WHO, entnommen aus der Charter Verkehr, Umwelt und Gesundheit, bewirken bereits 30 Minuten Radfahren pro Tag
- 50 Prozent geringeres Risiko für Herz- und Kreislauf-Erkrankungen und Diabetes
- 50 Prozent geringeres Risiko für Fettleibigkeit
- 30 Prozent geringeres Risiko für Bluthochdruck
- geringeres Risiko für Osteoporose und Schlaganfall
- positiver Einfluss auf die Stimmung und Stressabbau

In der Summe führen diese Effekte zu einer Verringerung der durchschnittlichen Krankheitstage bei Mitarbeitern, die regelmäßig mit dem Fahrrad zur Arbeit kommen, in Höhe von ca. 3 Tagen pro Jahr. Das wiederum ist auch ein unmittelbarer, willkommener betriebswirtschaftlicher Effekt für ein Unternehmen.

Der Umweltschutzbeitrag durch Fahrradverkehr bezieht sich vor allem auf die Aspekte Klima und Lärmminderung. Letzterer Aspekt sollte gerade bezogen auf den stattfindenden Patientenbetrieb eher hoch eingeschätzt werden.

Eine verstärkte Nutzung von Fahrrädern entlastet die Umweltbilanz des Unternehmens. Nennenswert wird dies besonders bei einem hohen Anteil der Nutzung von Fahrrädern durch Mitarbeiter auf dem Arbeitsweg. Durch seine zentrale Lage inmitten des Wohnquartiers Eppendorf sicherlich begünstigt, liegt der Anteil an Mitarbeiterfahrten zur Arbeit mit dem Fahrrad inzwischen bei 30 Prozent, und damit 3 bis 4-mal höher als im Bundesdurchschnitt. Unser Ziel ist es, die heute schon sehr positiven Zahlen weiter zu steigern, indem gegebenenfalls auch die Fahrradfahrer in Analogie zu den ÖPNV-Nutzern einen finanziellen Anreiz in Form eines Reparaturgutscheins für ihr Fahrrad erhalten. Auch soll auf dem UKE-Gelände eine Fahrradwerkstatt eröffnet werden.

11.8.1 Fahrradwege und Mischverkehr

Aus zahlreichen Studien ergibt sich, dass Fahrradverkehr am sichersten auf der Straße stattfindet. So gibt es auf dem Gelände des UKE auch keine gesondert ausgewiesenen Fahrradspuren, jedoch eine Geschwindigkeitsbegrenzung auf 30 km/h. Um die Aufmerksamkeit der Autofahrer auf die Radfahrer zu lenken, wurden an besonders gefährdeten Bereichen, wie den Einfahrten, gesonderte Markierungen auf dem Straßenbelag aufgetragen. Gleiches gilt auch für die Schrankenanlagen, die offenbar für Radfahrer eine besondere Gefahr darstellen. Das Unfallrisiko wurde minimiert, indem die Schranke verkürzt und gleichzeitig eine ausreichend große Umfahrung im Zufahrtsbereich ausgewiesen wurde (Abb. 11.**12**).

Mittlerweile sind in vielen deutschen Städten Einbahnstraßen für Fahrradfahrer im Gegenverkehr freigegeben worden. Dies gilt in der Regel in Bereichen, in denen die Höchstgeschwindigkeit auf 30 km/h begrenzt ist. Diesem Vorgehen wurde auch auf dem UKE-Gelände entsprochen, indem Zusatzschilder angebracht wurden, die Radfahrern erlauben, Einbahnstraßen entgegen der PKW-Fahrtrichtung zu befahren. Dies fördert die direkte Erreichbarkeit von Zielorten und gibt dem Radfahrer gegenüber der motorisierten Fortbewegung das Gefühl, bevorzugt zu werden. Ein durchaus wichtiger Aspekt im Rahmen der Fahrradförderung.

11.8.2 Fahrradzufahrten auf das UKE-Gelände

Patienten und Besucher können das UKE-Gelände nur über die Hauptzufahrt von der Martinistraße aus erreichen. Mitarbeitern, Rettungswagen sowie Lieferverkehr stehen auch die beiden weiteren Zufahrten im westlichen und östlichen Bereich zur Verfügung. Radfahrer hingegen können gemeinsam mit Fußgängern insgesamt 9 Geländezugänge

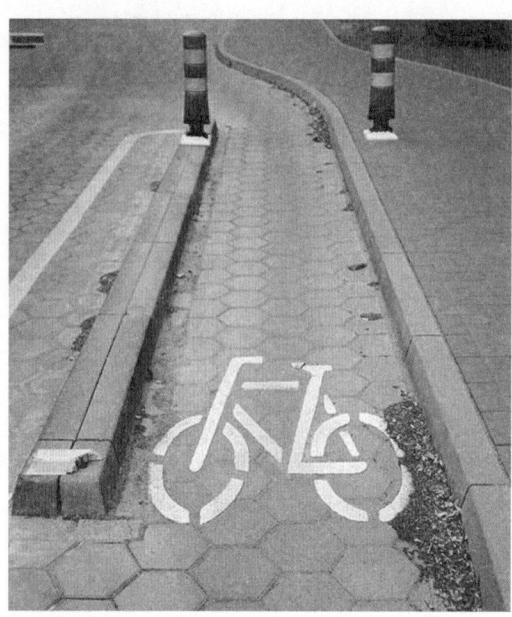

Abb. 11.**12**   Besondere Markierung für Radfahrspuren auf dem Straßenbelag.

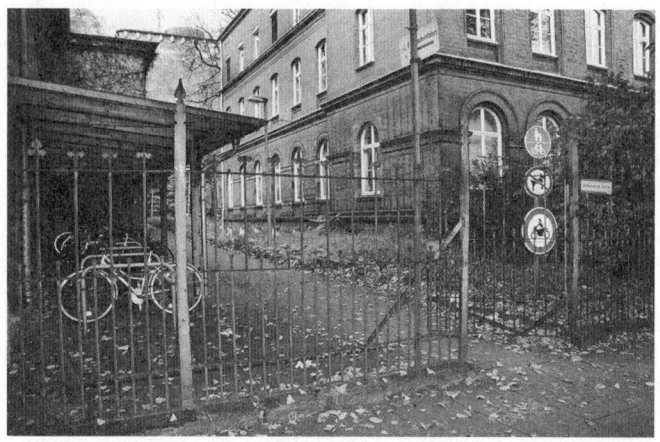

Abb. 11.**13**   Zugang und Zufahrt für Radfahrer mit überdachter Fahrradabstellanlage.

nutzen. Auch dies vermittelt dem Radfahrer gegenüber dem PKW-Fahrer das berechtigte Gefühl der Bevorzugung, zumal in direkter Nähe auch überdachte Abstellanlagen für Fahrräder installiert sind (Abb. 11.**13**).

11.8.3 Abstellplätze

Abstellanlagen sind ein entscheidender Schlüssel zum Erfolg jedes Konzepts, das die Nutzung des Fahrrads auf dem Weg zur Arbeit befördert. Dabei gilt es, 3 wichtige Voraussetzungen zu erfüllen:

- Abstellmöglichkeit in unmittelbarer Nähe des Zielorts
- ausreichende Anzahl an Abstellanlagen und
- Witterungsschutz für Abstellanlagen.

Aktuell bestehen auf dem UKE-Gelände 2400 Abstellplätze für Fahrräder, die an verschiedenen Standorten jeweils in unmittelbarer Nähe der jeweiligen Zielgebäude platziert sind. Orientiert an der gemessenen Maximalzahl von 2700 Fahrten mit dem Fahrrad auf das Gelände fehlen rein rechnerisch noch 300 Abstellplätze. Aufgrund versetzter Arbeitszeiten besteht allerdings kein echter Mangel. Entscheidend für die Akzeptanz der Abstellanlagen ist vor allem die Nähe zum Zielort. Radfahrer verzichten eher auf eine geeignete Abstellmöglichkeit als zu weit entfernt von ihrem Zielort ein Fahrrad abzustellen. Trotz der heute schon vorhandenen hohen Anzahl an Abstellplätzen werden diese insgesamt nur zu maximal 60 Prozent ausgelastet. Die restliche Anzahl an Fahrrädern wird immer noch „wild" auf dem Gelände abgestellt.

Eine weitere Voraussetzung für Akzeptanz ist der Einsatz der richtigen Abstellmöglichkeiten. Diebstahlgefährdende „Felgenkiller", in denen das Fahrrad nur mit dem Vorderrad eingeführt wird, wurden in großem Umfang durch kippsichere Abstellmöglichkeiten, sogenannte Fahrradbügel ersetzt. Die auf den Abbildungen zu erkennenden Stahlrohrbügel haben eine Höhe von 75 cm, eine Länge von 1 m. Bei der Aufstellung wird auch auf ein gefälliges Erscheinungsbild geachtet (Abb. 11.**14**).

Die neueste, sehr großzügige Abstellanlage wurde in unmittelbarer Nähe zum Neuen Klinikum errichtet. Hier gibt es Abstellmöglichkeiten für ca. 500 Fahrräder, von denen der größte Teil mit einem Witterungsschutz in Form einer Überdachung ausgerüstet ist. In diesem Bereich ist auch noch eine Freifläche vorgesehen, die die Einrichtung einer Selbsthilfewerkstatt für Fahrradfahrer vorsieht. Abb. 11.**15** zeigt die entsprechende Abstellanlage in unmittelbarer Nähe zum Eingang des Neuen Klinikums. Die nicht vollständige Überdachung der Abstellanlage ist im Übrigen einem weiteren Umweltaspekt geschuldet, nämlich der ausreichenden Versorgung der umstehenden Bäume mit Regenwasser.

Speziell bei dieser Abstellanlage hat sich bestätigt, wie wichtig die zielortnahe Einrichtung solcher Abstellmöglichkeiten ist. Mit dieser Maßnahme konnte das störende und behindernde wilde Abstellen von Fahrrädern im unmittelbaren Eingangsbereich zum Neuen Klinikum vollkommen zurückgefahren werden. Ähnliche Anlagen wurden in unmittelbarer Nähe aller Neubauten wie Personalrestaurant und Mensa, Herzzentrum oder auch Campus Forschung und dem Campus Lehre installiert.

11.8.4 Erreichbarkeit des UKE für den Fahrradverkehr

In diesem Zusammenhang ist insbesondere die Verknüpfung des Fahrradverkehrs mit dem öffentlichen Personennahverkehr zu erwähnen. Für das UKE spielt die Strecke zur nächsterreichbaren U-Bahnstation eine besondere Rolle. 30 Prozent aller Mitarbeiter, die das UKE mit dem Fahrrad erreichen, sehen hier nach entsprechenden Befragungen

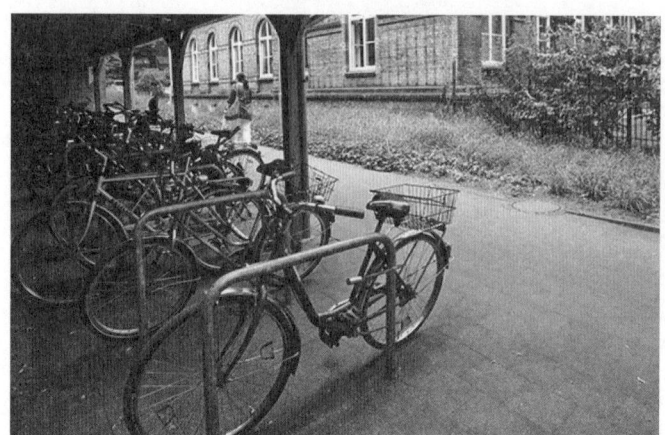

Abb. 11.**14** Nutzung von Fahrradbügeln.

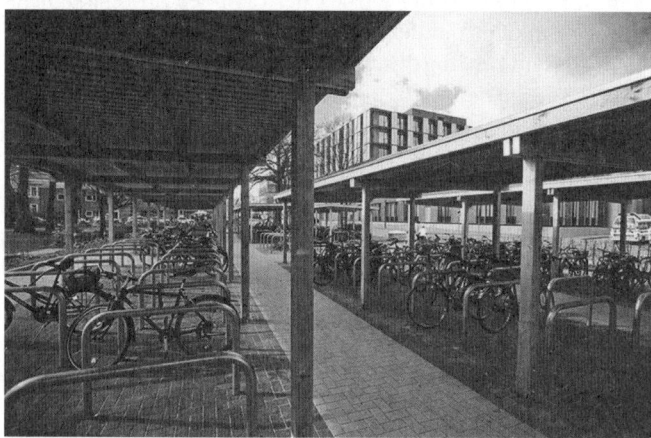

Abb. 11.**15** Fahrradabstellanlage für 500 Fahrräder neben dem Neuen Klinikum.

einen besonderen Verbesserungsbedarf. Aus diesem Grund wurden Gespräche mit Vertreter der Hamburger Hochbahn aufgenommen, gemeinsam entsprechende Bike-and-Ride-Anlagen im Bereich der Bahnhöfe zu installieren.

11.8.5 StadtRAD Hamburg

Das StadtRAD Hamburg ist ein öffentliches Fahrradleihsystem, das von der Deutschen Bahn im Auftrag der Stadt Hamburg betrieben wird. Das StadtRAD Hamburg funktioniert nach dem Call-a-bike-fix-System. Ausleihe und Rückgabe erfolgt dabei ausschließlich an festgelegten Leihstationen, wobei die Rückgabe an jeder beliebigen Station erfolgen kann, sofern hier freie Stellplätze vorhanden sind. Sollten alle Plätze belegt sein, wird dem Nutzer ein zusätzliches Zeitguthaben von 15 Minuten gutgeschrieben, damit er eine alternative Station finden kann.

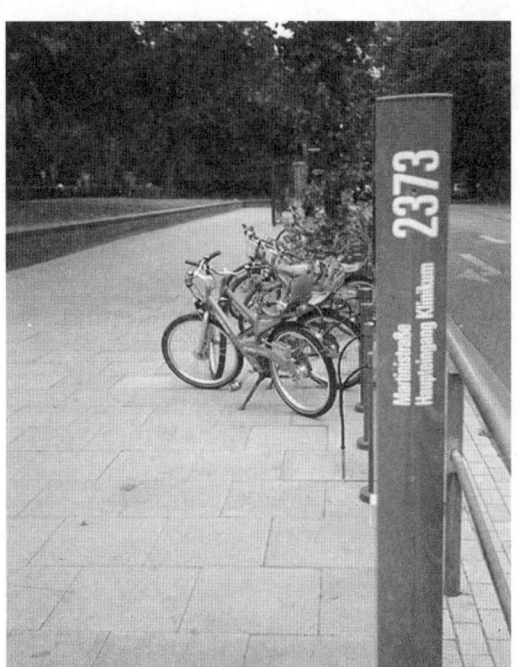

Abb. 11.**16** StadtRAD-Abstellanlage am UKE.

Die Entleihe dieser Fahrräder erfordert eine einmalige Anmeldung, die direkt an dem Terminal der Station telefonisch oder auch im Internet erfolgen kann. In Hamburg gibt es derzeit etwas mehr als 70 Stationen mit insgesamt 1000 Fahrrädern. Eine dieser Stationen liegt direkt am Haupteingang zum UKE-Gelände und ist eine der meist genutzten Stationen im Hamburger Stadtgebiet. Das System ist in Hamburg insgesamt sehr erfolgreich und passt mit seinem Beitrag zum Umweltschutz hervorragend in die Grünes-Krankenhaus-Zielsetzungen des UKE (Abb. 11.**16**).

11.8.6 Betriebsräder des UKE
Auch wenn mit dem Neubau des UKE der Bedarf an längeren Fahrten auf dem Gelände deutlich zurückgegangen ist, so spielen Betriebsräder für Mitarbeiter, die Facilitymanagement- oder Logistikaufgaben wahrzunehmen haben, immer noch eine große Rolle. Derzeit sind im UKE mehr als 150 Betriebsräder im Einsatz. Sie werden in der Verantwortung und auf Kosten der Abteilungen beschafft, in denen die nutzenden Mitarbeiter tätig sind. Die Wartung erfolgt zentral durch die Werkstatt des UKE. Die Betriebsräder sind bewusst eher unansehnlich lackiert, da durchaus nennenswerte Diebstahlquoten zu beobachten waren, solange diese Fahrräder optisch zu ansprechend waren. Zum Teil sind die Betriebsräder auch als Spezialräder für den Transport von eiligen Gütern ausgerüstet. Der Vorteil der Betriebsräder liegt eindeutig in der Schnelligkeit und Flexibilität, Zielorte zu erreichen.

11.9 Warenverteilzentrum

Das Warenverteilzentrum ist ebenfalls neu gebaut und räumlich im Hinblick auf möglichst kurze Wege optimiert. Abb. 11.**17** zeigt den Grundriss des Warenverteilzentrums. Anlieferung und Entsorgung sind getrennt, aber kompakt im Gebäude integriert. Entsorgungsfahrzeuge können auf kürzestem Wege das UKE-Gelände über die westliche Ausfahrt verlassen.

Die Anlieferung von Waren für die Beladung der AWT (Automatische Warentransportanlage) erfolgt aus dem etwa 15 Fahrminuten entfernten, in einem Industriegebiet gelegenen Zentrallager des UKE. Dort werden die Waren aus dem ganzen Bundesgebiet angeliefert und dann zum UKE-Gelände transportiert. Dies hat den Vorteil, dass Lieferverkehr auf fest definierte Zeiten beschränkt ist, derzeit 2-mal pro Tag. Die Kapazität der Fahrzeuge wird in sehr wirtschaftlicher Weise vollständig ausgenutzt. LKW-Verkehr spielt gegenüber den früheren Strukturen ohne Warenverteilzentrum auf dem UKE-Gelände keine nennenswerte Rolle mehr, was insgesamt zu einer stark verringerten Lärmbelastung und auch Emissionsbelastung im Krankenhausbereich geführt hat.

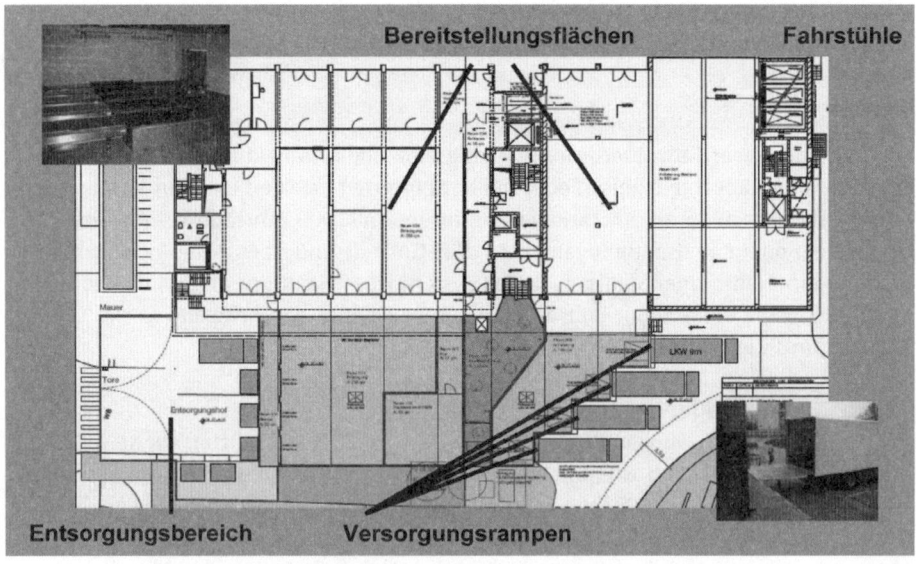

Abb. 11.**17** Warenverteilzentrum auf dem UKE-Gelände.

11.10   Grüne „Inhouse-Verkehrslogistik", automatische Warentransportanlage (AWT)

Nichts ist für Patienten, Besucher und auch Mitarbeiter störender als Versorgungswagen und -fahrten, die Wege und Flächen im Klinikum blockieren. Versorgungswagen, die in Gängen herumstehen bzw. Freiflächen belegen, vermitteln ein Gefühl von Unordnung und schlechter Organisation. Für Patienten und Besucher wirkt dies wenig vertrauenerweckend.

Im UKE erfolgt die Ver- und Entsorgung der Stationen und Funktionsbereiche über eine automatische Warentransportanlage (AWT), die räumlich getrennte Logistikgänge und Aufzüge nutzt. Räumlich getrennt bedeutet, dass horizontaler Verkehr nahezu ausschließlich im Kellergeschoss und die Versorgung der einzelnen Ebenen vertikal durch spezielle Versorgungsaufzugsgruppen erfolgt. Die von der AWT transportierten Waren werden in unmittelbar angrenzende Lagerräume verbracht. Dies gilt auch für die an die AWT-Bereiche unmittelbar angrenzenden Entsorgungsräume. Damit bleibt die gesamte Zu- und Entsorgungslogistik für Patienten und Besucher unsichtbar.

Eingesetzt werden 600 Transportcontainer auf 35 fahrerlosen Transportfahrzeugen, die ihren Dienst im Sinne eines grünen Krankenhauses natürlich fast lautlos verrichten und dabei täglich ca. 400 km zurücklegen. (Abb. 11.**18** und 11.**19**).

Die transportierten Güter umfassen Arzneimittel und Infusionen, Medizinprodukte, Speisen, Wäsche etc. Unterirdisch verbunden sind das Neue Klinikum, das Herzzentrum, die Kinderklinik, das Laborzentrum und natürlich das Warenverteilzentrum.

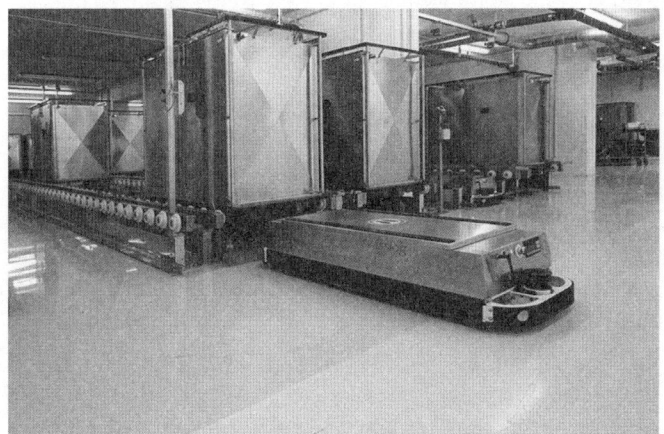

Abb. 11.**18**   Ladestation der AWT-Anlage.

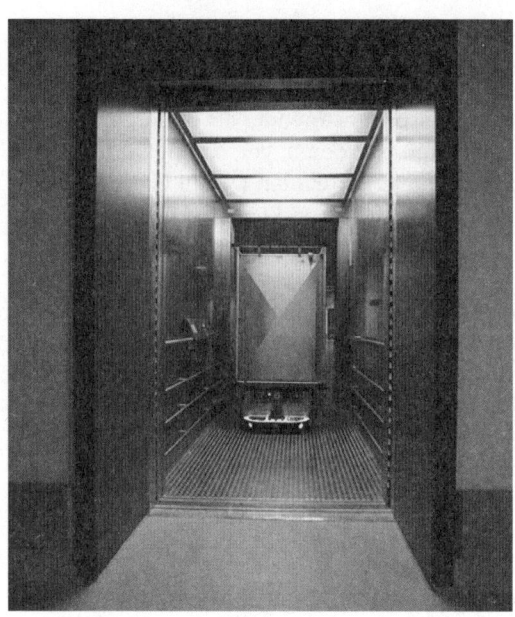

Abb. 11.**19**   Transportfahrzeug im speziellen AWT-Aufzug.

11.11   Rohrpostanlage

Nachdem Rohrpostanlagen vielerorts abgebaut oder stillgelegt wurden, hat diese Anlage eine Wiederauferstehung erlebt. Neuentwicklungen mit wesentlich größerer Zuverlässigkeit, mehr Transportkapazität durch größere Volumen und höhere Laufgeschwindigkeiten machen diese Anlagen zu sehr effizienten und wirtschaftlichen Transportmitteln. Es werden viele Laufwege durch Mitarbeiter gespart, und gleichzeitig gelangen die versandten Produkte deutlich schneller an ihr jeweiliges Ziel. Die in Verbindung mit diagnostischen Aufgaben stehenden Prozesse werden erheblich beschleunigt.

Im Sinne des grünen Krankenhauses gilt auch für die Rohrpostanlage, ähnlich wie für die AWT, dass sehr viele für die Patienten unauffällige Transporte ermöglicht werden und damit ein Beitrag zur ruhigeren Atmosphäre im Krankenhaus geliefert wird (Abb. 11.**20**).

Der Netzplan der Anlage gibt einen Eindruck von der umfassenden Installation mit dem Neuen Klinikum als Herz der Anlage und den weiteren Gebäudeanschlüssen insbesondere zum Laborzentrum, zum Herzzentrum zur Apotheke und auch zur Kinderklinik, die nicht im Gebäude des Neuen Klinikums integriert ist. Insgesamt wurden mehr als 50 Anschlusspunkte realisiert (Abb. 11.**21**).

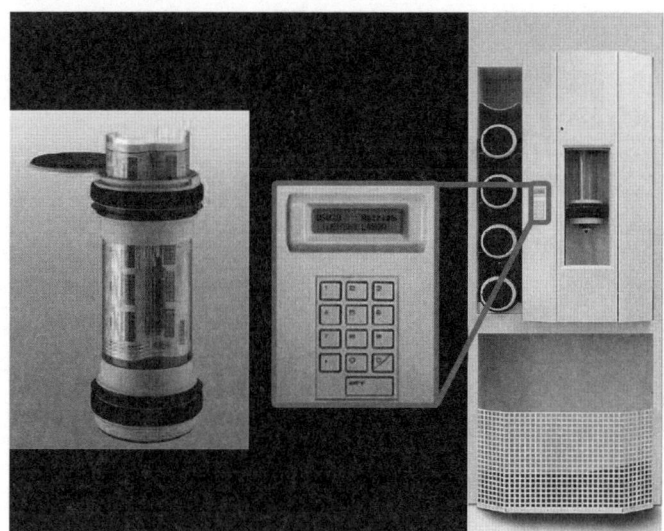

Abb. 11.**20** Rohrpost-
behälter und Anschluss-
station.

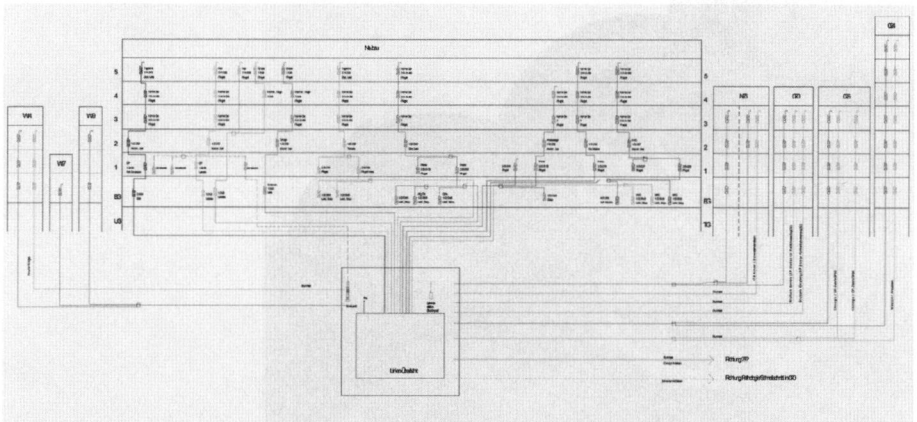

Abb. 11.**21** Anschlussplan Rohpostanlage „Neues Klinikum" und weitere Gebäude.

Die wichtigsten Anschlusspunkte sind (Abb. 11.**22**):
- Notaufnahme
- Ambulanzen und Funktionsbereiche
- Je ein Anschluss pro OP-Cluster
- Im Stationsbereich ein Anschluss je Leitstelle
- Alle Intensiv- und IMC-Stationen

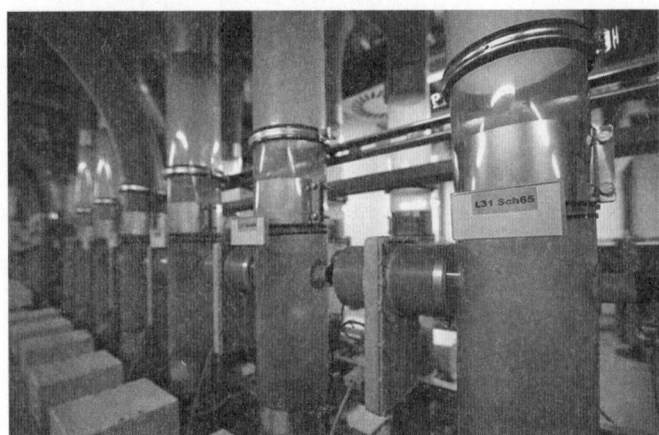

Abb. 11.**22**   Rohrpost-
bahnhof im Tiefgeschoss
des Neuen Klinikums.

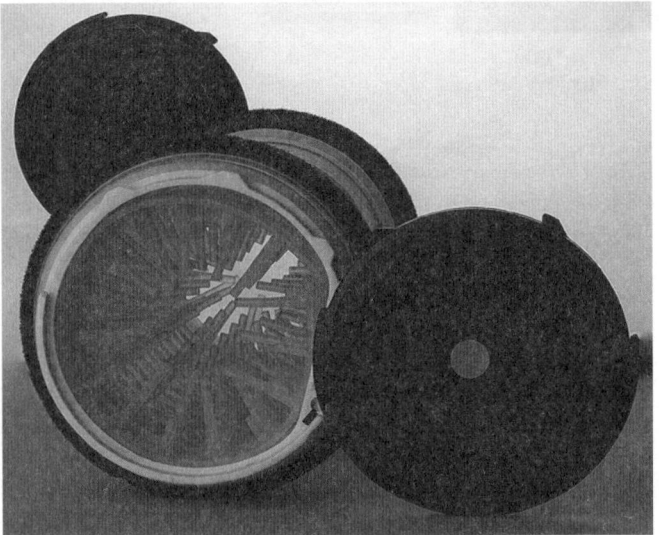

Abb. 11.**23**   Weiche
Lagerung für Blut-
produkte.

Das Ziel eines Transports aller Laborgüter über die Rohrpostanlage wurde erreicht. Für Blutprodukte war dazu allerdings eine Nachentwicklung erforderlich, die hausintern geleistet wurde. Dabei handelt es sich um eine weiche Lagerung von erschütterungs-empfindlichen Blutproben. Die Abb. 11.**23** zeigt die entsprechende Entwicklung mit igel-artigen Noppen innerhalb des Behältnisses. Diese Entwicklung hat sich ausgesprochen bewährt und ist jetzt Standard für die entsprechenden Transporte.

Bei den verwendeten Rohrposthülsen gibt es 2 Varianten mit unterschiedlichem Durch-messer von 110 und 160 mm. Die kleinere Variante wird für eine Schnellschnittlinie vom

OP zum Schnellschnittlabor genutzt und läuft mit der doppelten Geschwindigkeit. Die Adressierung der Hülsen erfolgt durch entsprechende Codeeingabe an der Versandstation und der Rückversand über automatische Heimaterkennung.

Nach anfänglichen Kinderkrankheiten läuft die Anlage seit Längerem störungsfrei und hat eine sehr hohe Akzeptanz bei den Mitarbeitern. Erkennbar ist dies auch an der deutlich höheren Nutzung als ursprünglich geplant.

11.12 Fazit und Ausblick

Ein grünes Krankenhaus braucht grüne Verkehre. Dabei sind die umfangreichen Bedürfnisse eines Krankenhauses unbedingt in ihrer ganzen Komplexität und Vielfältigkeit zu berücksichtigen. Im UKE haben sich bei der Umstellung des herkömmlichen Verkehrskonzepts auf grüne Verkehre folgende Maßnahmen besonders positiv niedergeschlagen:

- Bewusste Minimierung der PKW-Fahrtstrecken auf dem Gelände bei gleichzeitig optimierter Wegeführung und Gestaltung (Kreisverkehr).
- Integration einer Tiefgarage in den Sockelbereich des Neuen Klinikums mit einem direkten, witterungsunabhängigen Zugang in das Klinikgebäude für Patienten, Besucher und Mitarbeiter.
- Minimierung von Versorgungsfahrten durch optimierte Gestaltung eines Warenverteilzentrums bei gleichzeitiger Auslagerung des Zentrallagers.
- Förderung der Nutzung des ÖPNV durch Gewährung eines Zuschusses an alle Mitarbeiter für entsprechende Monatskarten.
- Verbesserung des unmittelbaren Anschlusses des ÖPNV an das Gelände des UKE. In diesem Zusammenhang wäre sicherlich auch eine Anbindung an die U-Bahn oder das projektierte Stadtbahnnetz wünschenswert. Leider liegen die dafür notwendigen Entscheidungen außerhalb der Einflusssphäre der Klinik.
- Förderung der Fahrradnutzung durch Schaffung günstiger logistischer Voraussetzungen, wobei hier im Besonderen eine günstige Zufahrtssituation mit deutlichem Vorteil gegenüber dem PKW-Verkehr hervorzuheben ist.
- Schaffung von sicheren, bequemen und ansehnlichen Abstellanlagen in unmittelbarer Nähe zu den jeweiligen Zielorten, die so weit möglich mit Witterungsschutz versehen sind.

Die Effektivität der beschriebenen Maßnahmen, die von einer optimierten Taxizufahrt, über innovative Logistiksysteme bis zur Auslegung von Fahrradabstellplätzen reichen, zeigen die Zahlen:

- weniger PKW-Verkehr auf dem Gelände mit einer jährlichen CO_2-Einsparung von nahezu 70 Prozent, entsprechend 350 Tonnen.
- 30 Prozent Fahrradnutzung am Verkehrsaufkommen, entsprechend einer jährlichen CO_2-Einsparung von etwa 150 Tonnen.

12 Grüne Umgebung

K. Husen

12.1 Einleitung

Krankenhäuser beginnen und enden nicht an ihren jeweiligen Eingangstüren. Ihre natürliche Umgebung, ihre Verankerung in der Landschaft oder dem Stadtteil können für die Patienten und Mitarbeiter und damit auch die Krankenhausführung ein wertvolles Gut sein, das bewahrt und gepflegt werden muss.

Innerstädtische Krankenhäuser stehen dabei vor besonderen Herausforderungen, da der Boden, der für Bepflanzungen und damit auch als Lebensraum für Tiere zur Verfügung steht, eine knappe und kostbare Ressource ist. Der Druck zur städtischen Nachverdichtung macht auch vor Krankenhäusern nicht halt – umso wichtiger ist es, vorhandene Grünflächen optimal zu nutzen: zur Erholung, als Begegnungsflächen, aus ästhetischen Gesichtspunkten und nicht zuletzt aufgrund ihrer ökologischen Bedeutung für Luftqualität und Artenvielfalt. Doch nicht nur natürliche Biotope erhöhen die Lebensqualität, auch der Umgang mit architektonischen Kostbarkeiten und historischen Erinnerungsstücken hilft Mitarbeitern und Patienten, aus einer als wertvoll erkannten Umwelt Kraft für die Wiedererlangung und den Erhalt der eigenen körperlichen und geistigen Gesundheit zu ziehen.

12.2 Grüne Umgebung am UKE

„Das Krankenhaus im Park" – das ist das Universitätsklinikum Hamburg-Eppendorf seit seiner Gründung im Jahr 1889. Die Patienten sollten nicht nur eine exzellente medizinische Versorgung erhalten, sondern durch die grüne Umgebung, den Blick in Baumkronen und blühende Sträucher, die bessere Luft, viel Licht und Spaziergänge schneller genesen. Die auch aus diesem Zweck gewählte Struktur eines Pavillonkrankenhauses in parkähnlicher Umgebung statt eines monolithischen Baues galt jahrzehntelang als exemplarisch für ähnliche Krankenhausneubauten weltweit und war vorbildlich in der Erkenntnis, dass die Umgebung Einfluss auf den Gesundheitszustand, den Krankheitsverlauf und die Heilungschancen hat.

Die einstöckigen Krankenpavillons, die das UKE damals prägten, verfügten teilweise über offene Veranden, auf denen vor allem chronisch Kranke wie Tuberkulosepatienten viel Zeit in der Nähe der Natur verbrachten. Auch die Angestellten profitierten von der modernen Anlage. Nicht nur der umgebende Park, auch die Gebäude selbst sollten mit ihrer Verbindung aus Ästhetik und Funktionalität dazu beitragen, dass Patienten und Mitarbeiter sich wohl fühlten, und ihre Gesundheit fördern. Zwei der später errichteten Gebäude sind Werke des Architekten Fritz Schumacher, das frühere Schwesternheim Erikahaus sowie das damalige Forschungsgebäude, in dem heute die medizinhistorische Sammlung des UKE präsentiert wird und das jetzt Fritz-Schumacher-Haus heißt. Gerade das Erikahaus ist ein Beispiel dafür, wie die Reformarchitektur Schumachers sich auch in der an den Nutzern des Gebäudes orientierten Farbgestaltung im Gebäude fortsetzt.

Aktuell entwickelt sich das UKE vom Pavillonkrankenhaus zum Gesundheitspark. Diese strategische Neuausrichtung geht mit einer Vielzahl von Baumaßnahmen einher – und verändert das Gesicht des UKE. Mithilfe vieler engagierter Mitarbeiter gelingt es, sowohl den Anforderungen an ein modernes, leistungsfähiges Universitätsklinikum gerecht zu werden, als auch die Belange der Menschen sowie des Umwelt-, Natur- und Denkmalschutzes zu berücksichtigen. Der Weg zum grünen Krankenhaus führt nicht alleine durch Energiebilanzen und Abfallkreisläufe, sondern beinhaltet auch die Wahrnehmung des jeweiligen Krankenhauses als Ort der gesunden Umgebung. Dazu gehört die belebte Natur ebenso wie eine Architektur, die bei aller Funktionalität den Menschen in den Mittelpunkt stellt: als Patienten, Mitarbeiter oder Studierenden. Im Folgenden soll anhand einiger Beispiele skizziert werden, welches Potenzial das UKE mitbringt und welche, im wahrsten Sinne des Wortes, offenen Baustellen es noch gibt.

12.3 Wohlfühlen in grüner Umgebung

Menschen lieben Bäume. Nicht zu eng stehende Bäume auf einem als glatt und damit begehbar und einsehbar erkannten Untergrund werden von Menschen als sehr angenehme Umgebung bewertet. Dabei ist es nahezu unerheblich, aus welchem kulturellen Zusammenhang diese Menschen kommen; die Kombination aus einer einladenden Rasenfläche und hohen Bäumen, vielleicht kombiniert mit gruppierten Sträuchern lädt zum Verweilen, zum Wahrnehmen mit allen Sinnen ein. Rachel und Stephen Kaplan, amerikanische Umweltpsychologen, verweisen darauf, dass komplexe und trotzdem kohärente Umgebungen dem Bedürfnis nach Abwechslung ohne Überforderung am ehesten gerecht werden. Gerade die Gestaltung von Grünflächen und Bepflanzungen ist besonders geeignet, Informationen zu vermitteln, die Ortsfremden (und darum handelt es sich bei Patienten in den meisten Fällen) Orientierung bieten. Auf einem Gelände wie dem des UKE ist dies eine besondere Herausforderung, die noch nicht abschließend bewältigt ist.

Das UKE kann mit einer Vielzahl von Grünflächen aufwarten, einige für Patienten leicht erreichbar (Abb. 12.**1**), andere eher versteckt und damit vor allem den Mitarbeitern und Studierenden zugänglich (Abb. 12.**2**). Zugleich können viele auch beim Blick aus dem

169

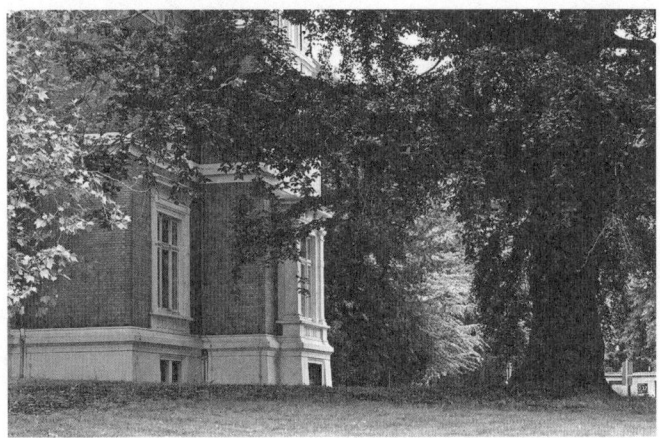

Abb. 12.**1** Grünfläche Brauerhaus direkt am Eingang Neues Klinikum.

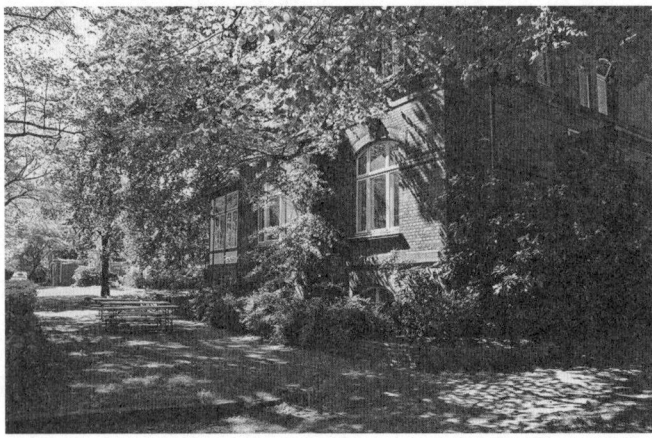

Abb. 12.**2** Begegnungsfläche der Studierenden an der Villa Garbrecht.

Fenster das Grün der Umgebung nutzen, um einen Moment die Gedanken schweifen oder sich von der Beobachtung von Vögeln oder Eichhörnchen ablenken zu lassen. Auf knapp vierzig Hektar stehen noch nahezu eintausend Bäume, viele davon imposante Exemplare mit ausladenden Kronen. Ausflüge in die Natur – und sei es nur der bewusste Blick aus dem Fenster ins Grüne – können helfen, mentale Erschöpfungszustände zu begrenzen oder zu verhindern. Zusätzlich wird die Beschattung durch die dichten Baumkronen sowohl innerhalb als auch außerhalb der Gebäude im Sommer als sehr wohltuend empfunden.

Auch wenn sicherlich nicht alle 36 Kilometer Wege und Straßen auf dem UKE-Campus zum Spazierengehen einladen, so gibt es doch genug, die eine Erkundung lohnen (Abb. 12.**3**). Die Vorteile eines ausgedehnten Ganges über das Klinikgelände liegen auf der Hand: Moderne Europäer bewegen sich zu wenig, obwohl schon 30 min einer mode-

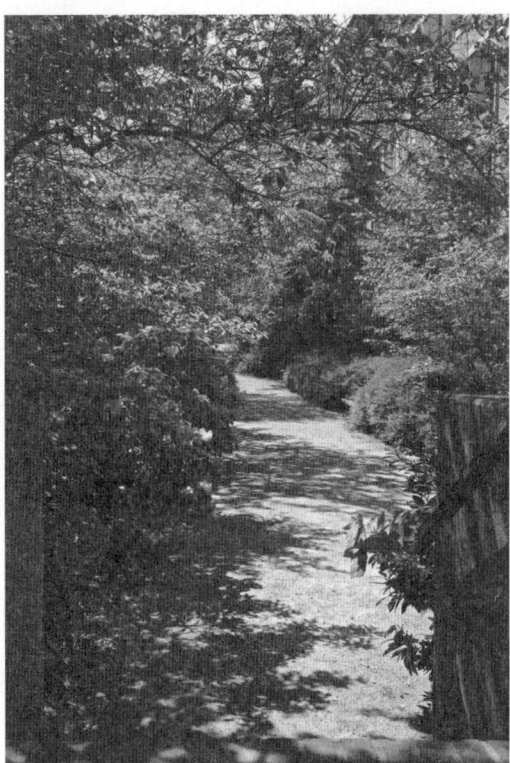

Abb. 12.**3** Weg hinter der Hautklinik.

raten körperlichen Anstrengung am Tag das Risiko der meisten Zivilisationskrankheiten deutlich verringert. Die menschliche Bereitschaft, sich zu bewegen, hängt dabei maßgeblich von der Umgebung ab. Bäume, Büsche, Rasenflächen, aber auch begrünte Fassaden verleiten einer britischen Sekundäranalyse zufolge 3-mal häufiger dazu, aktiv zu werden (Ellaway et al. 2005).

12.4 Eingangsbereich Neues Klinikum

Der Eingangsbereich des 2009 eröffneten Neuen Klinikums ist die prominenteste Begegnungsfläche des UKE (Abb. 12.**4**). Patienten, Besucher, Mitarbeiter treffen sich vor der Eingangshalle, um frische Luft zu schnappen, ein paar Sonnenstrahlen zu genießen, im angrenzenden Café zu sitzen (oder zu rauchen). Dabei wird deutlich, dass die meisten Menschen nur Orte aufsuchen, die sie beim Verlassen des Gebäudes schon im Blickfeld haben: Die Sitzmöbel, die Grünfläche direkt gegenüber dem Eingang, das benachbarte Café. Dabei ist gerade Patienten in typischer Krankenhausbekleidung, teilweise mit Urinbeuteln oder Infusionsständern auf der Suche nach einer kurzen Auszeit vom Klinikaufenthalt, die Einsehbarkeit dieses zentralen Platzes häufig sichtlich unangenehm.

171

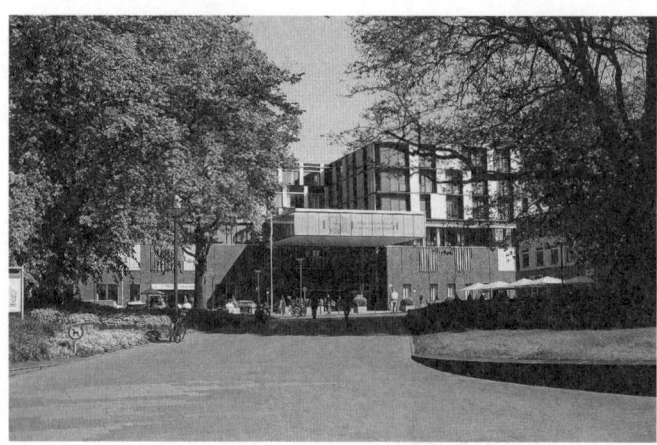

Abb. 12.**4** Eingang
zum Neuen Klinikum.

Durch Bepflanzung und Informationsmaterial für die Patienten können die verschiedenen Gruppen besser getrennt und vor allem ermutigt werden, nahe gelegene, weniger einsehbare Grünflächen zu besuchen. Gerade für Patienten ist häufig nicht ersichtlich, in welche Richtung sich nach wenigen Schritten eine Möglichkeit zum Sitzen oder Spazieren auftut. Eine Patientenbroschüre, die die wertvollsten Begegnungs- und Aufenthaltsflächen sowie ausgewählte historische Sehenswürdigkeiten auf dem Gelände beschreibt und anhand leicht verständlicher Wegbeschreibungen ermuntert, diese zu Fuß aufzusuchen, kann ein wichtiger Schritt sein, um die Situation vor dem Neuen Klinikum zu entspannen und gleichzeitig das UKE von einer ungewohnten, aber attraktiven Seite zu präsentieren: Als landschaftlich, architektonisch und historisch bemerkenswertes Stück Hamburg.

12.5 Naturschutz, Biodiversität

Der alte Baumbestand und die unmittelbare Nähe zum Eppendorfer Park weisen auf den ökologischen Wert der Anlage hin. Die Vielzahl der gepflanzten Baumarten, Büsche und Blütepflanzen sowie Gräser dient einer Reihe von Kleinsäugern, Singvögeln und Insekten als Lebensraum. Die Gärtnerei des Uniklinikums betreut daher zusätzlich eine Reihe von Nistkästen.

Zum Schutz der Bäume und Pflanzungen wird im Winter weitestgehend auf den Gebrauch von Streusalz zugunsten umweltfreundlicher Streumittel verzichtet, es kommt maximal auf den Winternotfallwegen zum Einsatz.

Zunehmend werden im Rahmen der Baumaßnahmen auch Dächer und Fassaden (Abb. 12.**5**) begrünt, womit die für Tiere zur Beheimatung geeignete Grundfläche, wenn auch in kleinem Rahmen, erhöht wird.

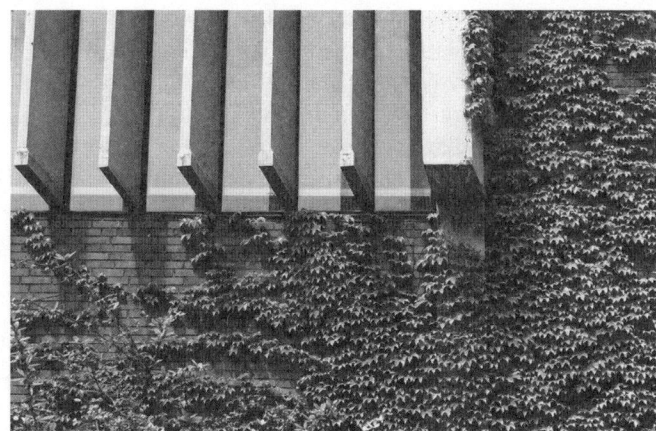

Abb. 12.**5** Fassaden-
begrünung.

Im Verlauf der vergangenen Jahre mussten viele Bäume notwendig gewordenen neuen Gebäuden weichen. Zum Teil hat es Ausgleichsmaßnahmen außerhalb des Geländes gegeben, da kurzfristig keine sinnvollen neuen Standorte auf dem Campus des UKE gegeben waren. Im Rahmen des Zukunftskonzepts „Masterplan" sind aber 2 begrünte Magistralen über das Gelände geplant, deren Sichtbarkeit mit Baumpflanzungen hervorgehoben werden wird. Diese grünen Achsen greifen Sichtachsen außerhalb des eigentlichen Klinikgeländes im Eppendorfer Park auf und betonen damit die Verbundenheit des Klinikums mit dem Stadtteil.

Die vielfältigen unterirdischen Versorgungsschächte engen allerdings den potenziellen Wurzelraum immer weiter ein. Sinnvolle Begrünung wird deshalb häufiger als in der Vergangenheit auf Sträucher ausweichen müssen – aus ökologischer Sicht nicht notwendigerweise ein Nachteil.

12.6 Denkmalschutz

Die ursprüngliche Struktur als Pavillonkrankenhaus wurde schon beim Wiederaufbau nach den Zerstörungen des Zweiten Weltkriegs weitgehend verlassen. Für die medizinisch und vor allem die klinisch genutzten Gebäude verfolgte die Architektur vor allem den Zweck, verwandte Professionen zusammenzuführen und lange Wege zu vermeiden. Mit der Eröffnung des Neuen Klinikums sowie des Campus Forschung und des Campus Lehre hat dieser Prozess der Vernetzung unter einem Dach einen vorläufigen Höhepunkt erfahren. Allerdings genügen auch weitere Gebäude nicht mehr den funktionellen und ästhetischen Standards und werden deshalb zurzeit oder in naher Zukunft durch Neubauten ersetzt. Schon der Gründer des damals noch Neuen Allgemeinen Krankenhauses, Heinrich Curschmann, wusste: „Hospitäler werden überhaupt nicht für Jahrhunderte gebaut."

Trotzdem ist es gerade im Bereich der Verwaltungs- und Repräsentationsgebäude gelungen, alte Bausubstanz zu erhalten, zeitgenössische Charakteristika der Pavillonbauweise zu bewahren und darüber hinaus 2 Bauwerke des Architekten und früheren Oberbaudirektors in Hamburg, Fritz Schumacher, zu restaurieren und der Öffentlichkeit zugänglich zu machen. Dies war maßgeblich durch den Einsatz des Freundes- und Förderkreises des UKE mit seinem Vorsitzenden Herrn Prof. Holstein mithilfe der Deutschen Stiftung Denkmalschutz möglich.

12.6.1 Erikahaus und Fritz-Schumacher-Haus

Das Erikahaus ist benannt nach der Erika-Schwesternschaft, deren Schwesternhaus es war. Von 1912–1914 erbaut, diente es den ehrenamtlich tätigen Schwestern unter anderem als Speisesaal, wovon der große, 9 m hohe Gewölbesaal im Obergeschoss zeugt. Während der Restaurierung kam neben architektonischen Feinheiten auch eine ungewohnte Farbgebung in leuchtenden Orange- und Rottönen zum Vorschein, die so gut wie möglich wiederhergestellt wurde.

Heute erfüllt das Erikahaus (Abb. 12.6) als Zentrum für Kommunikation und Kultur eine wichtige Rolle in der Durchführung von wissenschaftlichen Tagungen und festlichen Veranstaltungen des Uniklinikums. Der im Sockelgeschoss liegende Gartensaal öffnet sich in einen von den Seitenflügeln begrenzten Park, dessen ursprünglichen Charakter als Wandel- und Rosengarten wiederherzustellen eine der nächsten größeren gartenbaulichen Aufgaben ist.

Der Bau des Fritz-Schumacher-Hauses (Abb. 12.7) wurde zwar schon im Jahr 1913 begonnen, konnte aber erst nach dem Ersten Weltkrieg 1926 abgeschlossen werden. Obwohl es sich bei dem Vorläuferkrankenhaus des UKE damals noch nicht um ein Universitätsklinikum handelte, war das „Institutsgebäude" der wissenschaftlichen Forschung gewidmet und beherbergte die Bakteriologie, Serologie, Pathologie und später auch die Pharmakologie.

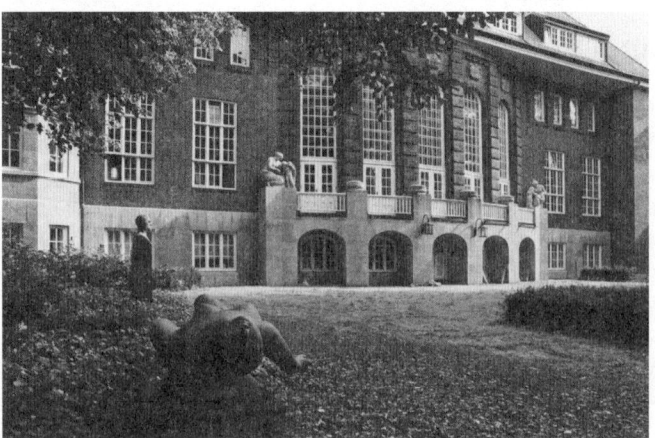

Abb. 12.6 Erikahaus.

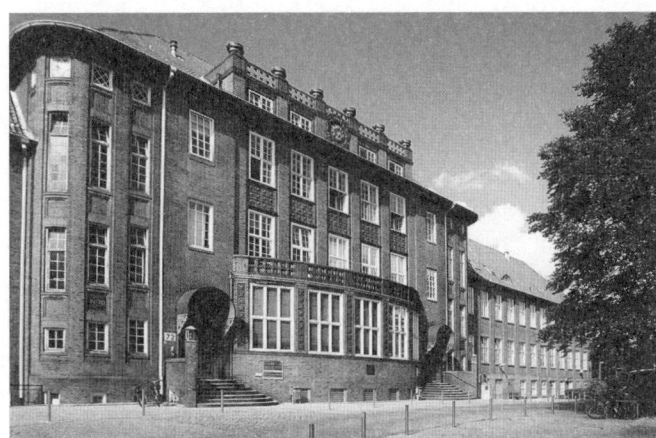

Abb. 12.**7**   Fritz-Schumacher-Haus.

Zukünftig wird das Fritz-Schumacher-Haus das Medizinhistorische Museum beherbergen, dessen erste Ausstellung vor Kurzem eröffnet wurde. Neben Wachsabdrücken, sogenannten Moulagen, der alten Hautklinik, historischen Zahnmodellen und Exponaten der Zahntechnik sowie Medizintechnik ist vor allem der aufwendig rekonstruierte Sektionssaal ein einmaliges Zeugnis der Vergangenheit.

In den kommenden Jahren soll zusätzlich eine Akademie für Gesundheit etabliert werden, die allen Bürgerinnen und Bürgern Hamburgs zu Themen der Gesundheit und Gesundheitspflege offen stehen wird.

12.7   Fazit und Ausblick

Im Zusammenspiel aus gärtnerischer Gestaltung und Denkmalschutzpflege ergeben sich Chancen für alle Stakeholder eines modernen Klinikums:

- Das angenehme Ambiente stärkt Patientinnen und Patienten und wirkt sich positiv auf die Stimmung und auf den Krankheitsverlauf aus.
- Mitarbeitern wird die Identifikation mit ihrem Arbeitsplatz erleichtert; auch ihre Bedürfnisse werden ernst genommen, sie stehen in einer langen, guten Tradition.
- Die Nachbarschaft, im besten Fall die Region, identifiziert sich mit „ihrem Klinikum", das nicht als Fremdkörper, sondern als integraler Bestandteil wahrgenommen wird.
- Von diesem positiven Image profitieren auch die Betreiber des Klinikums, unabhängig von seiner Trägerstruktur.

Gegen Maßnahmen in diesem Bereich sind daher auch wenige Einwände zu erwarten, vor allem, wenn die Betroffenen sich beispielsweise in die gärtnerische Gestaltung aktiv einbringen können.

- Das größte Hindernis sind die Kosten, sowohl die direkten für Investitionen und Pflege als auch die indirekten für die Bereitstellung von Flächen.

Trotzdem lohnt sich der Einsatz. Grüne Umgebung und erkennbares Traditionsbewusstsein sind Werte, die nicht leicht kompensiert werden können.

- Stärken-Schwächen-Analyse durchführen: welche Begegnungsflächen, welche grünen Oasen gibt es? Wo fehlen sie?
- Welche Anknüpfungspunkte an die Vergangenheit sind es wert, erhalten zu werden?
- Über die Grenzen des Krankenhauses hinaus denken; lassen sich eigene Schwächen in der Nachbarschaft ausgleichen?
- Die Stakeholder einbinden. Welche Bedürfnisse haben Patienten und ihre Angehörigen? Welche die Mitarbeiter und ggf. die Studierenden?
- Unterstützerinnen und Unterstützer finden. Naturschutz und Denkmalschutz mobilisiert Menschen, die Sie als Klinikvertreter bisher vielleicht noch gar nicht im Blick hatten. Außerdem gibt es zusätzliche Fördermöglichkeiten, die nicht so im Fokus des Krankenhaus-Managements liegen.

Weiterführende Literatur

Ellaway A, Macintyre S, Bonnefoy X. Graffiti, greenery, and obesity in adults: secondary analysis of European cross sectional survey. BMJ 2005; 331: 611–612

Farr D. Sustainable Urbanism: Urban Design with Nature. New Jersey: John Wiley & Sons; 2008

Kaplan R, Kaplan S, Ryan RL. With People in Mind. Washington: Island Press; 1998

13 Grünes Personalmanagement

Grüner Lifestyle

M. van Loo

13.1 Einleitung

Handlungsfelder hinsichtlich des Personalmanagements erschließen sich im Kontext eines grünen Krankenhauses erst auf den zweiten Blick. Der allerdings ist eindrücklich. Schließlich stellen die Beschäftigten die kostenintensivste und gleichzeitig die im höchsten Maße die Produktivität beeinflussende Ressource im Klinikbetrieb dar. So ergab die letzte bundesweite Veröffentlichung des Statistischen Bundesamts, dass die Personalkosten ca. 60 Prozent der in Krankenhäusern verursachten Gesamtkosten betragen (Tab. 13.1). Hierbei bleiben die durch vermehrtes Outsourcing eingekauften und somit als Sachkosten bilanzierten Dienstleistungen gar unberücksichtigt. Gerade bei der Betreuung und Entwicklung dieser wertvollen Ressource sollte auf Nachhaltigkeit nicht verzichtet werden.

Es liegt daher nahe, das Thema „grünes Krankenhaus" auf diesen größten Hebel in Bezug auf Klinikproduktivität auszuweiten. Dieses Kapitel betrachtet daher Aspekte eines modernen, ganzheitlichen und auf Nachhaltigkeit ausgerichteten, also grünen Personalmanagements.

13.2 Personalmanagement vs. Personalverwaltung

Personalmanagement fängt immer erst da an, wo Personalverwaltung aufhört. Zu dieser eher offensichtlichen Erkenntnis gelangten erst jüngst über 1500 Personalmanager und -vorstände der größten deutschen Unternehmen (Quelle: Studie „HR Benchmarking Report 2010/11" O. Henning & Co./Frankfurt u. Rat.Haus/München). Befragt nach den künftigen Kernaufgaben legen 62 Prozent der Befragten höchste Priorität auf die Optimierung der Arbeitsabläufe in der eigenen Verwaltung. In angestrebter Perfektion setzt nachhaltiges Personalmanagement als Fundament also die Beherrschung der Basics voraus (Abb. 13.1). Auch hier folgt die Kür erst nach Abschluss eines erfolgreich absolvierten Pflichtprogramms. Anders ausgedrückt: nur mit einer funktionierenden verwaltenden Personalarbeit kann eine Organisation über gestaltende Elemente ein ganzheitliches

Tabelle 13.**1** Kosten der Krankenhäuser 2008 (in 1000 Euro).

Land	Personalkosten	Sachkosten	Bruttokosten[1]
Baden-Württemberg	5 619 281	3 266 339	9 143 168
Bayern	6 638 937	4 136 036	11 069 077
Berlin	1 948 240	1 390 980	3 421 136
Brandenburg	1 059 948	737 939	1 829 505
Bremen	553 097	309 427	882 786
Hamburg	1 180 380	868 930	2 107 107
Hessen	2 885 922	1 984 625	5 004 847
Mecklenburg-Vorpommern	859 634	585 442	1 462 329
Niedersachsen	3 911 060	2 334 961	6 458 676
Nordrhein-Westfalen	10 157 270	6 237 393	16 908 435
Rheinland-Pfalz	2 094 368	1 170 161	3 368 325
Saarland	673 619	417 236	1 131 122
Sachsen	1 901 700	1 375 903	3 324 124
Sachsen-Anhalt	1 318 891	831 965	2 175 537
Schleswig-Holstein	1 351 184	930 894	2 357 413
Thüringen	1 211 903	750 390	1 994 986
Deutschland	**43 365 435**	**27 328 621**	**72 638 573**

[1] Summe aus Krankenhauskosten (Personal- und Sachkosten, Zinsen und ähnliche Aufwendungen, Steuern), Kosten der Ausbildungsstätten und Aufwendungen für den Ausbildungsfonds.
Quelle: Stat. Bundesamt Wiesbaden/Letzte Veröffentlichung der Krankenhauskosten 2008.

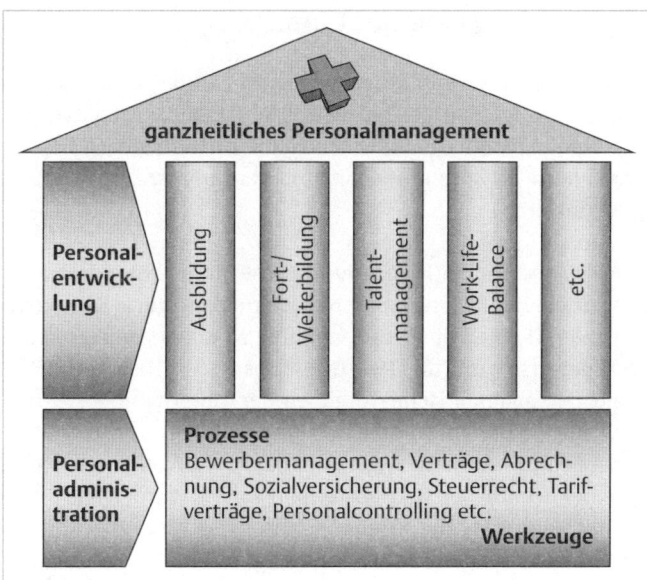

Abb. 13.**1** Ganzheitliches Personalmanagement.

und nachhaltiges Personalmanagement entwickeln und implementieren. Zu den gestaltenden Elementen zählt eine breite, zeitgemäß im Sinne von Work-Life Balance grün geprägte Palette von Personalentwicklungsmaßnahmen.

13.3 Kundenorientierte Personalverwaltung

Bereits bei näherer Betrachtung der rein verwaltenden Personalarbeit als Voraussetzung eines ganzheitlichen Personalmanagements bieten sich diverse Themenbereiche, die sich einer grünen Vorgehensweise zuschreiben lassen. Zunächst einmal hat eine gute, transparente und fehlerfreie Personaladministration mit einer maximalen Kundenorientierung auch eine positive Ausstrahlung auf die Mitarbeiter. Die Beschäftigten sind sich sicher, dass ihr Entgelt pünktlich und korrekt ausbezahlt wird und fühlen sich bei der Bearbeitung persönlich relevanter Angelegenheiten gut aufgehoben. Entsprechend unbeschwert widmen sie sich ihren eigentlichen Aufgaben im Klinikalltag.

Fehlerhafte, von Bürokratie geprägte und damit häufig intransparente Personalarbeit hingegen führt zu Misstrauen, unnötigen Nachfragen, disharmonischer Kommunikation und damit insgesamt zu Unbehagen und Demotivation. Als Basis eines auf Nachhaltigkeit ausgerichteten Personalmanagements ist eine funktionierende, kundenorientierte Personaladministration daher von großer Bedeutung. Die verbundene Optimierung der Organisationsstruktur einer Personalverwaltung soll hier allerdings nicht näher betrachtet werden.

13.4 Nachhaltiges Personalmanagement am UKE

Grundlage der Personalverwaltung am UKE mit seinen insgesamt ca. 8000 Beschäftigten sind standardisierte Kernprozesse, die entsprechend dem DIN-ISO-9001-Qualitätsmanagementsystem ausgerichtet und in einem Qualitätsmanagementhandbuch (QMH) dokumentiert sind. Im Jahr 2009 wurde im Zusammenhang mit der Konzernzertifizierung auch die Personalabteilung zertifiziert.

Diverse Tarifverträge, öffentlich-rechtliche Dienstverhältnisse und Besonderheiten durch Schwerpunkte der Wissenschaft und Forschung stellen eine gesteigerte Komplexität hinsichtlich personalrelevanter Themen einer universitären Klinik gegenüber Krankenhäusern der Grund- und Regelversorgung dar. Dies machte es erforderlich, rechtliche Grundlagen, Auslegungen und personalpolitische Vorgaben der Unternehmensleitung für alle Beschäftigten und Führungskräfte des Klinikums einheitlich und transparent zu regeln. Angelehnt an den Verlauf eines Beschäftigungsverhältnisses von der Personalplanung, -gewinnung bis hin zu einer eventuellen Betriebsrentenzahlung wurden alle Kernprozesse beschrieben und unter Beachtung der Kundenorientierung samt zugehörigen Erläuterungen und Formblättern in das Intranet des Unternehmens für alle Beschäftigten im QMH einzusehen eingestellt (Abb. 13.**2**).

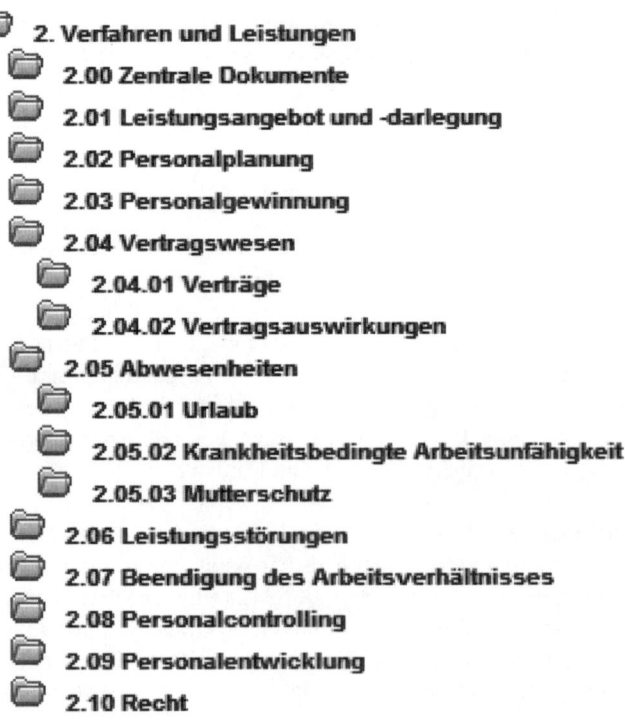

Abb. 13.**2** QMH GB PRO des UKE, Aufbau Kapitel 2 Beschäftigungsverhältnis.

2. Verfahren und Leistungen
- 2.00 Zentrale Dokumente
- 2.01 Leistungsangebot und -darlegung
- 2.02 Personalplanung
- 2.03 Personalgewinnung
- 2.04 Vertragswesen
  - 2.04.01 Verträge
  - 2.04.02 Vertragsauswirkungen
- 2.05 Abwesenheiten
  - 2.05.01 Urlaub
  - 2.05.02 Krankheitsbedingte Arbeitsunfähigkeit
  - 2.05.03 Mutterschutz
- 2.06 Leistungsstörungen
- 2.07 Beendigung des Arbeitsverhältnisses
- 2.08 Personalcontrolling
- 2.09 Personalentwicklung
- 2.10 Recht

Das QMH des Geschäftsbereichs mit seinen kontinuierlich gepflegten ca. 200 abgebildeten Prozessen und über 600 Dokumenten ist die am meisten aufgesuchte Intranetpräsenz innerhalb des UKE. So werden pro Monat Dokumente und Formulare der Personalabteilung gemäß Zugriffszählung etwa 6000-mal aufgerufen; dies entspricht etwa 200 Klicks pro Tag. Anhand des umfassenden Online-Angebots können sich die Beschäftigten über alle Fragestellungen unabhängig von der täglich bis 18:00 Uhr gegebenen telefonischen Erreichbarkeit der Personalabteilung informieren. Unterstützt auch durch einen Home-Zugang haben alle Beschäftigten des gesamten Unternehmens zudem jederzeit die Möglichkeit, Dokumente (und zugehörige Erklärungen) abzurufen, auszufüllen und online weiterzureichen. Die zentrale Pflege der Dokumente an nur *einer Stelle* im Geschäftsbereich Personal sorgt für Aktualität und eine einheitliche, standardisierte Anwendung.

Flankiert durch ein ausgereiftes internes Kontrollsystem verläuft die verwaltende Personalarbeit somit weitgehend transparent, kundenorientiert und annähernd fehlerfrei. Die Beschäftigten haben das notwendige Vertrauen gewonnen. Im Ergebnis führt dies, wie durch wiederkehrende Umfragen belegt, zu einer hohen (Kunden-)Zufriedenheit der Beschäftigten und einer positiven Grundhaltung gegenüber dem Dienstleister Personalabteilung. Dieser „Wohlfühleffekt" führt bei den Beschäftigten, wenn auch teils unbewusst, dazu, dass sie sich mit einem „guten Gefühl" ihren originären Aufgaben im Klinikalltag mit hoher Motivation und ungebremster Produktivität widmen können.

13.4.1 Die richtige Wahl der Werkzeuge

Im Rahmen administrativer Personalarbeit lassen sich viele Werkzeuge einsetzen, die im Interesse von Ökonomie und Ökologie in einer „grünen Verwaltung" münden. Als positiver Nebeneffekt für die Beschäftigten führt der Einsatz dieser Werkzeuge oftmals zu einer Entlastung hinsichtlich bürokratischer Hürden und zur Reduzierung des mit der Hürdenbewältigung einhergehenden Zeitaufwands. So bietet es sich an, die Prozesse generell so zu verschlanken, dass sie sich auf absolut erforderliche Arbeitsschritte beschränken. Zur effizienteren Abarbeitung der Prozesse sollte im Rahmen der zeitgemäßen Möglichkeiten die Informationstechnologie (IT) unterstützend eingesetzt werden. Im Folgenden werden nur einige Beispiele aus der Personaladministration aufgeführt. Diese Erfahrungen sind allerdings auf andere Prozesse übertragbar, die auch außerhalb des Personalmanagements, wie im Bereich des Finanzmanagements, liegen können. Eine besonders herausragende Rolle spielen dabei Online-Technologien.

Bereits das Bewerbermanagement wird im UKE inzwischen in großen Teilen elektronisch abgewickelt. Das E-Recruiting bietet erhebliche Potenziale hinsichtlich der ökologischen und anwenderfreundlichen Integration der zahlreichen Prozessschritte. So lassen sich neben den eigentlichen Akquisebemühungen, dem elektronisch unterstützten Bewerbungseingang samt Sichtung und Auswahl, selbst Ersteinschätzungen bzw. Assessments der Bewerber online durchführen. Gerade dieses Beispiel lässt allerdings auch die Grenzen der IT erkennen. So kommt bei der Bewerberauswahl rasch der Punkt, an dem der persönliche Kontakt nicht zu ersetzen ist. Die Qualität dieses zeitaufwendigen persönlichen Kontakts kann durch die vorangegangene IT-basierte Vorbereitung zeitlich allerdings erheblich gestrafft und somit deutlich effektiver gestaltet werden.

Des Weiteren bietet die elektronische Personalakte ebenfalls umfangreiche Potenziale, Ökologie, Effizienz und Kundenzufriedenheit zu vereinen. Unter Beachtung der rechtlichen Rahmenbedingungen hinsichtlich der sensiblen, schützenswerten Daten und mit Bereitstellung entsprechender Hard- und Software (Multifunktionsgeräte, Scanner etc.) lassen sich sämtliche Personalunterlagen/-daten elektronisch verwalten und archivieren. Die elektronische Akte lässt sich wiederum ergänzen um Möglichkeiten des sogenannten Employee Self Service (ESS). Dieses Werkzeug gestattet es den Beschäftigten, ihre elektronisch geführte Personalakte einzusehen und in vordefiniertem Rahmen, zum Beispiel im Bereich des Bescheinigungswesens, aktiv zu nutzen. Auch komplette Workflows, wie beispielsweise die Dienstplanung und -abrechnung, lassen sich elektronisch vorteilhaft abbilden. Die damit verbundenen Einsparungen an Papier und Archivflächen sind ökologisch sinnvoll, die wegfallenden Aktensuchzeiten steigern die Produktivität der Personalsachbearbeiter und die Möglichkeit der unbeschwerten Einsichtnahme in die persönliche Personalakte steigert die Zufriedenheit der Beschäftigten.

So lassen sich viele Beispiele finden, mit denen die Personaladministration schlank, beschleunigt und gleichzeitig sicherer und kundenorientierter gestaltet werden kann. Folge eines optimalen, sinnvollen Einsatzes der IT-Werkzeuge zur Prozessunterstützung ist somit unter anderem eine annähernde „Papierlosigkeit" und ein schneller, zeitlich und häufig örtlich (Internetanbindung) unabhängiger Zugriff sowohl für die Personaladministration als auch für die Beschäftigten.

13.4.2 Verhaltensveränderung durch neue Prozesse

Wie in allen anderen Bereichen gilt auch für die Personalverwaltung: „IT follows process"! Anders ausgedrückt: IT unterstützt den zuvor optimierten Prozess. Manchmal allerdings eröffnen technische Innovationen Prozessmöglichkeiten, die vorher nicht konkretisierbar waren. Dadurch lassen sich durchaus erhebliche ökonomische und ökologische Effekte erzielen. Dies lässt sich trefflich am Beispiel Firmen-/Dienstreisen dokumentieren.

Im Rahmen einer Neustrukturierung der Prozesse zum Themenkomplex Firmen-/Dienstreisen kam es zunächst zu einer durchschlagenden Prozessverschlankung. Die damit verbundene Reduktion des Formular-/Papierverbrauchs führte über eine entsprechende Zeitersparnis (ein kurzes Formular ersetzte mehrere Formulare) zu einer verbesserten Produktivität bei den reisenden Mitarbeitern. In einem weiteren Schritt wurde zur Förderung des Einsatzes ökologisch sinnvoller Verkehrsmittel eine für Umweltprojekte zweckgebundene „Straf"-CO_2-Abgabe bei Flugreisen eingeführt. In Anbetracht der Verfügbarkeit neuer webbasierter Medien kann das Reisen zumindest punktuell überflüssig werden. In den Vereinigten Staaten ergab in 2008 eine Umfrage unter 93 Organisationen/Unternehmen, dass sie durch den Einsatz von Web- und Telefonkonferenzen das Reiseaufkommen um über 50 Prozent reduzieren konnten (Quelle: New York

PRWEB, 16.02.2009). Voraussetzung für eine Substitution der persönlichen durch eine webbasierte Kommunikation ist zunächst die Verfügbarkeit der technischen Infrastruktur, gefolgt im Sinne der Nachhaltigkeit durch eine konsequente, auch finanzielle Inzentivierung der betroffenen Mitarbeiter, um vorhandene Anfangsbarrieren abzubauen. So könnten eingesparte Reisekosten der Abteilung des nicht mehr reisenden Arztes bzw. Wissenschaftlers zumindest teilweise gutgeschrieben werden. Die Vorteile einer Reduktion des Reiseaufkommens für Ökologie und Wirtschaftlichkeit der Klinik sind enorm. Es entfallen erhebliche Umweltbelastungen, Reisekosten und durch Reisetätigkeit bedingter Arbeitsausfall. Gleichzeitig trägt der Wegfall der Reisebelastungen zur Gesundheit des Beschäftigten bei.

13.4.3 Ganzheitliches Personalmanagement – durch Personalentwicklung zur Marke

Alleine die funktionierende und kundenorientierte Personaladministration inklusive ökonomisch und ökologisch optimierter Prozesse und abgestimmten Werkzeugen wird künftig nicht ausreichen, die erforderlichen Fachkräfte zu halten oder zu gewinnen. Den vielfach beschriebenen „War of Talents" in den unterschiedlichsten Branchen kann nur das Unternehmen gewinnen, welches gegenüber den Mitbewerbern Herausstellungsmerkmale bietet, und damit aktive und potenzielle Beschäftigte vom eigenen Unternehmen überzeugt. Es geht um die Herausbildung einer Marke oder, anders ausgedrückt, um „Employer Branding".

Gleiches gilt natürlich auch für Krankenhäuser. Neben entscheidenden, nur teilweise beeinflussbaren Faktoren hinsichtlich der Überzeugung als Marke, wie beispielsweise dem Standort, dem angebotenen Leistungsspektrum, den medizinischen/wissenschaftlichen Schwerpunkten oder vereinzelt der Entgeltstruktur spielen immer mehr sogenannte Nebenleistungen eine ausschlaggebende Rolle bei der Entscheidung für einen Arbeitgeber. Diese Nebenleistungen empfinden die Beschäftigten mit ihren persönlichen Bedürfnissen als wertschätzend. Eine Umfrage des Beratungsunternehmens Watson Wyatt Heissmann im Juli 2008 unter 8500 Beschäftigten aller Branchen und Altersklassen ergab, dass unter den TOP 10 die meisten Antworten ausschließlich persönliche und Personalentwicklungsbedürfnisse betreffen (Abb. 13.**3**).

Um also den wesentlichen Produktivfaktor Human Capital in einem Krankenhausbetrieb zu motivieren und die Qualität, die Attraktivität und die Produktivität zu steigern, muss sich das Unternehmen über die herkömmliche, verwaltende Personalarbeit durch Instrumente der Personalentwicklung hin zu einem ganzheitlichen Personalmanagement profilieren und so die Marke Hospital künftig prägen. Hierbei ist neben den klassischen Feldern der Personalentwicklung, wie Aus-, Fort- und Weiterbildung, ein wesentlich breiteres Spektrum zu berücksichtigen. Nachhaltigkeit entsteht allerdings nur, wenn die Maßnahmen nicht als kurzfristige Reaktion auf den erfahrungsgemäß immer wiederkehrenden, temporär zu bewältigenden Fachkräftemangel, sondern als Teil einer langfristigen Personalmanagementstrategie gesehen wird. Das Krankenhaus sollte sich dabei den aktuellen und absehbar kommenden Lebensumständen ihrer Beschäftigten stellen

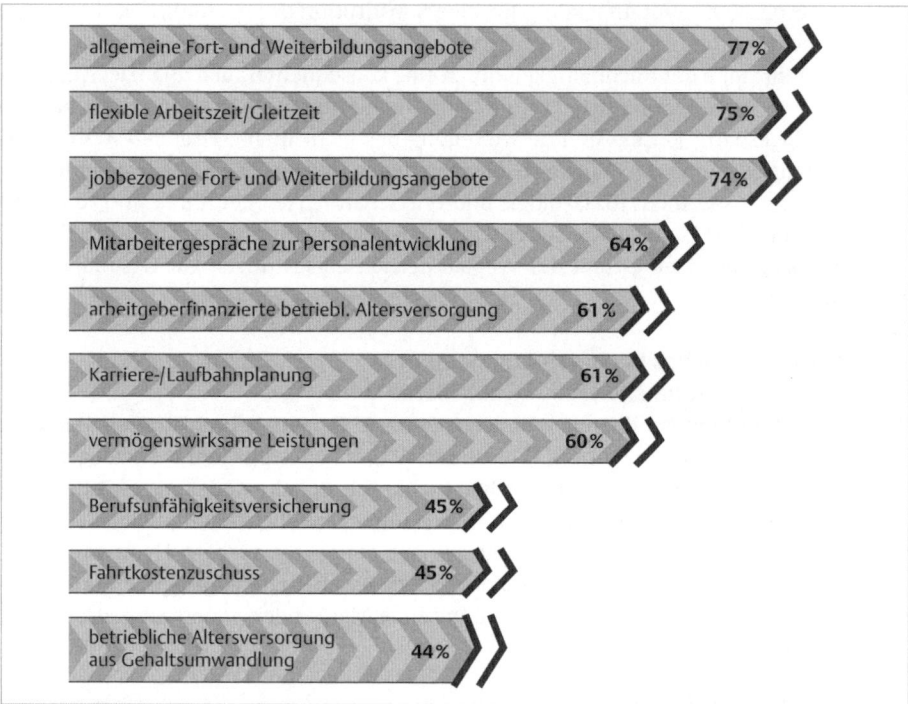

allgemeine Fort- und Weiterbildungsangebote   77%

flexible Arbeitszeit/Gleitzeit   75%

jobbezogene Fort- und Weiterbildungsangebote   74%

Mitarbeitergespräche zur Personalentwicklung   64%

arbeitgeberfinanzierte betriebl. Altersversorgung   61%

Karriere-/Laufbahnplanung   61%

vermögenswirksame Leistungen   60%

Berufsunfähigkeitsversicherung   45%

Fahrtkostenzuschuss   45%

betriebliche Altersversorgung aus Gehaltsumwandlung   44%

Abb. 13.**3**   Entscheidungsgründe für Arbeitgeber, Quelle: Studie Watson Wyatt Heissmann (Juli 2008).

(Lifestyle) und diese mit den Tätigkeitsprofilen der Mitarbeiter im Klinikalltag in Einklang bringen (Work-Life Balance). Das Streben nach solchen Herausstellungsmerkmalen ist kein Modetrend, sondern eine existenzsichernde Notwendigkeit.

Nachfolgend wird die Notwendigkeit einiger „grüner" Handlungsfelder der Personalentwicklung exemplarisch betrachtet und mit Beispielen aus der Praxis belegt.

13.5   Grüne Personalentwicklung: Work-Life-Balance

Ungeachtet der in der reichhaltigen Literatur diskutierten Grundsatzfragen, ob bei der Betrachtung von „Work" nicht auch Arbeit in Haushalt und Familie, und ob bei der Arbeit nicht auch Elemente von „Life" Berücksichtigung finden müssen, sollen hier die Personalentwicklungsmaßnahmen betrachtet werden, die sich für das Krankenhaus aus seinem Auftrag, seiner Verantwortung als Arbeitgeber und den vorhandenen Rahmenbedingungen ergeben. Dabei ist es ratsam, dass das Unternehmen Krankenhaus zunächst konkret auf seine Organisation und unternehmenspolitische Ausrichtung bezogen kurz-, mittel- und langfristige Themenfelder der Personalentwicklung festlegt und Ziele defi-

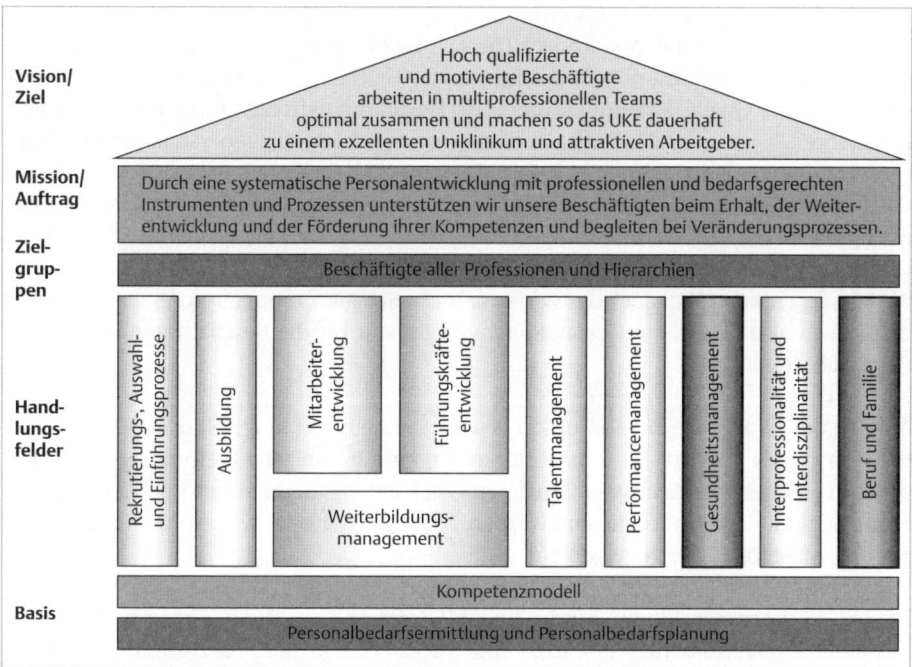

Abb. 13.**4**   Vision eines PE-Hauses, Beispiel UKE.

niert. Zu diesem Zweck wurde im UKE in einer multiprofessionell besetzten Projekt-gruppe, abgeleitet von einer „Vision Personalentwicklung", zunächst ein sogenanntes PE-Haus entwickelt (Abb. 13.**4**).

Die so festgelegten Handlungsfelder bieten jedes für sich ein breites Spektrum an Maß-nahmen, denen sich hinsichtlich Umfang und Intensität je nach unternehmenspoliti-scher Priorisierung, gewidmet wird. Vielfach wird es bei der Verfolgung der Maßnah-men, welche ursprünglich und hauptsächlich aus einem der definierten Handlungsfelder begonnen werden, zu Überschneidungen mit Maßnahmen aus anderen Feldern kom-men. Aus diesem Grund sollte keines der Felder als abgeschlossen und für sich, sondern ganzheitlich beurteilt werden.

In Abb. 13.**4** sind beispielhaft 2 Handlungsfelder hervorgehoben, die im Sinne von grü-nem Personalmanagement unter dem Motto Work-Life-Balance eine breite Palette an Maßnahmen bieten, die das Unternehmen seinen Beschäftigten anbieten kann: Gesund-heitsmanagement sowie die Vereinbarkeit von Beruf & Familie.

Nachfolgend beschriebene Aktivitäten stellen daher nur einen kleinen Teil dessen dar, was möglich ist.

13.5.1   Gesundheitsmanagement

Für einen Außenstehenden wäre es sicherlich nicht abwegig zu denken, dass in einer Branche, die sich der Gesundheit und Gesundung der Menschen widmet, die Beschäftigten, als „an der Quelle" Arbeitende, doch vor Gesundheit strotzen müssten. Die Statistiken belegen leider eher das Gegenteil: insbesondere beim Pflegepersonal ist der Krankenstand im Vergleich zu anderen Berufsgruppen immer wieder besonders hoch. Im Gesundheitsreport der DAK erreicht das Gesundheitswesen sogar den traurigen Spitzenwert (Abb. 13.**5**).

Die Fürsorgepflicht, aber auch der wirtschaftliche Schaden, motivieren Personalmanager in Kliniken also längst, ein Gesundheitsmanagement für die Beschäftigten im eigenen Haus zu betreiben.

Ähnlich dem Vorgehen zur Definition von Personalentwicklung selbst ist es auch hinsichtlich dieses Teilbereichs zunächst ratsam, eine hauseigene Zielsetzung zu entwickeln. In einem ersten Schritt sollten bereits vorhandene Maßnahmen und Angebote gesammelt und aktiv kommuniziert werden. Viele Beschäftigte wissen häufig gar nicht, welches Angebot zur Verfügung steht.

Zwecks Weiterentwicklung wurde im UKE zudem ein „Integriertes betriebliches Gesundheitsmanagement" (Abb. 13.**6**) implementiert. Eine aus Fachkräften besetzte Arbeitsgruppe koordiniert als Schnittstelle die operative Umsetzung der Gesundheitspolitik im Klinikum. So werden in Ergänzung zu den gesetzlich geforderten Gesundheitsschutzinstitutionen und -maßnahmen (z.B. Arbeitssicherheit, Betriebsarzt, Eingliederungsmanagement, Schwerbehindertenbeauftragte, Suchtbeauftragte) Bedarfe definiert

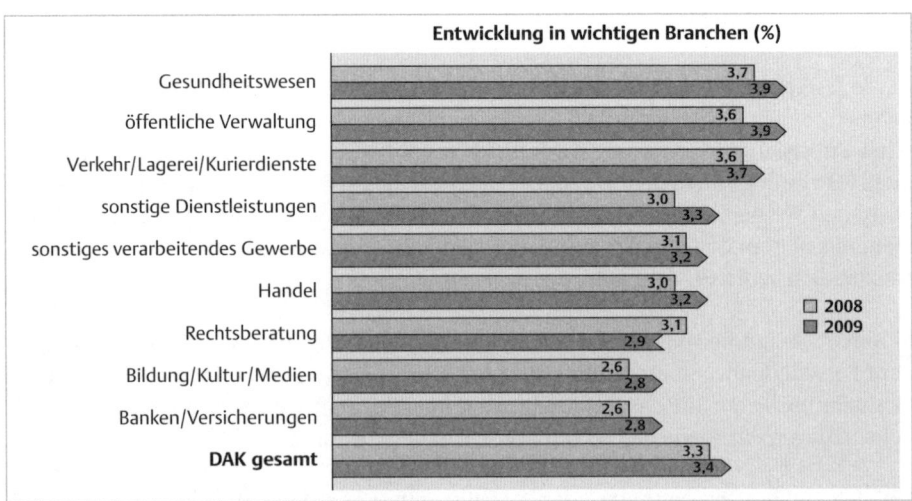

Abb. 13.**5**   Gesundheitsreport 2010; Quelle: DAK.

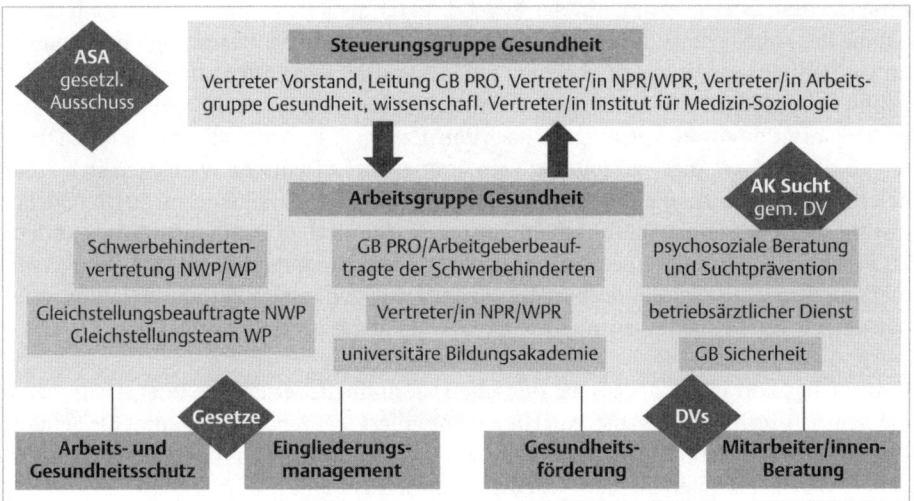

Abb. 13.**6**   Integriertes betriebliches Gesundheitsmanagement im UKE.

und passende Projekte umgesetzt. Auf diese Weise sind für die Beschäftigten Angebote in den Bereichen der Früherkennung (Vorsorgeuntersuchungen, Gesundheitschecks), der Ernährungsberatung, aber auch der Physiotherapie sowie der Sport- und Bewegungsmedizin entstanden.

Beratungs- und Kursangebote reichen von modernen Entspannungstechniken, Umgang mit Stress, Reduzierung von Alkoholkonsum und Raucherentwöhnung bis hin zu individueller Hilfe bei der Klärung beruflicher Krisen, bei Konflikten am Arbeitsplatz und bei der Vereinbarkeit von Beruf und Privatleben.

Daneben werden den Beschäftigten im Rahmen von Kooperationsverträgen mit Sport- und Fitnesspartnern vergünstigte Konditionen angeboten. Zur Herangehensweise ist es ratsam, zunächst die Möglichkeiten der beschriebenen „konservativen" Maßnahmen des Gesundheitsmanagements als Teil der Personalentwicklung zu implementieren, bevor beispielsweise derzeit aufkommende Modelle, welche durch die Nutzung virtueller Räume eine Kopplung von Bewegungssteuerung und Fortbildung anbieten (bspw. mithilfe von Konsolen wie Wii oder Playstation) in Betracht gezogen werden.

13.5.2   Arbeitszeitgestaltung

Ein wesentliches Teilgebiet der ganzheitlichen Personalentwicklung unter dem Fokus der Work-Life Balance ist die Arbeitszeitgestaltung. Losgelöst von arbeitszeitgesetzlichen Anforderungen ist es notwendig, dass sich das Unternehmen Krankenhaus den gegebenen Umständen entsprechend orientiert und eine größtmögliche Flexibilität an Arbeitszeitmodellen bietet.

Arbeitszeitgestaltung berührt in der Regel direkter als jede andere Organisationsmaß-nahme des Arbeitgebers die persönlichen Lebensumstände der Beschäftigten. Bei einem im Gesundheitswesen in Ermangelung an Fachkräften verstärkt vorhandenen „Arbeit-nehmermarkt" wird der Arbeitgeber nicht umhin können, sich künftig hinsichtlich sei-ner Organisation soweit wie möglich nach den persönlichen Bedürfnissen der Beschäftig-ten zu richten bzw. diese zu unterstützen. Immer mehr Deutsche wünschen sich mehr Zeit für die Familie. Als ein Ergebnis der Umfrage „Monitors Familienleben 2010" (Quelle: Institut für Demoskopie Allensbach im Auftrag des Bundesfamilienministeriums) fordern 78 Prozent der Eltern die bessere Vereinbarkeit von Kindererziehung und Beruf. Weit mehr als die Hälfte aller Bundesbürger sind der Ansicht, dass sich Beruf und Familie unter den derzeitigen Bedingungen am Arbeitsmarkt nicht gut vereinbaren lassen.

Es ist nicht überraschend, dass die typischen Gesundheitsberufe, wie Pflege- oder auch medizinisch-technische Berufe, von Frauen dominiert werden. Hinzu kommt die Femini-sierung im ärztlichen Berufsstand. Ende 2009 waren 70 Prozent der Studierenden an deutschen Hochschulen im ersten Medizinsemester Frauen.

An dieser Stelle werden keine Ausführungen zu „Heimarbeitsmodellen" folgen, da diese Maßnahmen für die genannten in einem Klinikum überwiegend tätigen Beschäftigungs-gruppen – ungeachtet des Geschlechts – nicht praktikabel sind. Die wenigen diesbezügli-chen Möglichkeiten, beispielsweise im Rahmen der Telemedizin, sollten konsequent ge-nutzt werden, führen aber nicht zur Lösung des grundsätzlichen Problems. Lösungsorien-tierter sind hier innovative Arbeitszeitmodelle. So wurden im UKE familienfeindliche Bereitschaftsdienste im ärztlichen Dienst zu mittlerweile über 97 Prozent durch Einfüh-rung alternativer Arbeitszeitmodelle abgeschafft. Die so vorgehaltenen Arbeitszeitmodel-le ermöglichen nebenbei eine Vielfalt an Teilzeitbeschäftigungsmöglichkeiten. Gleiches gilt im Bereich der Pflege-, Funktions- und medizinisch-technischen Dienste. Auch hier bieten die Arbeitszeitmodelle unter Berücksichtigung der betrieblichen Zielsetzung größtmögliche Flexibilität. Hierdurch werden gerade Müttern in der Elternzeit oder nach-folgenden Kinderbetreuungsphase stufenweise Einstiegs-, „Am-Ball-bleiben"-Modelle oder sogar die Fortsetzung der eventuell unterbrochenen Qualifizierung geboten.

Nicht minder wichtig wie flexible Arbeitszeitmodelle ist eine verlässliche, qualifizierte und flexible Kinderbetreuung. So hat sich der betriebseigene Kindergarten des UKE zu-nehmend als Heraushebungsmerkmal etabliert. Alternativ zu einem eigenen Betriebs-kindergarten sollten Kooperationen oder zumindest steuer- und sozialversicherungs-begünstigte Bezuschussungen angedacht werden. Auch gibt es diverse Angebote von temporären Betreuungsangeboten gerade für Schul-Ferienzeiten.

13.5.3 Qualifikation „Green Job" im eigenen Haus?

Auch die Aus-/Fort- und Weiterbildung, eines der elementaren Personalentwicklungs-themen, muss sich mit der Entwicklung zum grünen Krankenhaus aktiv auseinanderset-zen. Welches „green Know-how", welche „green jobs" braucht die Klinik hinsichtlich der Einführung und Umsetzung des grünen Krankenhauses?

Im grünen Krankenhaus muss die grüne Unternehmenspolitik alle Mitarbeitergruppen erfassen. Nur so kann eine Identifikation der Beschäftigten mit den verfolgten Zielen erreicht werden. Wie generell zur erfolgreichen Umsetzung von strategischen Zielen eines Unternehmens ist es auch hier ratsam, unter möglichst breiter Beteiligung der Belegschaft definierte Zielsetzungen/Maßnahmen transparent zu kommunizieren und messbare Erfolge zu publizieren. Gleichzeitig braucht man aber auch ein Mehr an „Knowhow" auf allen Ebenen. Zu diesem Zweck wurden gezielte Fortbildungsveranstaltungen konzipiert. Online-Fortbildungen sind in Arbeit.

13.6 Fazit und Ausblick

Ein grünes Personalmanagement, welches der ökologischen und ökonomischen Verantwortung gegenüber den Beschäftigten gerecht wird, ist nicht Modetrend, sondern Notwendigkeit für eine erfolgreiche Krankenhausleitung. Die Kreativität und die individuell ansprechende Vielfalt Work-Life Balance-unterstützender Angebote sowie deren glaubhafte, nachhaltige Umsetzung sind bereits heute ein entscheidendes Moment hinsichtlich der Mitarbeiterbindung und -gewinnung im „War of Talents" innerhalb des Gesundheitswesens. Die interne und externe Anerkennung eines Unternehmens als grünem Personalmanager im beschriebenen Sinne steht und fällt zudem mit der Glaubwürdigkeit. Diese wird gemessen am wahrzunehmenden realisierten Umsetzungsgrad der durch die Unternehmensleitung kommunizierten personalpolitischen grünen Strategien.

Zunächst müssen neben den gesetzlich verankerten Arbeitnehmerschutzrechten (Arbeitsmedizin, Arbeitszeitvorgaben etc.) die Basics hinsichtlich einer modern betriebenen Personalverwaltung erfüllt sein. Diese lassen sich mit Transparenz, Interaktivität, und Kundenorientierung zusammenfassen. Weitere innovative Maßnahmen der Personalentwicklung sollten unter möglichst breiter Beteiligung der Beschäftigten entwickelt, durch die Unternehmensleitung priorisiert und gemeinsam in Projektarbeit umgesetzt werden. Die Handlungsfelder Arbeits-/Teilzeitmodelle mit qualifizierter Kinderbetreuung und proaktivem Gesundheitsmanagement bieten eine Vielzahl von Maßnahmen zur Förderung der Work-Life Balance der Beschäftigten, und damit einen entscheidenden Beitrag zu einem motivierteren und zufriedeneren Personalkörper.

Weiterführende Literatur

Buck Consultants NY. Top „Green" Human Resource Practices Target Travel and Printing, Buck Consultants Survey Finds. Im Internet: http://www.buckconsultants.com/buck-consultants/Portals/0/Documents/PUBLICATIONS/Press_Releases/2009/PR_Greening _of_HR_Survey_02_16_09.pdf; Stand: 2.10.2010

DAK, Gesundheitsreport 2010. Im Internet: http://www.presse.dak.de/ps.nsf/Show/ 03AF73C39B7227B0C12576BF004C8490/$File/DAK_Gesundheitsreport_2010_2402. pdf; Stand: 2.10.2010

Henning M, Kestler M.HR Benchmarking Report 2010/11.1.Aufl. GABAL und Management & Karriere; 2010

IFD Allensbach, Monitor Familienleben 2010. Im Internet: http://www.ifd-allensbach.de/ pdf/Ber_Monitor_Familienleben_2010.pdf; Stand: 2.10.2010

Statistisches Bundesamt Deutschland, Krankenhauskosten 2008. Im Internet: http:// www.destatis.de/jetspeed/portal/cms/Sites/destatis/Internet/DE/Content/Statistiken/ Gesundheit/Krankenhaeuser/Tabellen/Content100/KostenKrankenhaeuserBL, templateId=renderPrint.psml; Stand: 2.10.2010

Watson Wyatt Heissmann Wiesbaden, Studie: Welche Benefits sind für Mitarbeiter wirklich interessant? Im Intranet: http://www.watsonwyatt.com/render.asp? id=19462&catid=1; Stand: 2.10.2010

14 Grüne Kommunikation/Corporate Image

C. Kreher

14.1 Einleitung

14.1.1 Von der Leitidee zum Erfolgsfaktor

Vor der Planung und Umsetzung einer grünen Kommunikationsstrategie steht die Befassung mit dem Kommunikationsbegriff, den Kommunikationsinstrumenten sowie den Möglichkeiten und Grenzen der Kommunikation.

Die Definitionen des Kommunikationsbegriffs sind vielfältig und zunehmend wird eine inflationäre Verwendung dieses Terminus beobachtet. Verschiedenste Ansätze und Sichtweisen haben über die letzten Jahre und Jahrzehnte die Kommunikation geprägt. Aktuelle Erkenntnisse der Praxis und der Wissenschaft beschreiben dabei einen Wechsel der Perspektiven:

Entsprechend bedeutet moderne Unternehmenskommunikation nicht nur die Platzierung von wichtigen Botschaften bei den Zielgruppen im Sinne einer Push-Kommunikation. Vielmehr sollte sich Kommunikation als Managementprozess verstehen, der von Leitideen geprägt ist und in dem es darum geht, Werte zu schaffen, Austauschbedürfnisse zu befriedigen und die dafür notwendigen Beziehungen zu knüpfen.

Eine dieser Leitideen ist das grüne Krankenhaus. Dieser Begriff steht für nachhaltiges Handeln und Wirtschaften in Krankenhäusern und überträgt damit einen Makrotrend in das Umfeld der Gesundheitswirtschaft.

Eine solche Leitidee kann allerdings erst dann wirkungsvoll in die Unternehmenspolitik eingreifen, wenn sie für alle beteiligten Anspruchsgruppen als bedeutsam wahrgenommen wird. Diese Wahrnehmung und damit eine maximale Einbeziehung der Stakeholder herzustellen, ist Aufgabe einer grünen Kommunikation. Sie sorgt für die Transformation von der Idee zum Erfolgsfaktor.

14.1.2 Öko-Ökonomie – ein Megatrend prägt die Kommunikation

Grün ist ‚in'. Dies belegen nicht nur Modewörter wie LOHAS (Lifestyle Of Health and Sustainability), Greenomics oder einfach nur Bio, sondern auch wirtschaftliche Kennzahlen. So schätzte das amerikanische Natural Marketing Institute (NMI) das Marktpotenzial der grünen Ökonomie im Jahr 2010 auf ca. 424 Milliarden US-Dollar. Für 2015 prognostiziert das NMI ein grünes Marktpotenzial von 850 Milliarden US-Dollar.

Allerdings belegen nicht nur diese wirtschaftlichen Potenziale die Bedeutsamkeit von grünen Märkten. Dass die grüne Idee längst ein Megatrend geworden ist, spiegelt sich auch in einer vielfältigen und grün-bunten Marketingwelt wider. Ob Internetportale, Titelgeschichten aller großen Zeitschriften, aber auch das zunehmende Angebot von grünen Produkten, aller Branchen: Strom, Lebensmittel, Kleidung oder Finanzdienstleitungen – die Welt ist grüner geworden.

Diese ökonomische Betrachtung kann als Indikator genutzt werden, um die Bedeutsamkeit der grünen Komponenten für unsere Gesellschaft und damit unsere Kunden abzuschätzen. Tab. 14.1 illustriert, dass nachhaltiges Investitionsverhalten, persönliche Gesundheit und grüne Gebäude dabei die größte Rolle spielen.

Tabelle 14.1 Prognostiziertes Marktpotenzial der grünen Märkte für das Jahr 2010 in den USA. Prognostiziertes Marktpotenzial der grünen Märkte als Indikator für die Bedeutungsgewichtung von grünen Themen.

Markt	Beschreibung	Markpotenzial (USA) in Milliarden US-Dollar
sozial verantwortliches Investment	Finanzprodukte alle Art, die auf nachhaltige Investitionen setzen oder in Unternehmen investieren, die nachhaltig wirtschaften	215
individuelle Gesundheit	Biolebensmittel, Krankenversorgung, Prävention, Wellness, alternative Medizin	118
grünes Gebäude	grün zertifizierte Gebäude und energie-effiziente Produkte und Materialien, inklusive regenerativer Energietechnologien	49,7
Öko-Tourismus	ökologisches Reisen, spirituelle Reiseangebote	24,2
Öko-Lifestyle	ökologisches Wohnen, Möbel, Bioreinigungsmittel	10,6
alternative Fahrzeuge	Hybridautos, Wasserstoffantrieb, Biodiesel-Motoren	6,1

Quelle: Natural Marketing Institute (NMI) – aus: Wenzel E et al. Greenomics. 1. Auflage. München: Redline Wirtschaft Finanzbuch Verlag; 2008.

Dabei wird eine große Schnittmenge zu Krankenhäusern erkennbar. Persönliche Gesundheit ist dabei mit 118 Mrd. US-Dollar die zweitgrößte Position und eröffnet somit Umsatzpotenziale für Kliniken, die ihre Angebote auf die Zielgruppe der LOHAS oder entsprechende Kunden ausrichten. Alle anderen genannten „Big Green Markets" liegen zwar außerhalb des Kerngeschäfts von Krankenhäusern, sind aber nicht minder bedeutsam für ein nachhaltiges Klinikmanagement.

Der Blick auf die Erlöspotenziale der größten grünen Themen liefert also zwei wesentliche Erkenntnisse:

Erstens beweist er den Wandel vom Trend zum Markt und liefert dabei Erkenntnisse, welche grünen Geschäftsfelder die Strategie eines Unternehmens beeinflussen.

Zweitens zeigt er auf, welche Themen für unsere Gesellschaft und damit auch für die Stakeholder bedeutsam sind und liefert somit die Eckpunkte für Kommunikationsthemen, die sich unternehmensspezifisch aufbereiten lassen, um grüne Leistungen und Prozesse bekannt zu machen – grünes Handeln alleine genügt also nicht.

14.2   Ziele eines grünen Kommunikationskonzepts

14.2.1   Zufriedenheit der Anspruchsgruppen

Kommunikation ist heute nicht mehr das bloße Senden von Informationen für eine Platzierung bei den Zielgruppen, sondern muss zunehmend als Pull-Kommunikation aufgefasst werden. Es gilt, der Zielgruppe einen Informationspool bereitzustellen, um deren Bedürfnisse möglichst zu befriedigen. Im Zeitalter eines Käufermarktes, eines intensiven Wettbewerbs und kritisch aufgeklärter Patienten bestimmt der Kunde, welche Informationen gehört und vor allem, wie diese weiterverwertet werden. Es muss also die Aufgabe eines grünen Kommunikationsmanagements sein, die Prozessierung von Informationen so zu steuern, dass ein nachhaltig positiver Effekt auf die Reputation des Unternehmens entsteht. Dieser kann nur dann erreicht werden, wenn die Trends unserer Gesellschaft berücksichtigt werden. Dieser Feststellung liegt die Hypothese zugrunde, dass Trends die Beschreibung der Handlungen von Mehrheiten sind und Handlungsimpulse aus Bedürfnissen und Wertvorstellungen heraus resultieren.

Entsprechend sind für ein grünes Kommunikationskonzept im Krankenhaus allgemeine Trends ebenso von Bedeutung wie die Spezifika des Gesundheitswesens.

Die allgemeinen Trends unseres Zeitalters, die die Kommunikation vor eine anspruchsvolle Aufgabe stellen, können wie folgt zusammengefasst werden:

193

Informationsüberflutung

Informationen sind durch das mobile Internet immer und an jedem Ort zugänglich. Ihre Distribution ist einfach, kostengünstig und für jeden durchführbar. Deshalb gibt es immer mehr Sender und Themen, die auf ein konstantes Potenzial an Empfängern treffen. Entsprechend wird es zunehmend schwieriger, Aufmerksamkeit oder gar aktive Auseinandersetzung mit Inhalten zu erzielen. Die Folge ist eine Kommunikationsspirale, die dadurch gekennzeichnet ist, dass Sender immer lauter und öfter Inhalte abgeben, ohne diese dabei zu mehren oder zusätzliche Werte zu schaffen. In diesem Zusammenhang ist es auch schwieriger geworden, Glaubhaftigkeit zu erzielen.

Interaktivität

Menschen unserer Zeit wollen interagieren. Sie sind mündiger geworden und geben sich nicht mehr mit vorgesetzten Informationen zufrieden. Auch dieser Trend ist nicht zuletzt auch durch neue Technologien getrieben. Deshalb ist auch die Kommunikation aufgefordert, auf das Interaktivitätsbedürfnis einzugehen und den Adressaten, unabhängig von der Zielgruppe, als aktiven Player auf Augenhöhe wahrzunehmen und entsprechend zu bedienen.

Globalisierung

Die Welt ist enger geworden und unsere Gesellschaft hat ihre Informationsgrenzen aufgelöst und interagiert global. Dies führt einerseits zu weiteren Informationsangeboten und damit zur Überflutung in einer immer schnelleren Gesellschaft, andererseits trägt dieser Umstand dazu bei, dass die Lernkurve von Individuen und Systemen steiler wird. Durch die Globalisierung wird auch das Bewusstsein geprägt, dass sich viele Probleme nur noch in einem global-holistischen Ansatz lösen lassen. Zu denken ist an Umweltthemen, aber auch gesellschaftliche Fragen, die zum Beispiel die demografische Entwicklung oder das soziale Miteinander betreffen.

Gerade die Globalisierung hat die sozioökonomische Entwicklungsgeschwindigkeit enorm erhöht, dabei allerdings auch weltweit Ressourcen verschlissen, die als logische Konsequenz die Forderung nach nachhaltigem Handeln auf die Agenda gesetzt haben.

Zeitgleich hat sich als Gegenbewegung zur Globalisierung ein Trend herausgebildet, der auf einen engen Bezug zur Heimat und zur Nahumgebung setzt. Das Nebeneinander einer immer globaleren, grenzenlosen Welt und der Besinnung auf die unmittelbare Nachbarschaft wird auch als *Glokalisierung* bezeichnet.

Individualisierung

Das Selbstbewusstsein des Einzelnen ist gestiegen. Menschen nehmen ihre individuellen, bürgerlichen Rechte immer mehr war. Unsere Gesellschaft, die über Jahre die demokratischen Grundrechte des Einzelnen zu Recht gesichert hat, ist in Teilen auch eine Gesellschaft von Egoisten und Einzelgängern geworden, denen die Fähigkeit verloren gegangen ist, sich der Gemeinschaft unterzuordnen oder das große Ganze in den Mittelpunkt des Handelns zu stellen.

Nachhaltigkeit
Sie ist die Antwort im Sinne einer Gegenbewegung zu den gesamtgesellschaftlichen Beschleunigungsprozessen. Entsprechend stellt das Konzept der Nachhaltigkeit, das parallel zu den vorher gezeigten Trends Einzug in die Köpfe der Menschen hält, die Sicherung der Grundwerte, der Natur und der sozialen Balance in den Vordergrund. Sie richtet ihren Blick auf den verantwortungsvollen Umgang mit materiellen und immateriellen Ressourcen und stellt das große Ganze im Sinne einer zukunftssicheren Gesellschaft in den Mittelpunkt. Entsprechend integrieren sich diese Themen auch in das wirtschaftliche Handeln und auch die Strategien von Politikern und Unternehmen.

Diese Entwicklung begründet nicht zuletzt auch die Idee eines grünen Krankenhauses oder einer Green Health Economy.

14.2.2   Gesundheitsspezifische Kommunikation
Zusätzlich zu den allgemeinen Kommunikationstrends ist die Gesundheitswirtschaft durch spezifische Eigenschaften geprägt, die auch in der Kommunikation berücksichtigt werden müssen und die das Erreichen des Primärziels, die positive Imagewirkung als Folge der Zufriedenheit der Anspruchsgruppen, schwieriger werden lassen. Die zusätzlichen Herausforderungen können wie folgt beschrieben werden:

- Die heterogenen Stakeholder in der Gesundheitswirtschaft haben sehr unterschiedliche Informationsbedürfnisse und verfolgen zum Teil unterschiedliche Interessen. So sind Patienten als Kunden des Krankenhauses zwar nach wie vor die größte Anspruchsgruppe, aber auch einweisende Ärzte, Mitarbeiter, die Politik und nicht zuletzt die Krankenkassen stellen für Kliniken wichtige Zielgruppen dar. Dabei müssen diese unterschiedlich adressiert werden. Nicht nur, um deren Informationsbedürfnis zu befriedigen, sondern auch, um Zielkonflikte möglichst weitgehend zu neutralisieren.
- Gesundheit ist ein Gut von großer individueller und gesellschaftlicher Bedeutung. Bei Gesundheitsthemen sind die Stakeholder naturgemäß stark involviert. So kann davon ausgegangen werden, dass Patienten viele ihrer Entscheidungen zwar reflektiert und rational orientiert treffen, auf der anderen Seite der Übergang zu emotionalem Verhalten oft fließend ist. Schließlich prägen Krankheit und Leid oft ein Umfeld, das zur gefühlsbetonten Handlung verleitet.
- Gesundheitsthemen gehen in der Regel mit einem stark asymmetrischen Informationsverhältnis einher, bei dem der medizinische Experte einen deutlichen Informationsvorsprung gegenüber dem Laien hat. Zwar ist diese Asymmetrie natürlicherweise nicht zu vermeiden, sie eröffnet aber Potenziale für Ängste, Missverständnisse und Unsicherheiten und ist abhängig vom meist heterogenen Vorwissen der Anspruchsgruppen. Es muss also Aufgabe der Kommunikation sein, die Informationen zielgruppengerecht und verständlich zu verbreiten. Dabei kommt es vor allem auf die Reduktion der Komplexität und die Transformation von spezifischem Fachwissen auf ein individuell verständliches Maß an, ohne dabei Inhalte zu verfälschen.

Grüne Kommunikation im Krankenhaus steht also vor der Herausforderung, innerhalb eines stark asymmetrischen und emotional geprägten Informationsumfelds ein heterogenes Zielgruppenpublikum erreichen zu müssen, bei dem ein hohes Potenzial an Zielkonflikten besteht. Entsprechend ist es Aufgabe der grünen Kommunikation, nicht nur Anspruchsgruppen in ihrem Informationsbedarf zu befriedigen, sondern auch potenzielle Zielkonflikte aktiv auszugleichen. Die naturgemäß hohe individuelle Relevanz des Gutes Gesundheit und die damit verbundene Tendenz zur emotionalen Bewertung von Informationen erschweren dieses Vorhaben.

14.2.3 Image und Reputation

Kommunikation schafft Werte, Bewusstsein und befriedigt Informationsbedürfnisse der Anspruchsgruppen. Dabei entstehen in den Köpfen der Menschen Vorstellungsbilder einer Leistung oder eines Unternehmens, die oft emotional geprägt sind und außerdem Assoziationen zu Wertvorstellungen und Attributen hervorrufen. Erlebniswelten zu schaffen, die die Bilder eines grünen Krankenhauses in den Köpfen der Menschen verankern, ist eines der wichtigsten Primärziele der grünen Kommunikation. Die Erreichung dieses Primärziels hat unmittelbar positive Auswirkungen auf weitere Unternehmensziele. Ein positives Image zahlt auf die Unternehmensmarke ein und steigert den Marken- und damit auch den Unternehmenswert. Dieser wird unter anderem durch folgende Imagefunktionen realisiert:

- Verbesserung der Kunden- bzw. Patientenloyalität
- Vertrauensbildung in die Leistungsversprechen des Klinikunternehmens
- Erhöhung der Mitarbeiterbindung
- Anstieg der Bereitschaft von Kooperationspartnern zur Zusammenarbeit
- Verbesserung der Verhandlungsmacht gegenüber Krankenkassen, Auftragnehmern oder Geldgebern, z. B. der öffentlichen Haushalte

Eine vielfach etablierte Messgröße des Images ist der Harris-Fombrun Reputation Quotient (RQ), der im Folgenden kurz vorgestellt wird und der hilft, Kommunikation im Sinne eines positiven Imagetransfers zu erfassen und zu messen. Abb. 14.1 nennt die 20 Kategorien, die wiederum in 6 Hauptkategorien zusammengefasst sind. Im Zusammenhang des grünen Krankenhauses werden diese Kategorien wie folgt erörtert:

Emotionale Anziehungskraft steigern
Themen der Nachhaltigkeit, insbesondere das Spannungsdreieck des ökonomischen, ökologischen und sozialverantwortlichen Wirtschaftens, haben naturgemäß einen hohen emotionalen Wert. Wer nachhaltig agiert, der wird respektiert und dem vertraut man. Grüne Krankenhäuser sind deshalb besondere Magneten für Kunden, Medien und Investoren, weil sie 2 emotionale Themen miteinander verknüpfen: Gesundheit und Nachhaltigkeit.

Leistungen und Services
Grüne Produkte sollten gerade in der Krankenversorgung ein Selbstverständnis sein. So kann die Umstellung der Patienten- und Mitarbeiterversorgung auf Bioprodukte nur positiv wahrgenommen werden. Entstehende Mehrkosten sind gemessen an den Gesamtkosten eines Klinikums verhältnismäßig gering, ließen sich aber am ehesten an die Pa-

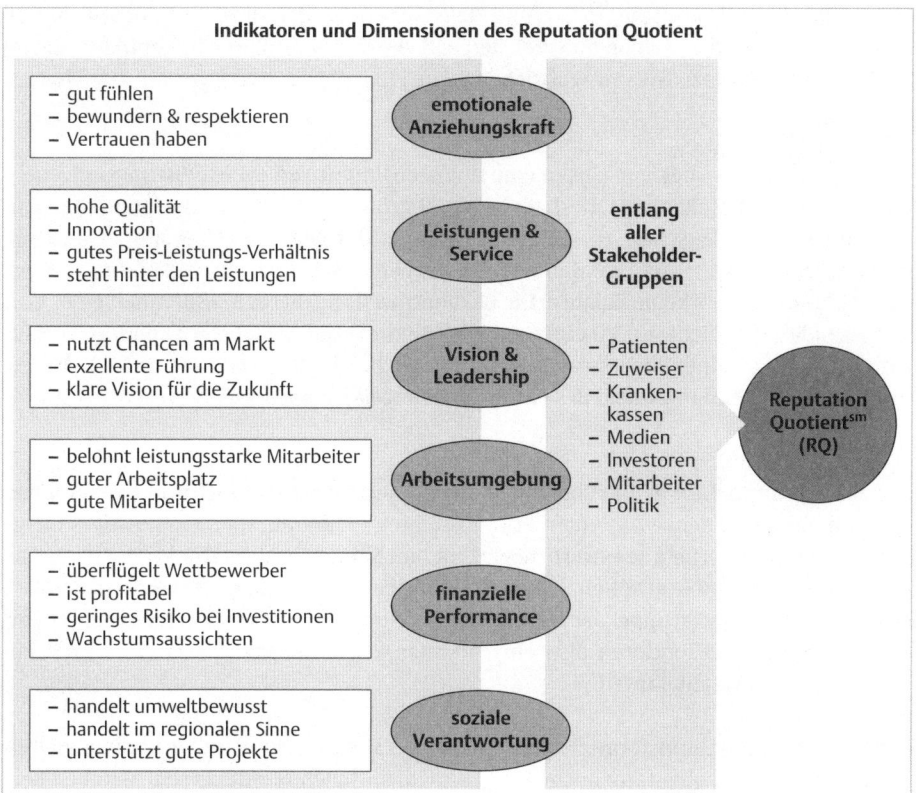

Indikatoren und Dimensionen des Reputation Quotient

- gut fühlen
- bewundern & respektieren
- Vertrauen haben

emotionale Anziehungskraft

- hohe Qualität
- Innovation
- gutes Preis-Leistungs-Verhältnis
- steht hinter den Leistungen

Leistungen & Service

- nutzt Chancen am Markt
- exzellente Führung
- klare Vision für die Zukunft

Vision & Leadership

- belohnt leistungsstarke Mitarbeiter
- guter Arbeitsplatz
- gute Mitarbeiter

Arbeitsumgebung

- überflügelt Wettbewerber
- ist profitabel
- geringes Risiko bei Investitionen
- Wachstumsaussichten

finanzielle Performance

- handelt umweltbewusst
- handelt im regionalen Sinne
- unterstützt gute Projekte

soziale Verantwortung

entlang aller Stakeholder-Gruppen

- Patienten
- Zuweiser
- Krankenkassen
- Medien
- Investoren
- Mitarbeiter
- Politik

Reputation Quotient^{sm} (RQ)

Abb. 14.**1** Grünes Krankenhaus Reputationsquotient (adaptiert in Anlehnung an Van Riel CBM, Fombrun C. Essentials of Corporate Communication. Lonodon. New York: Routledge, 2007).

tienten weitergeben oder gesellschaftlich verargumentieren. Wer außerdem noch auf die Produkte aus der Region setzt, Energie aus Öko-Stromquellen bezieht und ein modernes, auf Abfallvermeidung ausgerichtetes, Entsorgungsmanagement betreibt, kann nur Imagepunkte sammeln – bei Mitarbeitern, Patienten, Politikern, Investoren und natürlich auch bei den Medien.

Vision und Leadership
Eine klare Vision und deren Umsetzung durch Realisierung strategischer Unternehmensziele zeugen von einem führungsstarken und weitsichtigen Management, das Risiken minimiert und Gelegenheiten nutzt. Die Implementierung des grünen Gedankens in strategische Unternehmensziele ist nicht nur absolute Voraussetzung für den Erfolg dieses Projekts, sondern dokumentiert die Qualität des Managements unmissverständlich nach außen. An dieser Stelle muss allen Betrachtern deutlich werden, dass die Unternehmensleitung die Notwendigkeit des nachhaltigen Handelns für den Erfolg des Unterneh-

mens erkannt hat und strategisch-grüne Ziele nicht nur auf Basis einer Goodwill-Aktion definiert, sondern diese vielmehr erreichen will, um durch Erfüllung hoher Maßstäbe im ökologischen und sozial-verantwortlichen Sinne einen Wettbewerbsvorteil zu sichern.

Arbeitsumgebung

Mitarbeiter sind das höchste Gut in einem wissensintensiven Dienstleistungsunternehmen wie einem Krankenhaus. Deshalb bedeutet grün auch, sich um eine langfristige Zufriedenheit der Belegschaft zu bemühen. Themen der Mitarbeitergesundheit müssen deshalb genauso adressiert werden wie z.B. Aspekte der Mitarbeiterversorgung, der Arbeitszeit und der Work-Life Balance. Die Bekanntmachung dieser Maßnahmen einer grünen Agenda führt nicht nur zu einer engeren Bindung der Mitarbeiter, sondern verhilft dem Klinikum zu einer verbesserten Ausgangslage bei der Rekrutierung neuer Kollegen, insbesondere in einem Umfeld des Fachkräftemangels im Gesundheitswesen.

Wirtschaftlichkeit

Das Marktpotenzial für grüne Themen ist hoch. Deshalb ist der Eintritt in einen grünen Gesundheitsmarkt per se mit guten Erlösaussichten verknüpft. Dass ein positives Image zusätzlich den Unternehmenswert steigert und im Sinne der Absatzfunktion die Auslastung eines Klinikums erhöhen kann, ist plausibel beschrieben. Besonders attraktiv scheint dabei die Zielgruppe, der LOHAS, denn sie entspringen einer Schicht der Besserverdienenden, repräsentieren also ein Patientenpotenzial mit hohem Privatversicherungs- bzw. Selbstzahleranteil.

Wesentliches Kommunikationsziel muss allerdings stets die Notwendigkeit eines weiterhin effizienten und qualitativ hochwertigen medizinischen Handelns sein. Grün ist kein Nice-to-have, das jeder kann und durch das sich Kundenzufriedenheit zurückgewinnen lässt, die durch schlechte Leistungen verloren gegangen ist. Vielmehr ist eine hohe Ergebnisqualität mit möglichst geringem Ressourcenaufwand weiterhin die Basis des unternehmerischen Handelns und somit auch die Voraussetzung für ein grünes Krankenhaus.

Soziale Verantwortung

Soziale Verantwortung ist einer der 3 Pfeiler der Nachhaltigkeit und somit direkt mit dem Reputationsquotienten verknüpft.

Um das Instrument des RQ zu komplettieren, müssen die Stakeholdergruppen noch eingeführt werden. Das Modell von Fombrun und Harris bezieht sich dabei auf die Wesentlichsten: Kunden, Medien, Investoren, Mitarbeiter und Politik. Für die Stakeholderanalyse eines grünen Krankenhauses ist die Kundengruppe noch weiter zu segmentieren und somit um die Stakeholder Krankenkassen, Patienten und Zuweiser zu erweitern.

14.2.4 Aufmerksamkeit erhöhen und Kundenverhalten beeinflussen

Die Bedeutung der Kommunikation lässt sich nicht allein auf die Befriedigung der Zielgruppen und die Imagefunktionen reduzieren. Insbesondere mit Blick auf die wichtigs-

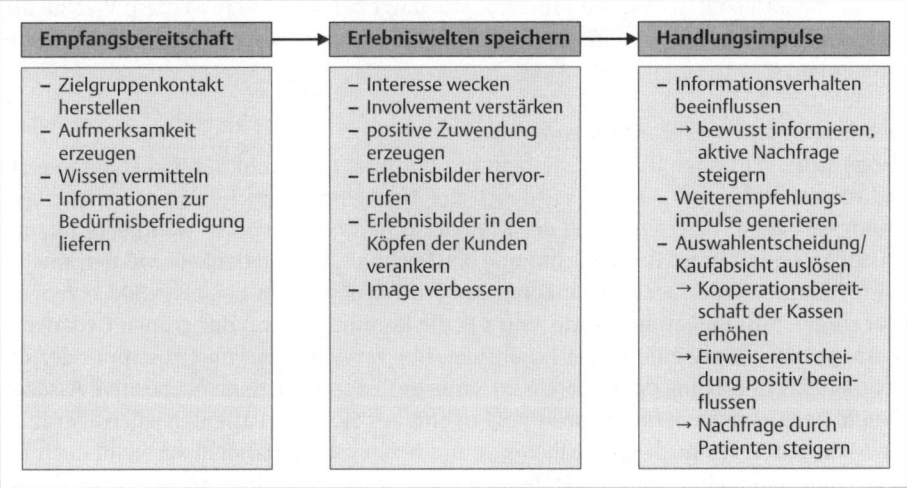

Abb. 14.**2** Zusammenfassung der wichtigsten Kommunikationsziele (adaptiert in Anlehnung an Meffert H, Bruhn M. Dienstleistungsmarketing. 6. Auflage. Wiesbaden: Gabler Verlag; 2009: 286).

ten Kunden eines Krankenhauses, die Patienten, die Einweiser und die Krankenkassen, lässt sich folgendes Zielmodell ableiten, das in Abb. 14.**2** illustriert wird.

Dabei wird davon ausgegangen, dass sämtliche Kommunikationsmaßnahmen darauf ausgerichtet sind, über die kognitiv-rationale Ebene die Kunden anzusprechen, um in der nachfolgenden emotionalen Phase positive Erlebniswelten zu schaffen. Erst diese führen zur Aktivität des Kunden, d.h. zu Handlungsimpulsen, die entweder eine Auswahl des Klinikums im Behandlungsfall begünstigen, zumindest aber das Informations- und Weiterempfehlungsverhalten der Kunden positiv beeinflussen.

Rationale Phase – Kontaktaufbau und Herstellung der Empfangsbereitschaft
In dieser ersten Phase geht es um die Erzeugung von Aufmerksamkeit bei den Zielgruppen. Diese ist unmittelbare Voraussetzung, um die Empfangsbereitschaft der Zielgruppe für Informationen herzustellen, die sich auf die speziellen Kundenbedürfnisse fokussieren. Es ist darauf zu achten, den Kunden jetzt nicht zu verlieren, sondern für eine positive Wahrnehmung zu sorgen. Warum könnte nachhaltiges Handeln im Krankenhaus für den Patienten von Bedeutung sein? Gehört dieser vielleicht zum LOHAS-Segment? Ist es ein Imagegewinn für eine Krankenkasse, mit einer Klinik zu kooperieren, die auf Nachhaltigkeit setzt? Welche grünen Leistungen sind für die Patienten relevant? Sollte der Fokus auf patientennahe Bereiche gelegt werden oder sollten auch versteckte Prozesse, wie z.B. das Energiemanagement, zu den Kommunikationsfeldern hinzugefügt werden?

Die Auswahl der Themen und der dazugehörigen Informationen sind abhängig vom jeweiligen Kunden und dessen individuellen Wertvorstellungen. Auch muss das gesellschaftliche und politische Gesamtumfeld unbedingt berücksichtigt werden: Welche Impulse werden durch die Politik gesetzt? Welche Themen beschäftigen gerade unsere Gesellschaft?

Emotionale Phase – Erlebniswelten verankern
Haben sich die Kunden für den Empfang von Informationen geöffnet und konnten erste Bedürfnisse befriedigt werden, wird sich der Nachfrager dem Klinikum weiter zugewandt verhalten. Wertschätzung der Klinikleistung im Sinne einer wahrgenommenen Leistungsqualität unter Berücksichtigung des Nachhaltigkeitsgedankens werden sowohl beim Patienten, aber auch bei anderen Anspruchgruppen ein positives Bild erzeugen. Hier sorgen Multiplikationseffekte, wie z.B. die Kommunikation des grünen Gedankens in Imagematerialien, eine grüne Ernährung, die Verwendung von Ökostrom oder die sichtbare Zertifizierung der Gebäude im Sinne der Energieeffizienz für positive Assoziationen. Den Grundstein für ein positives Erlebnis aus Sicht des Patienten legen allerdings die Mitarbeiter. Ein noch so nachhaltiges und ökologisches Handeln verbleibt auch bei Bespielung sämtlicher Kommunikationskanäle ohne positive Imagewirkung, wenn das Dienstleistungserlebnis des Kunden per se nicht seine Bedürfnisse befriedigt. Deshalb steht an erster Stelle, und damit als Voraussetzung für einen grünen Imagegewinn, immer die Befriedigung der kommunikativen Grundbedürfnisse des Patienten, nämlich die Zuwendung, die Herstellung einer Vertrauensbeziehung und das Gefühl des Verstandenwerdens. Erst dann wird der Patient als Kunde bereit sein, Erlebniswelten zu verankern, die Nachhaltigkeitsthemen verarbeiten.

Aktivitätsphase – Handlungsimpulse auslösen
Die affektive Phase endet idealerweise mit positiven und fest verankerten Bildern, die einerseits eine rundum gute Krankenversorgung beinhalten, andererseits aber auch das Handeln eines grünen Krankenhauses widerspiegeln. Sie stellt praktisch den letzten Schritt in den Köpfen der Anspruchsgruppen dar, nämlich die Umsetzung eines positiven Images in Handlungsimpulse. Patienten, die sich beispielsweise für ein Klinikum entscheiden, weil es klimaneutral ist oder Biolebensmittel verwendet, tragen als zahlende Kunden unmittelbar zu Mehrerlösen bei. Andere wiederum, haben nur davon gehört, sind aber von der Idee so angetan, dass sie bedürftigen Bekannten das Haus für eine Behandlung empfehlen, ohne dass sie selbst je das Krankenhaus kennengelernt haben. Empfehlungsverhalten im Sinne des „Word of Mouth" kommuniziert dann die positiven Bilder und Erlebniswelten in den Köpfen. Damit wird die Anzahl der Weiterempfehlenden und die Gemeinschaft der positiv eingestellten Patienten und Zuweiser um ein Vielfaches erhöht.

14.2.5 Mitarbeiter zu grünen Botschaftern machen
Gesundheitsdienstleistungen sind deshalb besonders, weil sie das wichtigste individuelle und gesellschaftliche Gut, die Gesundheit, zum Ziel haben. Es handelt sich um Leistungen am und für den Menschen, die stets über eine mindestens vertrauensvolle, enge zwischenmenschliche Beziehung erbracht werden. Deshalb hängt der Erfolg eines Klinikums unmittelbar vom Verhalten der Mitarbeiter ab – von der Reinigungskraft bis zum

Klinikdirektor. Neben der Leistungsqualität ist die kommunikative Kompetenz der Mitarbeiter einer der entscheidenden Erfolgsfaktoren.

Mitarbeiter sind nicht nur Leistungserbringer im Sinne einer optimalen Ergebnisqualität, sondern auch von wichtiger Bedeutung für ein positives Unternehmensimage. Ärzte, Pflegekräfte, Therapeuten und Servicepersonal dokumentieren nach außen, wie eine Leistung erbracht wird. Sie sind Botschafter der Unternehmenswerte.

Um dieser Aufgabe im Sinne eines grünen Krankenhauses gerecht zu werden, ist es von zentraler Bedeutung, dass alle Mitarbeiter die Unternehmensziele kennen und die Unternehmenswerte verinnerlicht haben. Sie sind die wichtigsten Kommunikatoren gegenüber den Zielgruppen. Entsprechend haben Mitarbeiter auch den größten Anteil an der Verwirklichung der zentralen Aufgabe der Kommunikation – Dinge erfahrbar zu machen, ihnen Bedeutung beizumessen und positive Erlebniswelten zu gestalten. Keine Imagebroschüre und kein noch so positiver Pressebericht könnte ein imageschädigendes Verhalten der Mitarbeiter kompensieren. Im Gegenteil – derartige Berichte oder Broschüren wecken beim Kunden hohe Erwartungen, die dann im schlimmsten Fall nicht erfüllt würden. Ein solcher Vorgang hätte ein vielfach höheres imageschädigendes Potenzial.

Auch für den Erfolg einer Grünes-Krankenhaus-Strategie ist es von essenzieller Bedeutung, den Wert von nachhaltigem Handeln vor allem den Mitarbeitern zu vermitteln. Nur so kann erreicht werden, dass diese nicht nur in ihrer täglichen Arbeit ein ökologisches Bewusstsein demonstrieren, sondern diese Überzeugung aktiv leben, indem sie Ideen weiterentwickeln. Dieses Stadium ist nötig, damit Mitarbeiter zu grünen Botschaftern werden, die über nachhaltiges Handeln sprechen und den Grünes-Krankenhaus-Gedanken innerhalb und außerhalb der Organisation weitertragen. Es ist also die Kunst einer erfolgreichen grünen Kommunikationsstrategie, die Mitarbeiter so zu involvieren, dass diese den grünen Gedanken des Klinikums – ihres Arbeitsgebers – erfahren und die resultierenden Erlebnisse auf ihre Umgebung übertragen. Erst dann ist sichergestellt, dass auch Patienten und andere Stakeholder in eine grüne Erlebniswelt eintauchen, die grüne Attribute kreiert, welche wiederum das Image des Klinikums definieren.

14.3 Umsetzung der grünen Kommunikation

Die grüne Kommunikationsstrategie gibt es nicht. Vielmehr ist es notwendig, den Gedanken der Nachhaltigkeit in die gesamtstrategische Planung zu integrieren. Wichtig ist dabei sicherzustellen, dass glaubhaft kommuniziert wird. Versprechen, die nicht eingehalten werden, darf das Unternehmen ebenso wenig weitergeben, wie zu leise zu kommunizieren. Dass z. B. der Einkauf eines Unternehmens auf ökologisch vertretbare Produkte setzt oder der Reinigungsservice der Klinik ökologische abbaubare Mittel verwendet und dabei gegebenenfalls sogar höhere Kosten in Kauf nimmt, kann der Kunde in der Regel nicht durch den Leistungserstellungsprozess erfahren. Auch weiß er in der Regel nicht, was ein Klinikum für seine Mitarbeiter tut, ob es familienfreundliche Arbeitszeitmodelle gibt oder ob signifikante Beträge in die Förderung der Mitarbeitergesundheit investiert werden.

14.3.1   Grüne Kommunikation muss integriert sein

Integrierte Kommunikation bedeutet die Herstellung einer Einheit von interner und externer Kommunikation. Ihr Ziel ist es, ein konsistentes Erscheinungsbild nach innen und außen zu vermitteln. Voraussetzung für ihren Erfolg ist ein Top-down-Planungsprozess. Er sollte den Grundregeln eines Managementprozesses folgen.

Am Anfang einer erfolgreichen Green Strategy stehen die Selbstverpflichtung der Unternehmensführung zur Berücksichtigung des Nachhaltigkeitsgedankens und damit der Einzug des Selbigen in das Unternehmensleitbild. Es bildet einen ersten grünen Handlungsrahmen über alle Ebenen des Unternehmens. Auch für die Kommunikationsplanung muss auf die Ist-Analyse der Prozesse vor dem Hintergrund einer ökologischen, ökonomischen und sozialen Nachhaltigkeit zurückgegriffen werden. Hier erfolgt der erste und wichtigste Abgleich zwischen Prozess-, Management- und Kommunikationszielen. Es ist dafür Sorge zu tragen, dass diese Ziele aufeinander abgestimmt sind und zumindest keine wesentlichen Zielkonflikte existieren. In die Kommunikationsplanung müssen nicht alle grünen Handlungsfelder aufgenommen werden, umgekehrt allerdings sollten nur Vorhaben kommuniziert werden, die von der Prozessseite her auch bearbeitet werden. Zu groß ist ansonsten die Gefahr zu hoher und nachfolgend enttäuschter Erwartungen mit resultierendem Imageschaden.

Sind alle Handlungsfelder einer Green Agenda identifiziert, werden diese in einem Kommunikationskonzept zusammengefasst. Dabei sollten 3 wesentliche Leitgedanken berücksichtigt werden:
1. Welche der Themen ist für die Stakeholder von größter Bedeutsamkeit?
2. Welche Nachhaltigkeitsziele sind erreichbar?
3. Sind die zugrunde liegenden Messgrößen transparent nachvollziehbar und gut zu vermitteln?

Nur wenn diese 3 Kriterien erfüllt sind, sind die Voraussetzungen geschaffen, dass eine integrierte Kommunikation erfolgen kann, d.h. interne und externe Zielgruppen, die gesetzten Themen verstehen, ihr Informationsbedürfnis befriedigt wird und Bilder erzeugt werden, die eine positive Hebelwirkung auf das Image und die Markenidentität eines Klinikums haben.

14.3.2   Visionäres Ziel als Identifikationsgrundlage

Aus der Summe der grünen Handlungsfelder und nach Prüfung der Themen unter Anwendung der Leitfragen ergeben sich die Inhalte einer grünen Kommunikationsagenda. Bevor diese allerdings final aufgestellt wird, ist die Festlegung auf ein visionäres Ziel von größter Wichtigkeit. Dieses Ziel ist mit größter Sorgfalt zu definieren, weil es inhaltlich und kommunikativ den Kurs der nächsten Jahre bestimmt. Die im Vorfeld angewandte

Prüfung hat bereits sichergestellt, dass auch das visionäre Ziel die SMART-Kriterien (specific, measurable, achievable, realistic und timely) erfüllt. Doch wann eignet es sich für den Titel der Mission? Hier können weitere Kriterien vorgeschlagen und geprüft werden, die abhängig von der individuellen Situation des Klinikums, der lokalen Umgebung, der politischen Stoßrichtungen oder dem sozialen Umfeld sind. Wesentliche Prüffragen sind unter anderem:

- Wird mit dem Erreichen dieses Zieles Pionierarbeit geleistet? Sind wir die ersten?
- Werden neue Maßstäbe gesetzt oder gesetzliche Normen übererfüllt?
- Kann die grüne Vision unseres Krankenhauses an ein übergeordnetes Motto anknüpfen, z. B. an eine internationale oder regionale Initiative?
- Gehen wir mit Erreichung des grünen Oberziels neue Wege, die in einem Konzept münden, das über die Grenzen des eigenen Klinikums marktfähig ist und möglicherweise sogar nach Umsetzung auf andere Unternehmen übertragen werden kann?

Die finale Vision resultiert aus einem Abgleich der möglichen Handlungsfelder mit zuvor definierten Kommunikationskriterien und gibt die Richtung vor, der sich alle Themen der grünen Agenda unterordnen.

14.3.3 Auswahl der geeigneten Kommunikationsinstrumente
Der Fundus der zur Verfügung stehenden Kommunikationsinstrumente ergibt sich aus den Bereichen der Unternehmenskommunikation im engeren Sinne, der Marketingkommunikation und der Dialogkommunikation. Die grüne Marketingkommunikation verfolgt das Ziel, das Klinikum zu positionieren und das grüne Image zu verankern. Ihre beiden wichtigsten Instrumente sind die Mitarbeiterkommunikation und die Öffentlichkeitsarbeit.

Mitarbeiterkommunikation
Die Mitarbeiterkommunikation steht zeitlich und inhaltlich vor der Öffentlichkeitsarbeit. Gerade im Sinne der grünen Botschafter müssen die Mitarbeiter des Klinikums bevorzugt in die Kommunikation eingebunden und an der Entwicklung des Konzepts beteiligt werden.

Deshalb empfehlen sich Workshops zur grünen Kommunikation, die durch die gesamte Organisation ausgerollt werden sollten. Diese Workshops sind so zu gestalten, dass sich nicht nur die Führungskräfte des Klinikums mit dem Thema auseinandersetzen, sondern die Teilnehmer ein interdisziplinäres Spektrum besetzen. Prioritäten sollten dabei auf folgende Zusammenhänge gelegt werden:

- Das Commitment der Unternehmensführung und der Führungskräfte ist ohne Einschränkungen herbeizuführen.
- Die Kommunikationsworkshops dienen der Auseinandersetzung mit dem im Vorfeld definierten Themenrahmen und sichern das Commitment durch alle Einheiten der Krankenhausorganisation.
- Die Workshops sind so zu besetzen, dass nicht nur die „grünen Bereiche" der Klinik, z. B. das Gebäudemanagement oder die Klinikgastronomie, vertreten, sondern auch

genügend Botschafter involviert sind. Botschafter sind die Mitarbeiter mit großen Berührungsflächen zu den Stakeholdern. Das bedeutet, dass z. B. auch Pflegekräfte, Ärzte, Aufnahmepersonal oder Mitarbeiter des Call Centers einzubinden sind.

Die Workshops haben ihre Hauptbedeutung zwar in der Vorbereitung der Belegschaft und sichern, dass die Versprechen des Klinikums, die aus dem Leitbild oder den Darstellungen durch die Öffentlichkeitsarbeit abgeleitet werden, auch gehalten werden. Sie dienen aber auch der erneuten Reflexion der Themen und stellen die grüne Agenda auf einen endgültigen Prüfstand.

Um die Effizienz der Workshop-Kommunikation zu erhöhen, wird empfohlen, ausgewählte Mitarbeiter nach dem Train-the-Trainer-Prinzip auszubilden, damit diese als interne Schlüsselbotschafter den grünen Gedanken durch die Organisation weitertragen.

Die Bedeutung der Vorbereitung der Mitarbeiter und deren unmittelbare aktive Einbeziehung kann nicht oft genug betont werden. Außerdem ist davon auszugehen, dass die meisten Verbesserungspotenziale im Sinne der Nachhaltigkeit von den Mitarbeitern selbst entdeckt oder ausgeschöpft werden. Nachhaltig handeln bedeutet Verhalten ändern. Effekte lassen sich erst erzielen, wenn diese Änderungen auf einer breiten Basis im Unternehmen vollzogen werden, sei es beim Stromsparen, in der Abfallvermeidung oder im teamorientierten, respektvollen Umgang untereinander.

Auch die Durchführung ausgewählter Mitarbeiterevents kann sich als sinnvoll erweisen. So diente das UKE-Sommerfest in Verbindung mit einem Fitnesslauf und einem interaktiven Stand zur Förderung von energiebewusstem Handeln der Schaffung realer Erlebnisse und half, eine Konsistenz von Wort und Tat herzustellen. Virtuelle, durch Kommunikationsmaßnahmen erzeugte Erlebniswelten, wurden erfahrbar, fühlbar und erzeugen eine engere Identifikation der Mitarbeiter auf dem Weg zu Markenbotschaftern.

Öffentlichkeitsarbeit
Die Öffentlichkeitsarbeit oder *Public Relations* (PR) ist der zweite wesentliche Baustein der Unternehmenskommunikation. Auch sie muss sich an den gewählten Schwerpunktthemen orientieren und einer PR-Themenagenda folgen. Erfolgreiche Medienarbeit erzeugt ein positives Image. Dabei kann zwischen 3 Dimensionen unterschieden werden:
- Die *grüne leistungsbezogene Kommunikation* legt ihren Schwerpunkt auf das grüne Handeln und beschreibt, Prozesse und Kennzahlen. Wie viel Energie oder CO_2 kann durch bestimmte Maßnahmen eingespart werden? Wie hoch ist der Anteil an Bioprodukten in der Mitarbeiterversorgung? Wie viele Tonnen Abfall wurden eingespart oder den Recycling-Kreisläufen zugeführt?
- Die *grüne gesellschaftsbezogene Kommunikation* bindet das unternehmerische Handeln in die Gesellschaft ein. Welche Trends werden gerade gelebt? Gibt es politische Initiativen, die nachhaltiges Handeln bereits in der Gesellschaft fördern und Mitnahme- oder Überstrahleffekte auf das Unternehmen generieren? So bietet sich zum Beispiel für das UKE die Auszeichnung Hamburgs als europäische Green Capital 2011

geradezu an. Die politische Bühne ist bereitet und die Bevölkerung wird auch von anderen Seiten in Nachhaltigkeitsthemen involviert. Hier liegen Chancen und Risiken gleichermaßen, denn derartige, übergeordnete Themen sorgen für eine entsprechende Themenvielfalt, aber auch für ein mediales Überangebot. Diese können die Unternehmens-PR auch erschweren, denn die Journalisten würden in diesem Falle nicht auf UKE-spezifische Themen angewiesen sein. Sie agieren praktisch auf einem grünmedialen Käufermarkt. Hinzu kommt, dass im Green-Capital-Jahr die Zahl innovativer Nachhaltigkeitsprojekte hoch ist. Pioniere und Trendsetter fallen in solchen Zeiten weniger auf, sondern sind eher die Regel. Deshalb schwindet der potentielle Imagegewinn exponentiell mit der steigenden Zahl der innovativen Teilnehmer.

Ein Ausweg könnte darin bestehen, überregional und spezifisch zu agieren. Gehör für Ökoprojekte aus dem UKE ließe sich möglicherweise leichter verschaffen, wenn diese mit dem Label der Hansestadt Hamburg als Green Capital 2011 versehen sind und diese Themen überraschend präsentiert werden: Dabei wird das Ökokrankenhaus in klassischen Medien der Gesundheitswirtschaft oder in überregionalen Zeitungen weniger erwartet als in der Lokalpresse, die aufgrund der Auszeichnung Hamburgs als Green Capital 2011 ohnehin mit derartigen Themen geflutet ist.

- Die *grüne unternehmensspezifische Kommunikation* reflektiert Informationen zum Unternehmen, kommuniziert die Nachhaltigkeitsstrategie, das neue Leitbild und die internen Maßnahmen zur Förderung der eigenen Mitarbeiter. Hier ist an Produkte wie z. B. den Geschäftsbericht, Unternehmensbroschüren, aber auch an Online-Medien zu denken.

Die Instrumente des Sponsorings oder die der institutionellen Mediawerbung sollten auch zunehmend für ein Unternehmen wie das UKE von Bedeutung werden und eine mindestens flankierende Rolle spielen. Hier eröffnen sich Potenziale durch die vielfältigen Kooperationsoptionen, sowohl mit den Medien – diese sind immer wieder auf medizinisches Know-how aus dem UKE angewiesen – als auch mit anderen Partnern aus Politik und Wirtschaft.

Grünes Krankenhaus steht primär für ein ganzheitliches Konzept und weniger für Produkte und Leistungen, die auf die Bedürfnisse der LOHAS zugeschnitten sind. Insofern kommt der Unternehmenskommunikation im engeren Sinne die bedeutendste Rolle zu.

Die klassischen Instrumente der Marketingkommunikation, die primär ökonomische Ziele (hohe Auslastung, großer Selbstzahleranteil, erlöswirksame Leistungserbringung) verfolgen, sollten ebenfalls flankierend integriert werden, insbesondere, wenn LOHAS-Gesundheitsleistungen bereits Bestandteil des Portfolios sind. So verfügt das UKE über ein Zentrum für traditionelle chinesische Medizin. Dieses Zentrum dient als idealer Ankerpunkt, um zunächst produktspezifisch zu werben und nachfolgend grüne Imagethemen zu platzieren. Die Präsenz auf ausgewählten Kongressen komplettiert den Einsatz der Instrumente der Marketingkommunikation.

Dialogkommunikation

Die *Dialogkommunikation* wird von der Marketinglehre zwar als klassisches Instrument benannt, ist aber übergeordnet zu betrachten. Kommunikation heißt, permanent in Dialog zu treten – direkt, d. h. Face-to-Face oder indirekt, über Tele- oder Online-Kommunikation.

Am Wichtigsten, und nach wie vor nicht zu ersetzen, ist die persönliche Kommunikation. Außer den bisher beschriebenen Beziehungen (Mitarbeiter, Führungskräfte, Presse, etc.) sind für ein erfolgreiches Grünes-Krankenhaus-Projekt deshalb meinungsbildende und gewichtige Partner zu identifizieren. Sie können externe Botschafter sein, die die Philosophie des grünen Krankenhauses nach außen tragen, z. B. in die Politik, die Wirtschaft oder eben in die Medien. Die zweite wichtige Gruppe sind die Kooperationspartner, die mit dem Klinikum entweder durch bereits vorhandene Geschäftsbeziehungen verbunden sind oder für das neue Projekt gewonnen werden müssen. Zu denken ist einerseits an Zulieferer von ökologischen Produkten, wie z. B. Lebensmittel, Gebrauchsmittel oder auch Energie, andererseits Geschäftspartner, die anderweitig mit dem Krankenhaus zusammenarbeiten. Kliniken können von großen Konzernen lernen, die teilweise einen höheren Organisations- und Prozessreifegrad erreicht, Corporate Social Responsibility Programme aufgesetzt oder den Nachhaltigkeitsgedanken in ihrem unternehmerischen Handeln bereits fest verankert haben. Universitätskliniken wie das UKE können nicht nur von den gemeinsam gesammelten Erfahrungen profitieren, sondern auch Spillover-Effekte erzielen, wenn gemeinsam grüne Projekte co-promotet werden. Diese Spillover-Effekte sind in erster Linie Einzahlungseffekte auf die Marke von einem in der Regel imagestarken Unternehmen auf das Universitätsklinikum. Zu denken ist hier an die Hersteller von Medizintechnik, pharmazeutische Unternehmen, oder andere Partner wie zum Beispiel Anlagenzulieferer, die in nahezu jedem Krankenhaus vertreten sind.

Von immenser Bedeutsamkeit ist die *Multimedia- und Online-Kommunikation*. Sie wird nicht nur von einem modernen Unternehmen erwartet, sondern ist durch ihre vielfältige Funktionalität samt den damit verbundenen Möglichkeiten unverzichtbar. Ein modernes Uniklinikum muss seinen Nutzern nicht nur Online-Informationen bereitstellen, sondern diese so darbieten, dass alle informations- oder wissenssuchenden Gruppen befriedigt werden können. Zielgruppenadaptation ist dabei ein Muss, ebenso wie Interaktivität oder effiziente Benutzerführung: Jeder Klick ist eine Investition des Kunden in das Klinikum im Sinne von Zeit und Aufmerksamkeit. Er ist der Eintritt in die Wirkkette der Kommunikation (Abb. 14.**2**) und der Beginn von Handlungsimpulsen, wie z. B. der Weiterempfehlung.

Für die grüne Kommunikation ist die Zuwendung zu neuen Technologien, effektiven Suchmaschinen zur schnellen Gewinnung von Informationen, perfekter Usability und bidirektionaler Kommunikation im Sinne des Web 2.0 umso bedeutender, denn die Philosophie des nachhaltigen Managements ist per se mit den Begriffen des Fortschritts und der Moderne verknüpft. Allein durch das Promoten des grünen Gedankens werden Erwartungen geweckt: Green unterstellt modern und modern verlangt nach Kommunikationsstrukturen des 21. Jahrhunderts, und die sind online. Sämtliche Kampagnen, Informationsmaterialien und Maßnahmen der grünen Agenda sollten deshalb auch im Internet kommuniziert werden. Online spart Geld, Zeit, Papier und andere Ressourcen und ist deshalb im Selbstverständnis der Green Communication inbegriffen.

Wer Green promoted, spricht LOHAS an. Diese sind eine reflektierte und anspruchsvolle Zielgruppe, die nicht nur nach einem Maximum an Informationstransparenz verlangt, sondern auch mitbestimmen will. Auch dafür böte das Internet eine geeignete Plattform und ist deshalb ein essenzieller Erfolgsfaktor. Zudem unterstützt es den bereits erörterten Kooperationsgedanken durch mögliche Verlinkungen.

Auch in diesem Zusammenhang sei auf erweiterte Optionen im Rahmen der internen grünen Kommunikation hingewiesen: Nachhaltiges Handeln bedeutet auch, neue Erkenntnisse möglichst schnell in der Organisation zu verbreiten. Dies schont Ressourcen und ist effektiv. Gerade wenn ein Unternehmen von der ökologischen Vision infiltriert werden soll oder neue Energieeinsparpotenziale realisiert werden müssen, ist das Handeln der Gemeinschaft besonders wichtig. Hier unterstützt ein als Portal organisiertes Intranet dabei, Wissen zu vermitteln, aktiv zu managen und für neue Mitarbeiter zu speichern. Auch können kreative Austauschprozesse durch interne Foren nutzenstiftend eingesetzt werden.

Fazit: Online-Technologien sind im mehrfachen Sinne nachhaltig und damit ganz vorne auf der grünen Kommunikationsagenda.

14.4 Green Communication und das UKE

Das Universitätsklinikum Hamburg-Eppendorf hat in den letzten Jahren einen enormen Veränderungsprozess durchlaufen. Aus einem Universitätskrankenhaus mit Behördensteuerung und einem beachtlichen Jahresfehlbetrag wurde ein wirtschaftlich solide aufgestellter Klinikkonzern mit einem breiten, aber ausgewählten Portfolio der Spitzenmedizin. Kernkompetenzen und Alleinstellungsmerkmale wurden gestärkt und ausgebaut, während andere Leistungen nicht mehr angeboten werden. Der sichtbarste Meilenstein der letzten Jahre war der Bau eines neuen Klinikums, dessen Eröffnung den ineffizienten Krankenhausbetrieb eines Pavillonsystems des 19. Jahrhunderts ablöste. In der Zwischenzeit ist die Vision eines Gesundheitsparks auf dem Gelände der vormals zahllosen Pavillons erwachsen.

Im Jahr 2010 sieht das UKE zum ersten Mal in seiner Geschichte einem positiven wirtschaftlichen Jahresergebnis entgegen. Das Unternehmen steht also nunmehr auf einem soliden wirtschaftlichen Fundament. Wesentliche Erfolgsfaktoren waren neben strukturellen Reorganisationsmaßnahmen vor allem eine konsequente Portfolioausrichtung auf komplexe Hochleistungsmedizin, die technologische und bauliche Modernisierung, die kritische Auseinandersetzung mit sämtlichen Kern- und Unterstützungsprozessen in

Lehre, Forschung und Krankenversorgung sowie eine auf maximaler Transparenz fußende Qualitätsoffensive. Nach diesem Kraftakt, der notwendig war, um das wirtschaftliche Überleben des Unternehmens langfristig zu sichern, befindet sich die Organisation in einem Entwicklungsstadium, das es erlaubt, sich dem Thema des nachhaltigen Klinikmanagements anzunehmen. Dabei muss der Kurs der wirtschaftlichen Konsolidierung bei gleichzeitiger Qualitätsfokussierung nicht nur als Voraussetzung für ein grünes Krankenhaus gewertet werden, sondern er stellte vielmehr den ersten Schritt dieser Mission dar: Wirtschaftliches Handeln – verbunden mit einer maximalen Effizienz bei bester Ergebnisqualität – reflektiert bereits 2 wesentliche Erfolgsfaktoren einer ökonomischen Nachhaltigkeit.

Die Bewusstwerdung einer grünen Mission erfolgte im UKE durch die gesellschaftsorientierte Kommunikation. Zweifelsfrei wurde diese Bewusstwerdung durch eine auf ökologische Grundsätze ausgerichtete Politik des Hamburgischen schwarz-grünen Senats und die Nominierung Hamburgs als Europas Green Capital 2011 gefördert. Entsprechend hat das UKE ökologische Zielperspektiven in sein unternehmerisches Handeln aufgenommen und eine grüne Agenda entwickelt.

Jedes Projekt braucht einen Anstoß nach innen und so hat sich die Unternehmensführung dem Thema angenommen und sämtliche Bereiche des Unternehmens auf Nachhaltigkeitsaspekte hin untersuchen lassen. Herausgekommen ist eine überraschend hohe Zahl an grünen Handlungsfeldern, von denen die wichtigsten in diesem Buch zusammengetragen sind.

Durch interne Kommunikation einzelner, teilweise hier dargestellter Projekte sind die Mitarbeiter informiert und ‚mitgenommen' worden. Im Klinikmagazin, den „UKE News", wurde über viele Grünes-Krankenhaus-Projekte, wie beispielsweise den Wasserstoffbus, das neue Verkehrskonzept oder die energieeffizienten Systeme des Klinik Facility Managements umfangreich berichtet. So wurden erste Erlebniswelten für Mitarbeiter und externe Leser (Patienten, Zuweiser, Journalisten) geschaffen, die – und das ist der wesentliche Aspekt – tagtäglich erfahrbar sind. Es konnte erreicht werden, dass nicht nur grün gesprochen und gehandelt, sondern auch *grün* erfahren und *wahrgenommen* wird.

Das Jahr der grünen Kommunikation im UKE wird Hamburgs Jahr als Green Capital sein. Gemäß des vorbeschriebenen Umsetzungsprozesses ist es jetzt an der Zeit, die Vision, die bereits in den Köpfen des Managements existiert, zunächst in die Organisation und dann nach außen zu tragen. Diese Phase des Projekts ist deshalb kritisch, weil das UKE durch die letzten Jahre der Veränderungen besonders intensiv auf Visionsoffenheit und Veränderungsbereitschaft setzen musste und dabei der Belegschaft eine hohe Zusatzbelastung und Empfangsbereitschaft für neue Informationen zugemutet hat. Es ist die Kunst des Managements, gemeinsam mit der Unternehmenskommunikation das Gespür für den Moment zu entwickeln, ein weiteres visionäres Projekt zu starten. Eine Belegschaft, die in den letzten Jahren viele, wenn auch positive Veränderungen umsetzen musste, antwortet entweder mit aktiver Begeisterung auf ein weiteres Projekt, oder sie reagiert müde und verlangt nach einer Veränderungspause und der Besinnung auf das Tagesgeschäft.

Um auf das erstgenannte Szenario hinzuwirken, muss nicht nur das Timing sensibel abgestimmt sein, sondern auch größte Sorgfalt auf die Vision und die weiteren kommunikativen Schritte gelegt werden. Es ist nicht ratsam, das Thema durch Festlegung von Einsparzielen oder die Benennung von Ökobeauftragten zu adressieren. Vielmehr ist das Bewusstsein zu schaffen, dass nachhaltiges Handeln kein schicker Trend ist, dem sich jetzt auch ein Klinikum zuwendet, sondern dass Nachhaltigkeit zu Recht zum Grundwert unserer Gesellschaft geworden ist und somit auch ein Selbstverständnis im Krankenhaus darstellt.

Die Ergebnisse erfolgreicher Grünes-Krankenhaus-Projekte sind häufig nur begrenzt direkt erfahrbar: Strom ist immer da, das Gebäude ist angenehm temperiert und auch der Müll wird kontinuierlich entsorgt. Deshalb kommt den emotionalen Parametern und damit den affektiven Zielen der Kommunikation eine besondere Bedeutung zu, um die Mitarbeiter für ein grünes UKE zu motivieren.

Entsprechend setzt das UKE auf die Einbeziehung mehrerer Partner aus der Wirtschaft, die Erfahrungen haben und mit einer guten, grünen Reputation ausgestattet ist. Außerdem muss der gesamtstädtische Green Capital Schwung mitgenommen werden. Hier gilt es, Mitnahmeeffekte zu erzielen und auszunutzen. Nicht nur unsere Stadt, sondern unser UKE wird grün.

Deshalb muss die grüne Vision – das Langfristziel – im Einklang mit den Zielen der Stadt stehen, inspirierend für die Mitarbeiter sein, und als politisches Aushängeschild dienen können. Bei aller Selbstverständlichkeit der SMART-Kriterien und der rationalen Erfassbarkeit sollte das Vorhaben durch eine Imagekampagne gestützt werden.

14.5   Fazit und Ausblick

Nachhaltiges Management ist nicht nur ein Makrotrend, sondern bereits heute in vielen Unternehmen zum Selbstverständnis geworden. Getrieben vom stetigen Schwund der Ressourcen, der zunehmenden Bedeutung der individuellen Bedürfnisse und den gesellschaftspolitischen Veränderungen hat dieser Grundgedanke folgerichtig auch seinen Weg in die Gesundheitswirtschaft und damit auch in Krankenhäuser gefunden.

14.5.1   Chancen
- Verankerung des Nachhaltigkeitsgedankens innerhalb der Organisation eines Universitätsklinikums und über dessen Grenzen hinaus
- Verbesserung der Reputation, Imagegewinn und nachfolgende Steigerung des Markenwerts eines grünen Krankenhauses
- Erhöhung der Kunden- und Mitarbeiterloyalität

- Verbesserung der Verhandlungsposition gegenüber Krankenkassen, Auftraggebern, Geldgebern oder Kooperationspartnern

14.5.2 Barrieren

- Informationsüberflutung und Individualitätstendenzen erschweren die Motivation der Zielgruppe für ganzheitliche Ziele wie die eines grünen Krankenhauses.
- Diversität der Bedürfnisse bei sehr heterogenen Stakeholdern der Gesundheitswirtschaft erschweren die Herstellung der Bedürfnisbefriedigung als Grundvoraussetzung.
- Müdigkeit und Unaufgeschlossenheit der Belegschaft für ein neues, visionäres Projekt durch eine Vielzahl vergangener Veränderungsprozesse in der Klinik- und Prozesslandschaft.
- Green Management zielt stark auf Verhaltensänderungen. Diese sind grundsätzlich schwieriger herbeizuführen, insbesondere, wenn deren Ergebnisse nicht direkt erfahrbar sind.

14.5.3 Empfehlungen

- Gesellschaftlichen Trend jetzt nutzen, um als Grüner-Krankenhaus-Pionier neue Maßstäbe zu setzen und Wettbewerbsvorteile zu erzielen.
- Spillover-Effekte durch bewusste Auswahl von Kooperationspartnern in der Umsetzung und für die Promotion des Projekts erzielen.
- Eine inspirierende, aber auch erfahrbare langfristige Vision für das Gesamtprojekt erarbeiten und kommunizieren.
- Konsistenz zwischen Wort, Tat und Erleben herstellen.
- Mitarbeiter als Schlüsselfiguren sehen und zu grünen Botschaftern entwickeln – Fokus auf grüne interne Kommunikation setzen und Workshops quer durch die Organisation ausrollen.
- Multimedia- und Online-Kommunikation aktiv betreiben und innovative Signale durch bestmöglichen Online-Service setzen.

Weiterführende Literatur

Esch F-R. Moderne Markenführung. Grundlagen – Innovative Ansätze – Praktische Umsetzungen. 4. Auflage. Wiesbaden: Gabler Verlag; 2005

Harvard Business Review on Green Business Strategy. Boston, USA: Harvard Business School Press; 2007

Mast C. Unternehmenskommunikation. 3. Auflage. Stuttgart: Lucius & Lucius; 2008

Schmidt HJ. Internal Branding. Wie Sie Ihre Mitarbeiter zu Markenbotschaftern machen. 1. Auflage. Wiesbaden: Gabler Verlag; 2007

Wenzel E, Kierig A, Rauch C. Greenomics. 1. Auflage. München: Redline Wirtschaft Finanzbuch Verlag; 2008

15 Grüne Projektbewertung

J. F. Debatin, A. Kirstein, M. Goyen

15.1 Einleitung

Die vorangegangenen Kapitel haben gezeigt, dass bei der Entwicklung und Umsetzung grüner Projekte im Krankenhaus der Kreativität kaum Grenzen gesetzt sind. Gleichzeitig ist immer wieder deutlich geworden, dass eine grüne Agenda nicht losgelöst von ihren Auswirkungen auf Wirtschaftlichkeit und Qualität gesehen werden kann. Schließlich wird auch ein grünes Krankenhaus zuallererst an der medizinischen Qualität gemessen; und auch ein grünes Krankenhaus muss unter den gegebenen politischen und ökonomischen Rahmenbedingungen wirtschaftlich überleben. Es gilt also, die richtige Balance zwischen den 3 Determinanten eines grünen Krankenhauses – Qualität der medizinischen Dienstleistungen, wirtschaftliche Solidität, und ökologische Nachhaltigkeit – zu finden. Nicht zuletzt aufgrund der inhärenten Komplexität von Krankenhaus-Dienstleistungen und ihrer Finanzierung kann dieser Findungsprozess lediglich in Form einer stufenweisen Näherung gestaltet werden. Dabei sind individuelle Besonderheiten einzelner Krankenhäuser selbstverständlich jeweils besonders zu berücksichtigen.

15.2 Medizinische Qualität vs. Wirtschaftlichkeit vs. ökologische Nachhaltigkeit

Der notwendige Abwägungsprozess zwischen unterschiedlichen und ggfs. auch divergierenden Interessen ist für ein Krankenhaus, wie im Übrigen auch für andere Unternehmen, nichts Neues. So ging es im Krankenhausalltag auch schon in der Vergangenheit stets um die Frage der richtigen Ausbalancierung zwischen medizinischem Standard und Wirtschaftlichkeit. Am besten lässt sich dieses anhand der in jedem Krankenhaus hart umkämpften Personalbemessungen für die einzelne Standardstation festmachen. Während ein Mehr an Pflegekräften die Qualität der medizinischen Patientenversorgung sicherlich fördert, müssen aufgrund wirtschaftlicher Beweggründe Grenzen eingehalten werden. Die Kompromissformel orientiert sich meist an nationalen und zunehmend auch internationalen Benchmarks.

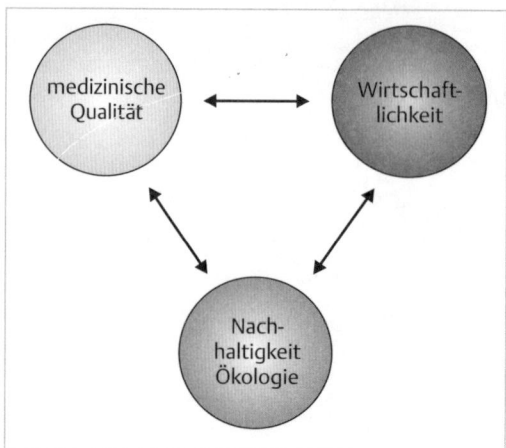

Abb. 15.**1** Interdependenz der 3 erfolgbestimmenden Einflussgrößen.

Es gibt allerdings auch andere und durchaus gewichtigere Einflussgrößen auf die medizinische Ergebnisqualität als den Pflegeschlüssel. So dokumentieren zahlreiche Studien ein recht lineares Verhältnis zwischen medizinischer Qualität und der Anzahl durchgeführter Behandlungen. Hohe Behandlungszahlen einer bestimmten Indikation ermöglichen Prozessstandardisierungen und -optimierungen, die über Skaleneffekte zu erheblichen Effizienzgewinnen und damit Einsparungen führen. Gleichzeitig resultiert die damit verbundene, erhöhte medizinische Ergebnisqualität in mehr Patientenzulauf und damit einer Verbesserung der Erlössituation. So entsteht die für Ärzte immer wieder überraschende Situation, in der Wirtschaftlichkeit und medizinische Qualität keine Gegensätze, sondern vielmehr 2 Seiten der gleichen Medaille sind. Anders ausgedrückt: Bereiche mit hoher medizinischer Qualität sind in einem Krankenhaus auch meist wirtschaftlich gesund. Leider gilt auch der Umkehrschluss.

Mit der Integration des Faktors der ökologischen Nachhaltigkeit nimmt die Komplexität dieses Abwägungsprozesses weiter zu. Der Gefahr der Überforderung kann schon durch die einfache Feststellung entgegengewirkt werden, dass grüne Projekte grundsätzlich nicht umgesetzt werden sollten, wenn dadurch die medizinische Qualität eingeschränkt wird. Anders ausgedrückt: Maßnahmen zur Förderung der ökologischen Nachhaltigkeit sind in einem Krankenhaus nur sinnvoll, wenn die medizinische Qualität unverändert bleibt oder verbessert wird. In den meisten Fällen reduziert sich in Summe die Beurteilung einer ökologischen Nachhaltigkeitsmaßnahme auf eine Abwägung zwischen grünem Nutzen und wirtschaftlichen Konsequenzen. Sofern positive Auswirkungen auf die medizinische Ergebnisqualität zu erwarten sind, sollten auch diese in die Bewertung mit einfließen. Die unten stehende Abb. 15.1 illustriert den interdependenten Zusammenhang der 3 Einflussdeterminanten.

15.3   Bewertungsmatrix für Nachhaltigkeitsprojekte

Aus der Berücksichtigung der 3 Einflussdeterminanten ergeben sich verschiedenste Konstellationen. Sie sind in Tab. 15.1 zusammengefasst:

Aus Tab. 15.1 lässt sich rasch ableiten, ob ein Nachhaltigkeitsprojekt realisiert werden soll oder nicht. Wie bereits ausgeführt, scheiden grüne Maßnahmen, die die medizinische Qualität negativ beeinflussen, grundsätzlich aus. Andere Konstellationen werden anhand unterschiedlicher Beispiele im Folgenden näher beleuchtet.

15.3.1   Grün + wirtschaftlich + qualitätsfördernd
Hier fällt der Abwägungsprozess außerordentlich leicht. Ein grünes Nachhaltigkeitsprojekt führ zu einer Verbesserung der Kostenstrukturen und stärkt somit die Wirtschaftlichkeit des Krankenhauses. Darüber hinaus gelingt es mit derselben Maßnahme auch, die medizinische Qualität zu steigern. Ein besonders herausragendes Beispiel für die Vereinbarkeit aller 3i Ziele ist der im UKE implementierte, neue Medikamentierungsprozess „Unit dose". Durch die elektronische, wissensunterstützte Verschreibung eines Medikaments durch den Arzt am Krankenbett, die darauf folgende Verifizierung durch einen ausgebildeten Apotheker, die sich dann anschließende automatisierte Kommissionierung durch einen Roboter in Einzelverpackungen, die eine Verifizierung der tatsächlichen Medikamentengabe an den Patienten ermöglicht, konnten die fehleranfälligen Schnittstellen im Medikamentierungsprozess deutlich reduziert werden. Als Konse-

Tabelle 15.1   Bewertungsmatrix für grüne Nachhaltigkeits-Projekte.

Nachhaltigkeit	Wirtschaftlichkeit	medizinische Qualität	Projektumsetzung
+	+	+	unbedingt
+	+	±	unbedingt
+	+	−	auf keinen Fall
+	±	+	unbedingt
+	±	±	wahrscheinlich
+	±	−	auf keinen Fall
+	−	+	vielleicht
+	−	±	vielleicht
+	−	−	auf keinen Fall

quenz treten Medikamentierungsfehler weniger häufig auf, was zu einer erheblichen Verbesserung der medizinischen Versorgungsqualität geführt hat. Zudem werden durch das wissensbasierte Unterstützungsprogramm zum Zeitpunkt der Medikamentenverschreibung schädliche Medikamenteninteraktionen vermieden, sodass dadurch gerade bei multimorbiden Patienten die Nebenwirkungen eingeschränkt und die Verträglichkeit verbessert werden. Gleichzeitig führt dieses System zu wirtschaftlichen Entlastungen, indem die lokalen Lagerbestände auf den Stationen aufgelöst werden konnten und dadurch Ausschussmengen verfallender Medikamente nicht mehr anfallen. Der ökologisch nachhaltigen grünen Agenda wird Rechnung getragen, indem das Robotersystem die einzelnen Tabletten als Schüttware kommissioniert, die nicht mehr in kleinen Verpackungen, sondern in großen Behältnissen der Krankenhausapotheke von den Pharmaunternehmen zur Verfügung gestellt wird. Mehrere hundert Tonnen Verpackungsabfall werden dadurch vermieden.

15.3.2 Grün + wirtschaftlich neutral + qualitätsfördernd

Möglich ist eine Verbesserung der ökologischen Nachhaltigkeit bei gleichzeitig verbesserter Qualität ohne größere Auswirkungen auf die Wirtschaftlichkeit. Ein Bespiel für eine solche Konstellation ist das neue Verpflegungssystem am UKE. Eine bessere Qualität der Nahrungsmittel, größere Frische und mehr Flexibilität bezüglich der Essenszeiten und Mahlzeitgestaltung bei mehr Service sind bezüglich ihrer ökologischen Nachhaltigkeit ausgesprochen positiv zu bewerten. Sie führen gleichzeitig zu einer positiven Beeinflussung des Heilungsprozesses und damit der vom Patienten wahrgenommenen Krankenhausqualität. Die Einflüsse dieser Maßnahmen auf die Wirtschaftlichkeit gleichen sich aus – die durch bessere und frischere Nahrungsmittel entstehenden Mehrkosten werden durch eine in der Flexibilität des Systems begründeten, deutlichen Reduktion der Ausschussmengen knapp überkompensiert.

Eine Umsetzung derart charakterisierter Maßnahmen sollte auch unbedingt erfolgen.

15.3.3 Grün + wirtschaftlich + qualitätsneutral

Die meisten in den vorangegangenen Kapiteln beschriebenen Projekte fallen in diese Kategorie. Sie fördern die ökologische Nachhaltigkeit bei gleichzeitiger Verbesserung der Wirtschaftlichkeit ohne nennenswerte Auswirkung auf die medizinische Qualität.

Beispiele hierfür kommen aus den Bereichen grünes Energiemanagement, grünes Licht, grüne IT sowie grünes Ressourcenmanagement, in dem es in der Hauptsache um Abfallminimierung geht. Bei der wirtschaftlichen Beurteilung vieler dieser Projekte ist es ausgesprochen wichtig, dass nicht nur die Investitionskosten, sondern auch die Life-Cycle-Kosten insgesamt betrachtet werden. Eine positive Umsetzungsentscheidung fällt aufgrund der Interessenkonkordanz zwischen ökologischer Nachhaltigkeit und Wirtschaftlichkeit auch in diesen Fällen leicht.

15.3.4 Grün + wirtschaftlich neutral + qualitätsneutral

Selbstverständlich gibt es auch grüne Projekte mit der Zielsetzung einer ökologischen Nachhaltigkeit ohne Auswirkung auf medizinische Qualität, die zu einer Belastung der Wirtschaftlichkeit führen. Schließlich lässt sich eine grüne Agenda nicht ganz ohne Kosten verwirklichen.

Diese Konstellation erfüllt das Beispiel des am UKE umgesetzten Fahr(rad)konzepts ebenso wie der wasserstoffbetriebene Patientenshuttle. Eine Umsetzungsentscheidung für solche Projekte fällt deutlich schwerer. Wie kann der „grüne" Effekt gegen wirtschaftliche Nachteile aufgerechnet werden? Es erscheint naheliegend, eine Systematik beruhend auf den ökologischen Vorteilen von geringeren Emissionen zu entwickeln, die im Folgenden vorgestellt wird.

15.4 Ökologischer Nutzen wirtschaftlich quantifiziert

Für eine grüne Wirtschaftlichkeitsbetrachtung sind neben den klassischen Parametern wie Investitionskosten, Einsparungen bei Betriebs- und Personalkosten insbesondere die Kosten von Emissionen zu berücksichtigen. Der von der EU 2005 initiierte Handel mit CO_2-Emissionszertifikaten stellt einen ersten Schritt dar, den ökologischen Effekt von Treibhausgasen finanziell zu bewerten. Gemäß den Richtlinien erwerben Unternehmen Zertifikate, beispielsweise an der Strombörse EEX in Leipzig, die ihnen das Anrecht geben, CO_2 zu emittieren. Die Preisbildung dieser Zertifikate ergibt sich aus Angebot und Nachfrage und bewegt sich 2010 um 15 Euro pro Tonne CO_2. Für die Wirtschaftlichkeitsberechnung ist über diesen Marktpreis des Zertifikats eine monetäre Berechnungsgrundlage gegeben, und es können damit beispielsweise auch andere Treibhausgase wie Methan oder auch Kraftstoffe (Benzin, Diesel) in CO_2-Äquivalente umgerechnet werden.

Derzeit beschränkt sich der EU-Emissionshandel auf ausgewählte Branchen (Energieversorger und verarbeitende Industrie), sodass die Zertifikatskosten für die meisten Branchen derzeit eine rein kalkulatorische Rechengröße darstellen. Mit Nachfolgeregelungen des Kyoto-Protokolls ist allerdings davon auszugehen, dass der Geltungsbereich des Zertifikatehandels ausgedehnt wird und aufgrund größerer Einsparvorgaben auch die Preise für die Zertifikate steigen werden.

In der Wirtschaftlichkeitsberechnung werden nun die Kosten und Einsparungen mit und ohne grüne Maßnahme miteinander verglichen. Neben den investitionsbedingten Kosten für Zinsen und Abschreibung und den laufenden Betriebskosten fließen in diese Wirtschaftlichkeitsberechnungen auch die bewerteten CO_2-Einsparungen ein.

An den konkreten Beispielen des Wasserstoffbusses und des UKE-Fahrradprojekts soll die Methodik im Folgenden illustriert werden.

15.4.1 Projektbewertung Wasserstoffbus

Im Rahmen eines vom Bund und der Freien und Hansestadt Hamburg (FHH) geförderten Pilotprojekts hat das UKE einen Wasserstoffkleinbus für den internen Patientenverkehr beschafft. Dieser Busshuttle bietet Platz für 22 Personen und verbindet die einzelnen Klinikstandorte auf dem UKE-Gelände. Der Wasserstoffbus ersetzte einen vorher betriebenen konventionellen Kleinbus mit Dieselmotor.

Wie die Wirtschaftlichkeitsberechnung nach 18-monatiger Betriebsphase (Tab. 15.2) zeigt, ist das Projekt sowohl in wirtschaftlicher als auch ökologischer Sicht als eher unattraktiv einzustufen. Die Betriebs- und Investitionskosten liegen trotz erheblicher öffentlicher Subventionen fast 50 Prozent über den Betriebskosten eines konventionellen Busses. Zum Teil ist dies darauf zurückzuführen, dass der Wasserstoffbus aufgrund seiner noch sehr jungen Technologie hohe Ausfallraten (25 Prozent) aufweist und daher hohe Folgekosten für Reparatur und Ersatzfahrzeug generiert.

Darüber hinaus ist auch die eingesparte Menge CO_2 insgesamt eher niedrig. Da die Laufleistung des Fahrzeugs täglich nur etwa 50 km beträgt, wird über einen Zeitraum von 4 Jahren lediglich eine Summe von rund 17 t CO_2 eingespart. Aus ökologischer Sicht wird daher für die Vermeidung von 1 Tonne CO_2 ein astronomischer Preis von über 10 000 Euro bezahlt. Selbst unter der Annahme einer Vervielfachung des CO_2-Zertifikatpreises in den kommenden Jahren sollte von einer derartigen Maßnahme abgesehen werden.

Nicht berücksichtigt bei dieser Betrachtung bleiben allerdings indirekte Vorteile wie Imagegewinn oder Erfahrungsgewinn im Umgang mit neuen Technologien. In Zeiten knapper Kassen, also dem gefühlten Dauerzustand im deutschen Gesundheitswesen, können derartige Gesichtspunkte allerdings eine lediglich untergeordnete Rolle spielen.

Tabelle 15.2 Wirtschaftlichkeitsberechnung Wasserstoffbus.

Hauptelemente	Parameter	Wasserstoffbus	konventioneller Bus
Investition	Zinsen, Afa	268 000	84 800
Betriebskosten	Wartung, Personal, Kraftstoff	730 813	284 800
	Ausfallquote 25 vs. 2 %	84 480	12 000
öffentliche Subventionen	Förderung Bund und Land	– 520 085	0
Emissionen	CO_2-Ausstoß	65	260
	gesamt	563 273	381 860

Tabelle 15.**3** Wirtschaftlichkeitsberechnung Fahrradkonzept.

Hauptelemente	Parameter	Szenario 1: 5 % mehr Fahrradnutzer	Szenario 2: 1 % mehr Fahrradnutzer
Investition	Zinsen, Afa	– 14 000	– 14 000
wirtschaftlicher Nutzen	2 zusätzliche Arbeitstage	250 000	50 000
ökologischer Nutzen	CO_2-Reduktion	10 500	2100
	gesamt	246 500	38 100

15.4.2 Projektbewertung Fahrradkonzept

Im Zuge der Umsetzung der baulichen Erneuerung wurde auch ein neues Verkehrskonzept auf dem UKE-Gelände umgesetzt. Ein wesentliches Element dabei war die Förderung der Fahrradnutzung für den täglichen Weg zur Arbeit (Tab. 15.**3**).

Hierfür wurden die Fahrstraßen und Fahrradwege auf dem Gelände erneuert, neue überdachte, arbeitsplatznahe Fahrradständer errichtet, verschiedene Aufklärungs- und Motivationskampagnen durchgeführt und ein Stadtrad-Stützpunkt am UKE installiert. Mittlerweile nutzen 30 Prozent aller UKE-Mitarbeiter mehr oder weniger regelmäßig das Fahrrad für den Weg zur Arbeit.

Für die Berechnung wurde angenommen, dass Fahrradfahrer 2 Fehltage weniger aufweisen und das Fahrrad an 100 Tagen im Jahr nutzen. Der durchschnittliche Weg zur Arbeit wurde mit 5 km angesetzt. An Investitionen in das Fahrradkonzept wurden in Summe 200 000 Euro veranschlagt.

Die Wirtschaftlichkeitsberechnung zeigt, dass selbst ein geringer Zuwachs des Fahrradverkehrs von 1 Prozent bereits zu einer positiven Bilanz des Projekts führt.

Im Szenario 1 wird der wirtschaftliche Break-even bereits durch die geringeren Fehltage im ersten Jahr erreicht. Auch die Investition von rund 20 Euro pro eingesparter Tonne CO_2 ist konkurrenzfähig und liegt nur wenig über dem aktuellen Kurs der CO_2-Zertifikate.

Auch hier sind weiche Faktoren wie Imagegewinn oder zufriedenere Mitarbeiter nicht berücksichtigt. Sie führen zu einer weiteren Verbesserung der Bilanz.

15.5   Fazit und Ausblick

Grüne Projekte lassen sich unter Erweiterung des klassischen Instrumentariums einer Wirtschaftlichkeitsberechnung genauso in ihrer Kosten-Nutzen-Relation bewerten wie andere Projekte und Investitionsentscheidungen in Unternehmen auch. Der ökologische Nutzen wird hierbei näherungsweise mithilfe der öffentlich gehandelten CO_2-Zertifikate in monetäre Größen übersetzt.

Bei nüchterner Betrachtung wird man hierbei feststellen, dass nicht jedes auf den ersten Blick verlockende grüne Projekt hält, was es verspricht. Hier gilt es, zunächst eine ehrliche Analyse durchzuführen. Bei knappen Mitteln sollten die Projekte gefördert werden, die eine maximal positive Wirkung bezüglich ökologischer Nachhaltigkeit erwarten lassen.

Für eine rationale und zielführende Priorisierung von grünen Projekten ist daher eine einheitliche Systematik der Projektbewertung unerlässlich. Diese Projektbewertung sollte sowohl vor der Investitionsentscheidung (ex ante) als auch nach einer entsprechenden Betriebsphase (ex post) durchgeführt werden. Durch einen Vergleich dieser beiden Betrachtungen lassen sich wertvolle Lehren für zukünftige grüne Projekte ableiten und die richtige Balance zwischen Qualität, Wirtschaftlichkeit und ökologischen Nutzen finden.